新编公共卫生与预防医学精要

曹瑞祥　等主编

吉林科学技术出版社

图书在版编目（C I P）数据

新编公共卫生与预防医学精要 / 曹瑞祥等主编. --
长春：吉林科学技术出版社，2023.7
ISBN 978-7-5744-0263-8

Ⅰ.①新… Ⅱ.①曹… Ⅲ.①公共卫生②预防医学
Ⅳ.①R1

中国国家版本馆 CIP 数据核字(2023)第 063916 号

新编公共卫生与预防医学精要

主　　编　曹瑞祥等
出 版 人　宛　霞
责任编辑　张　凌
封面设计　史晟睿
制　　版　张灏一
幅面尺寸　185mm×260mm
开　　本　16
字　　数　300 千字
印　　张　13.5
印　　数　1–1500 册
版　　次　2023年7月第1版
印　　次　2023年10月第1次印刷

出　　版　吉林科学技术出版社
发　　行　吉林科学技术出版社
地　　址　长春市福祉大路5788号
邮　　编　130118
发行部电话/传真　0431-81629529 81629530 81629531
81629532 81629533 81629534
储运部电话　0431-86059116
编辑部电话　0431-81629518
印　　刷　廊坊市印艺阁数字科技有限公司

书　　号　ISBN 978-7-5744-0263-8
定　　价　105.00元

前言

近年来，世界各国普遍意识到，筑牢公共卫生应急体系、健全公共卫生应急机制和强化公共卫生应急能力是涉及国家安全、社会稳定、人民健康的大事。我国政府也在遭遇非典的巨大冲击之后和面临全球流感大流行与禽流感疫情的严重威胁之时，对公共卫生体系建设工作给予了高度重视，本书除了运用学习借鉴国内外成功与失败的经验教训来建立健全突发公共卫生事件应急体系及其运行机制之外，还在我国自身基础设施、人才队伍、技术装备、信息网络等方面加大了投入，并收到了明显效果。

如今，全球公共卫生安全问题已成为人类面临的重大的全球性挑战，也被认为是当今世界非传统安全议题的重要组成部分之一。全球公共卫生突发事件对国际政治产生巨大的影响，成为政治家必须面对的重大问题。防治艾滋病扩散成为国家间合作的重要议题，预防大规模传染病流行牵动着各国政府的神经。未来中长期内，全球公共卫生问题与国际安全的关联将更加明显和密切。将来的国际政治和安全形势将受到全球公共卫生问题日益深刻的影响，因此必须加强世界公共卫生安全问题的防范与应对。

尽管编撰者均倍加努力，但由于编写水平有限，书中内容难免有疏漏和不妥之处，敬请专家、同仁和广大读者提出意见和建议，谢谢。

目 录

第一章　概述

第一节　公共卫生的定义与历史衍变

一、公共卫生的定义

回溯漫漫的历史长河，人类在与疾病的斗争中，逐渐积累了丰富的实践经验，掌握了预防疾病的手段，懂得了保护群体生存的环境，以及如何规范自身的健康行为。由此产生了“public health”一词，中文译名为“公共卫生”，或“公共健康”。显然，两词的意义相近，但不尽相同。中国学者从一开始即取其“公共卫生”的含义，国外著作中的主流含义也大致如此，但有时讲的更像是“公共健康”。国内外学者还不断对公共卫生的宗旨与任务百家争鸣，由此不断推动了公共卫生概念的完善与更新。

中国公共卫生的实践和经验，对世界公共的发展做出了重要贡献。2003 年中国全社会共同面对传染性非典型肺炎（SARS）危机时的同舟共济、齐心协力。从政治家、医学家、新闻工作者到普通工人、农民、学生，全国上下都接受了一次生动的公共卫生教育，中国公共卫生获得了一次绝佳的发展机遇。在付出了生命和社会震荡的代价之后，我们认识到一个国家应对公共卫生突发事件的综合实力，不仅取决于国家社会和经济发展水平，也取决于国家对公共卫生的重视程度和价值取向。也正是对这场危机的深思，促进了一些国人对公共卫生基本概念的探索。

1920 年，美国耶鲁大学公共卫生学教授温思络（Charles-Edward A.Winslow）定义公共卫生为：“公共卫生是通过有组织的社区努力来预防疾病、延长寿命、促进健康和提高效益的科学与艺术。这些努力包括：改善环境卫生，控制传染病，教育人们注意个人卫生，组织医护人员提供疾病早期诊断和预防性治疗的服务，以及建立社会机制来保证每个人都达到足以维护健康的生活标准。以这样的形式来组织这些效益的目的，是使每个公民都能实现其与生俱有的健康和长寿权利。”温思络定义是公共卫生历史上的一面丰碑，至今仍然具有很强的现实指导意义。

1988 年，美国医学研究所（Institute of Medicine，IOM）在其里程碑式的美国公共卫生研究报告《公共卫生的未来》中明确、精炼地提出了公共卫生的定义：“公共卫生就是我们作为一个社会为保障人人健康的各种条件所采取的集体行动。2003 年美国医学研究所在另一份公共卫生研究报告《21 世纪公共卫生的未来》中再次强调了以上定义。这个定义就是一句话，但所包涵的内容既丰富又深刻。

1994 年，Baker R、Edward L 等提出：“公共卫生是通过有组织的社会活动来促进，保护，改善，必要时恢复个人、特定群体或整个人群的健康。公共卫生是科学，技术和价值观的综合体，其功能通过集体的社会活动、项目、服务和机构来实现，旨在保护和促进整个人群的健康。”

2003 年，R.F.Heller 等认为公共卫生的定义为：“公共卫生通过最佳满足社会公众内部及外部需求的方式，其利用关于人群的科学理论、经验以及证据来提升人群的健康水平。”

2003年7月28日，吴仪副总理兼卫生部部长在全国卫生工作会议上的讲话中对我国公共卫生的定义："公共卫生就是组织社会共同努力，改善环境卫生条件，预防控制传染病和其他疾病流行，培养良好卫生习惯和文明生活方式，提供医疗服务，达到预防疾病，促进人民身体健康的目的。"该定义之后还有一段具体解释："公共卫生建设需要国家、社会、团体和民众的广泛参与，共同努力。其中，政府要代表国家积极参与制定相关法律、法规和政策，对社会、民众和医疗卫生机构执行公共卫生法律法规实施监督检查，维护公共卫生秩序，促进公共卫生事业发展；组织社会各界和广大民众共同应对突发公共卫生事件和传染病流行；教育民众养成良好卫生习惯和健康文明的生活方式；培养高素质的公共卫生管理和技术人才，为促进人民健康服务"。

2013年，曾光等在《中国公共卫生》一书中定义："公共卫生是以保障和促进公众健康为宗旨的公共事业。通过国家和社会共同努力，预防和控制疾病与伤残，改善与健康相关的自然和社会环境，提供预防保健与必要的医疗服务，培养公众健康素养，创建人人享有健康的社会。公共卫生宗旨就是保障和促进公众健康。"

二、公共卫生的起源与历史衍变

(一)"卫生"一词在我国古来有之

《庄子·庚桑楚》中提到的内涵为"摄生"，主要针对的是个人意义或者少部分人的健康卫生。在封建制度高度集中的中国古代社会，卫生是针对皇权、士大夫等皇权或高级阶层的人的服务，而并未渗透入大部分的人群。公共卫生(Public Health)这一概念被认为正式诞生于19世纪，彼时公共卫生主要包括环境卫生改革的举措和疾病预防的医学方法。西方的公共卫生发展先于中国。1798年，英国人Edward Jenner发明了种牛痘预防天花并发表相关论文，欧洲大陆开始了第一次主动预防传染病。1848年，英国议会通过了英国历史上第一步卫生法——《1848年公共卫生法》，该部法律的最大意义在于使得街道清扫、修建下水道等公共卫生事务常态化、法律化。这也体现了公共卫生是法律与实践相统一的结合体，代表着国家立法对公共卫生进行干预的第一步。19世纪，霍乱疫情在欧洲肆虐，约翰·西蒙时任伦敦城卫生法官，通过改善当地卫生环境，增加城市供水量，提出供水水源被污染可能是导致霍乱肆虐的原因，并积极采取措施使得疫情得到了控制。进入20世纪，由于环境卫生整改以及防疫措施的实施，传染病的蔓延得到了一定的限制，特别是二战后，历史的脚步朝向社会现代化进程以及社会福利系统发展，公共卫生事业在这样的时代背景下得以蓬勃发展。

(二)中国历史上针对公众的卫生措施，最能体现在政府、社会对于疫病的应对救援措施

早在魏晋南北朝时期，政府就有较为系统地针对疫病的处理措施，大致可以分为：

(1)合理医治病人，埋葬死者；

(2)派遣钱粮，减轻民众负担；

(3)对传染患者实行隔离措施；

(4)采取神灵巫医的迷信措施驱鬼逐疫的方式。

而在宋朝，中央政府重视对公众的医疗救治与卫生防疫的情况远远超过之前的政府，形成了较为完备和科学的卫生组织：

(1)政府设置比较完备的医事组织，大致分为翰林医官院、御药院、太医局以及惠民和

剂局。

(2)无偿为民众提供医药服务。

(3)建立专门机构隔离且救治传染病患者。

(4)重视公共卫生环境，对公共垃圾、沟渠有固定的处理，规范管理粪便、污水等。

(5)针对群众心理恐慌，适当的采取一些祭祀祈神，驱鬼等活动。

(三)中国公共卫生事业正式起于清末民国初期

受西方医学以及租界卫生管理制度的示范影响，以及对现实卫生管理的需要，中国内部开始对卫生行政进行规划。1898年上海成立我国最早成立的地方行政卫生机构——公共租界工商部卫生处；1905年清政府在警政部警保司下设卫生科，第三年改成卫生司，是我国最早的中央卫生行政机构；1905年北京创设警察卫生，开始初步尝试建立公共卫生制度。这个制度是依附在警察行政体制下的一种尚不成熟的体系。最初北京“卫生处”隶属于京师内外城巡警总厅，下设清道、防疫、医学和医务四科。然而这种依附于其他行政部门的卫生管理体系效率较为低下，并不能满足国家对于公共卫生、人群健康的内需，应对传染病肆虐的挑战。另一方面，近代中西交流增多，中国公共卫生实践活动在这样的背景下活跃，西方传教医师在中国做过多次的传染病以及流行病调查，推广预防天花的种牛痘技术、防治眼病以及针对鼠疫、麻风病、霍乱等传染病的治疗。1910—1911年，鼠疫在我国东北地区大暴发，西方传教士与我国协和医科大学学生一起合力控制和消灭了这次疫情，国际鼠疫大会后在中国召开。

(四)新中国成立后，中国的公共卫生事业进入了高速发展时期

1953年1月，全国各省、地市和县建立了卫生防疫站；同年，中央成立了全国爱国卫生运动委员会办公室；1953—1963年，国内先后成立了寄生虫病、地方病、血吸虫病、性病、麻风病、疟疾、结核等专病防治所(院)；1964年《卫生防疫站工作条例(试行草案)》出台，明确规定了卫生防疫站是卫生事业单位，其任务可归纳为“组织、指导、监督、执法”四个方面；进入改革开放时期，卫生部于1979年颁发了《全国卫生防疫站工作条例》，20世纪90年代起，我国确立的新卫生工作方针为“农村为重点、预防为主、中西医并重、依靠科技与教育、动员全社会参与、为人民健康服务，为社会主义现代化建设服务”。1997年，上海率先在全国成立了上海市疾病预防控制中心和上海市卫生监督所，疾病预防控制和卫生监督分开，标志着中国的疾病预防控制体系的改革的开端；2001年卫生部出台了《关于疾病预防控制体制改革的指导意见》，2002年卫生部组建了中国疾病预防控制中心和中国卫生监督中心，中国疾病预防控制和卫生监督自此有了国家机构，进而形成了中央、省、地市和县级疾病预防控制体系，这是中国公共卫生史上一个重要的里程碑。自新中国成立以来，中国卫生服务体系日臻成熟，公共卫生人力资源队伍的建设与发展有长足进步，建立了并逐步完善覆盖各类主要健康问题，覆盖各类重点人群、覆盖生命全程的疾病监测系统，以及突发事件监测和暴发预警机制。

三、现代公共卫生

(一)全球现代公共卫生

(1)和平与发展的历史背景见证了公共卫生的巨变。在过去的半个世纪中，人群期望寿

命得到了大幅度延长：从 1970 年到 2010 年，全球预期男性与女性的寿命延长约 20%（分别增加 11.1 岁和 12.1 岁），各年龄别人群死亡率下降明显。从挣脱传染病肆虐的历史的泥淖中，人类对于公共卫生实践工作累积了许多经验。

(2) 2010 年全球疾病负担调查报告（Global Burden of Disease Study 2010，GBD2010）非传染性疾病约占 2010 年的 2/3，2010 年缺血性心脏疾病与脑卒中造成近 1300 万人死亡，占全球总死亡人数的 25%。而癌症的死亡人数较 1990 年相比已增加了 38%。在每年约 1030 万人由各种因素导致的死亡中，慢性病所致者所占比例为 85%，占到我国总疾病负担的 70%。我国现有慢性病患者超过 2.6 亿人，每年因慢性病死亡约 712 万人，慢性病患病死亡上升速度明显。目前我国发病前五位的癌症依次是肺癌、胃癌、肝癌、食管癌和结直肠癌。吸烟、酗酒、不合理膳食、缺少锻炼是我国最重要的慢性病影响因素。空气污染和家庭室内空气污染也已经成为重要的健康危险因素。此外，吸毒、药物滥用和相关健康问题是令人关切的重要公共卫生问题，精神活性药物使用每年导致 40 多万死亡。药物滥用占全球疾病负担的 0.55%，静脉注射吸毒方式占撒哈拉以南的非洲地区以外新发艾滋病毒感染的约 30%，道路安全问题也成为重要的公共卫生问题，据世界卫生组织报告，每年有 120 多万人死于道路交通事故，5000 多万人受伤。在 15～29 岁年龄组中，道路交通事故是首要的死亡原因，在全球死亡原因中排列第九位。如果不采取适当的措施，到 2030 年道路交通事故预计将成为第七大死亡原因。

(3) 2015 年，联合国可持续发展问题首脑会议通过《2030 年可持续发展议程》，将非传染性疾病确认为可持续发展的一个重大挑战，充分体现了非传染性疾病的历史重要性。于 2015 年 9 月 25～27 日在纽约召开，《2030 年可持续发展议程》中针对非传染性疾病的具体目标有：①到 2030 年时，通过预防与治疗，将非传染性疾病导致的过早死亡减少三分之一，促进精神健康与福祉。②进一步预防和治疗滥用药物行为，包括滥用麻醉药品和酗酒行为。③实现全民健康覆盖，包括提供财务风险保护，每个人都可以获得优质基本保健服务，并获得安全、有效、优质和价廉的基本药物和疫苗。④酌情考虑在所有国家加强执行《世界卫生组织烟草控制框架公约》的力度。⑤支持研发用于防治主要发生在发展中国家的传染性和非传染性疾病的疫苗和药品，根据《关于〈与贸易有关的知识产权协议〉与公共健康的多哈宣言》的规定，提供廉价基本药品和疫苗，《多哈宣言》申明发展中国家有权充分利用《与贸易有关的知识产权协议》中关于采用灵活办法保护公众健康。

(4) 在新的时代背景下，一些传统传染病例如肺结核、脊髓灰质炎、疟疾等在全球范围流行趋势仍不容乐观，新兴的传染病也开始纷纷“崭露头角”，例如 2003 年中国的 SARS 大暴发、2009 年全球甲型 H_1N_1 流感大暴发、2014—2015 年西非埃博拉出血热疫情等，这些急慢性传染病不断挑战着人类的健康，现代公共卫生可谓任重而道远。

（二）我国现代公共卫生

中国的现代公共卫生起点为新中国成立于 1949 年中央政府设立专管卫生防疫工作的公共卫生局。经过将近 70 年的探索，我国现代公共卫生事业得到了长足发展，公共卫生事业体系日臻成熟。其中主要的成就有 5 个方面：

(1) 卫生相关法规与政策完善。新中国成立以来，我国共通过并颁布卫生相关法律 10 部，卫生法规 27 项，400 多个规章以及近 2000 个卫生标准。

(2)基层医疗机构与专业公共卫生机构，以及卫生服务得到显著发展。我国每千人口卫生技术人员数从1949年0.93人上升到2014年5.56人；每千人医疗卫生机构床位数由1950年的0.18张提高到了2014年4.85张；到2014年，我国设有乡镇卫生院36.90万所，64.54万个村卫生室，有社区卫生服务中心(站)3.42万所，设有疾病预防控制中心3490处，专科疾病防治院1242所，妇幼保健所3098处，2975所卫生监督中心。2014年我国医疗卫生机构接待诊疗人次76.02亿，急诊病死率为0.07%，居民平均就诊次数为5.58次，居民年住院率为15.0%。

(3)现代公共卫生科学与技术飞速发展，公共卫生教育也有了质的进步。2002—2012年10年间，中国科技人员共发表102.26万篇国际论文，排名世界第2；被引用665.34万次，排名世界第6；北京大学公共卫生学院李立明教授主持的“环境与遗传因素及其交互作用对冠心病和缺血性脑卒中影响的超大型队列研究”项目获得2013年国家自然科学基金重大项目资助，这是国家自然科学基金委员会自组建后设立的第一个公共卫生领域的重大项目。中国现代公共卫生的学术论文数量和质量都有了显著提高，并在国内外产生积极了影响，国内84所拥有公共卫生本科教育的高校为全国公共卫生一线输送合格的公共卫生专才。

(4)疾病防控事业发展，公共卫生与疾病监测体系逐步完善；我国疾病预防控制机构的职能不断全面完善，涉及人群健康的各方面，包括公共卫生监测、危险因素干预、健康教育与促进和突发公共卫生事件应急管理与处置等。

(5)中国居民营养健康状况得到改善与提高，中国居民的平均期望寿命(男72岁，女76岁)，水平已与中高收入国家水平齐平(男68岁，女75岁)。婴儿死亡率、5岁以下儿童死亡率、孕产妇死亡率均达到或接近了中高收入国家水平。在全世界的背景下，中国现代公共卫生主题与世界同步，应致力于卫生均等性服务实现WHO的“Health for all”(人人享有卫生保健)的目标(注：1978年9月，世界卫生组织与联合国儿童基金会在阿拉木图共同召开了国际初级卫生保健会议，会议发表了《阿拉木图宣言》，宣布到2000年人人享有卫生保健的目标)，同时响应国家“生态文明”的政策，在经济发展同时注重生态环境的维持与保护。同时，我国也积极致力于解决在社会主义初级阶段物质社会条件等方面给公共卫生事业发展带来的局限，如卫生服务不均等性问题，真正实现全国人民的健康与卫生的伟大目标。

第二节 公共卫生的特点

保障和促进公众的健康，不仅是公共卫生的宗旨，也是现代国家的一项最重要功能，因此公共卫生具有国家公共事业的特点，即国家主导的公共性；公共卫生是很特殊的公共事业，与每个人息息相关，社会关注性极高，对政治有相当高的敏感性；现代公共卫生诞生于近代科学革命的浪潮中，对科学有高度的依赖性；公共卫生问题涉及面广，公共卫生服务惠及人人，公共卫生事业需要人人参与，造成了公共卫生对公众参与的需求性；公共卫生的发展与社会的发展是并驾齐驱的。这些合在一起就构成了公共卫生的主要特点。

一、公共事业属性

公共卫生属于国家的公共事业，具备公有、公用和公益的性质。

(一)公有

公共卫生采用公共生产和公共供应方式提供服务，不可能像教育那样既可以国家办也可以民办。例如，疾病预防控制机构只能属于国家，不属于任何个人。要完全依靠国家财政拨款维持公共卫生事业的运转，其提供的各项公共卫生服务都采用由政府埋单并由政府向全民提供。任何个人和团体都可以在公共卫生事业中发挥作用，也可以提供捐款、奉献义务服务等，但都不能侵犯公共卫生的公有性。

(二)公用

公共卫生产品为全民服务。在正常的情况下，一些人对公共卫生产品的使用并不应该影响其他人对此产品的同时使用。同时一个人对公共卫生产品的消费并不减少其他人对这种产品消费的机会，即存在所谓的“非排他性”或“非竞争性”。例如，一些儿童接种了麻疹疫苗，不会影响其他儿童接种的权利，也不减少其他儿童接种的机会。再如，消除空气中的污染使所有人能够生活在新鲜的空气中，要让某些人不能享受到新鲜空气的好处是不可能的。

(三)公益

公共卫生的公益性特点表现在公共卫生只以公众获取群体健康为目的，通过加强公共卫生体系的建设，增加公共卫生产品的供给，改善公共卫生服务质量，由此为社会公众带来更多的健康和福利。如果以营利为目的，就偏离了公共卫生的宗旨，就不可能组织整个社会来共同努力，就不可能保征人人参与和人人享有。一旦背离了公益性原则，公共卫生就会出现发展方向的问题，往往在造成少数人致富的同时损害了弱势群体的利益，公共卫生就会变得徒有其名，公共卫生就会成为“非公共的卫生”或“部分人的卫生”。

二、对政治的敏感性

公共卫生的核心价值是公众健康和社会公正，这应该是公共卫生决策的主要出发点；另一方面，公共卫生与经济利益，社会安定和政府形象有千丝万缕的联系，成为决策时必须考虑的因素。这两方面交织在一起，决定了政治对公共卫生的高度敏感性。政治的综合考量决定了最终采取的公共卫生行动。这就是说，公共卫生并非仅靠科学就行，还取决于政治对健康价值的判断，以及对伦理道德的选择。政治家应该充分了解如何正确决策来保障人民的基本权利和健康。处理公共卫生事件时，要以人民健康为重，以国家利益为重，尊重公众的健康权和知情权，及时，科学，准确地发布公共卫生信息，公开、透明地面对公共卫生事件，不得以任何“敏感”和“保密”作为借口，掩盖事实、误导舆论。这样做才是避免和减少政治风险的最佳途径。

根据社会公正的原则，公共卫生应该为社会上所有的人提供潜在的生物医学和行为科学的利益，保护和促进所有人的健康。许多现代公共卫生问题对某些人群的影响不成比例的大于其他人群。因此，当需要采取集体行动来解决这些问题时，受疾病影响少的人群要承担较多的社会负担，获取较少的社会利益。当必须采取的集体行动不能落实时，重要的公共政策问题就不能解决。最终只会使社会负担加大，影响整个人群。公正绝不等于平均。公共卫生关心的是解决群体健康问题，在考虑到大多数人基本需求的情况下，应该多向弱势群体倾斜，向问题成堆而资源匮乏的地区倾斜。为了体现公共卫生的公正性，必须一视同仁地优先解决最突出的公共卫生问题。在决定公共卫生优先重点时，要保持高度的政治敏感性。

公共卫生对政治的敏感性还体现在公共卫生事件的国际性。因为健康和疾病问题没有边界，由于自然环境、社会风俗、经济发展水平、卫生政策的不同，各国面临的公共卫生挑战也不同，在应对新发和卷土重来的传染病、食品安全问题、大气和水体污染、生物恐怖、核泄漏等公共卫生事件时往往涉及国际影响。一个国家突发的公共卫生事件，可能会对其他国家造成严重影响。例如，艾滋病的起源可以回溯到20世纪50年代的非州，由此传播到了全球各地，成为全球最严重的公共卫生和政治问题之一；近几十年来欧美国家发生的疯牛病，对其他国家长期构成威胁；1986年苏联核电站事故，放射物质飘落到了整个欧洲；2003年在中国广东发生的SARS，也曾传播到三十余个国家和地区。因此，解决公共卫生问题比解决其他问题都更需要国际合作。发达国家帮助发展中国家解决公共卫生问题，也是发达国家自身利益的需要。所有联合国的成员国都要遵守世界卫生组织关于通报公共卫生事件的规定，任何世界卫生组织的成员国都要遵守世界卫生组织的规定。

三、对科学的依赖性

公共卫生对科学的依赖性，体现在解决公共卫生问题需要应用不同的学科知识、技术和方法。公共卫生专业人员，包括来自医学、管理学、护理学、流行病学、社会学、心理学、人类学、营养学、统计学、卫生工程学、法学、政治学、新闻传播学、老年病学和其他许多专业的人员。

公共卫生是一门以医学知识为基础，与其他学科如社会、经济和自然科学有多重交叉的具有自然与社会双重属性学科。以流行病学作为其科学核心，公共卫生连接预防医学、基础医学、临床医学和社会科学等多学科来协同作战，应对公共卫生面临的名种挑战。其基础学科包括流行病学、卫生统计学、环境卫生学、职业医学与职业卫生学、营养与食品卫生学等；公共卫生学科的第一大属性是它属于医学学科范畴，基础医学、临床医学学科与公共卫生研究与实践紧密相关。流行病学是研究人群疾病与健康状况分布及其影响因素，并研究防治疾病及促进健康的策略和措施的科学，由此可见，流行病学是公共卫生研究与实践的基础指导学科；卫生统计学是卫生数据收集、整理以及统计分析的科学，是公共卫生的科研与实践的基础应用学科；公共卫生的其他专业学科是具体指导相关建设的理论与应用学科。此外，公共卫生是人群的艺术，其另一属性是社会科学，这一特殊性质使其紧密涉及社会学、管理学、经济学和其他人文学科，与社会科学交叉融合。

以艾滋病的预防和控制实践为例，公共卫生正是依靠流行病学阐明了艾滋病的基本特性，发现了艾滋病的传播规律；正是依靠基础医学学科，特别是病毒学和免疫学，确订了传染病原体，搞清楚了发病机制和病理变化，开发出筛选血液病毒感染的方法，找到了抑制的药物；正是依靠临床流行病学和生物统计学，设计临床试验来检验新药和疫苗的效果；正是依靠行为科学和健康教育，试图说服人们避免各种传播病毒的危险行为。

四、对公众参与的需求性

公共卫生有极强的社会性，公共卫生问题可发生在社会的各个角落，一旦发生又为全社会所关注。公共卫生不但为公众服务，也需要公众参与。公共卫生就是组织社会，共同努力，预防疾病，促进健康；无时不在，无处不有，人人参与，人人享有。可以说，没有公众的参与，要实现公共卫生的宗旨是不可能的。公众不但要关心与自己有关的公共卫生问题，还要关心整个社会的公共卫生问题，要积极参与预防和应对身边与健康有关的问题，参与的过程往往会使参与者受益。这一特点也可能有别于其他公共事业。

公共卫生公众参与的需求性决定了公共卫生必须坚持公开透明的原则。公开透明对任何公共卫生活动都具有普遍意义。在关键时刻，如在发生严重的公共卫生事件并有可能导致危机时，更需要将发生事件的时间、地点、严重程度以及采取的对策及时通报给所有应该知道的人。首先要向公众公开，特别需要及时向受到具体和潜在健康威胁的公众公开，要连续不断地、实事求是地告知公众事件的动态进展以及与公众的利害关系，并提示应对的方法。健康是每个人的基本权利，每个人都有权利知道自己所在的城市和社区发生了什么可能影响或威胁到健康的事情。人民是国家的基础，国家所动用的一切公共卫生资源都来自公众的纳税，在重大公共卫生事件的应对中必须向公众负责。要相信群众，依靠群众。只有群众动员起来，共同参与，有效地保护了自己和家人，威胁公众健康的公共卫生事件才能真正控制。反之，如果把其他利益，例如地方的经济利益摆在公众的健康之上，有意隐瞒应该公开、透明的公共卫生事件，那么就会导致小道消息满天飞，错失应对时机，甚至会造成社会混乱，带来国家和人民利益的更大损害。在 SARS 事件之后，中国建立了公共卫生信息的发布制度，获得了人民的赞许和国际社会的好评。

公共卫生公众参与的需求性还体现在公共卫生没有人群限制，公共卫生需要所有人参与。人的一生在不同的年龄段面临不同的公共卫生问题，不同性别、种族、教育程度、职业、地域的人都有各自的公共卫生问题；公共卫生没有时间终点，任何时候都须要公共卫生。“上管天，下管地，中间管空气”这句在公共卫生业内广为流传的话，充分说明了公共卫生问题的多样性、公共卫生职责的广泛性和处理公共卫生问题的复杂性。

五、随着社会发展进步其范围不断拓展

任何事物都是向前发展运动的，这是事物的本质。公共卫生的发展与社会的发展是并驾齐驱的。公共卫生不论是从体系的完善还是国家投资，均处于不断进步发展的状态。纵观世界与中国公共卫生史，无论是初期概念的萌芽，到现今全球已努力消灭数种致命传染病并致力于实现人人享有健康保健的目标，中国的公共卫生制度从民国时期孱弱的警察卫生制度到今天由上至下的较为完备的公共卫生管理与服务系统，最初从接受西方理论以及实践的援助到现今公共卫生工作自给自足且不断创新，中国公共卫生同全球公共卫生一直都在且将一直保持不断前进开拓的步伐。

第三节　公共卫生的相关学科

公共卫生需要科学和技术提供强大的支撑，医学科学和社会科学是公共卫生的两大支柱。在医学科学和社会科学的大范围内，各自涵盖了众多的分支学科。在公共卫生的各项活动中，经常可以看到这些学科的联合应用和相互交融，有新的交叉学科产生，甚至可以跨越自然科学和社会科学的界限；经常应用这些学科的最新知识和成果，优先去解决自身的健康问题；现代科学技术的应用是在现代信息化社会背景下的应用，更离不开社会体制和观念的更新。

一、医学科学

医学科学是自然科学的组成部分。公共卫生是医学的重要组成部分。医学科学包括临床医学、基础医学和预防医学三大部分。

(一)临床医学

临床医学对公共卫生的影响最直接：降低婴儿死亡率、孕产妇死亡率和提高期望寿命首先依靠临床医学；重大公共卫生事件的应对离不开临床医学；彻底治愈了一例传染病患者，就是消灭了一个传染源；疾病的早期发现、早期报告和早期治疗几乎完全要依靠临床医师；病人最相信临床医师的公共卫生宣传；目前我国开展精神卫生和老年病学的主力军是临床医师。还有，医疗服务的质量和可及性其本身就是重要的公共卫生问题；医疗过程有可能产生医源性感染；滥用抗菌素已经产生了严重的病原微生物耐药性问题，都说明了临床医学对公共卫生的重要性，中医和西医都对公共卫生的发展做出了贡献。

(二)基础医学

包括医用微生物学、免疫学、遗传学、生物化学、医学物理学、组织胚胎学、生理学、病理学、分子生物学、药理学、医学影像学、医学检验学，以及近年新兴的基因组学和蛋白质组学等，都对公共卫生发展起到了巨大推动作用。例如，青霉素的发现、X 线的应用、麻疹疫苗的研制、青蒿素的发明、PCR 方法在病毒诊断中的应用、抗肿瘤疫苗的研制等，都具有重要的公共卫生贡献。19 世纪和 20 世纪初，传染病是公共卫生的主要敌人，病菌学说的兴起给公共卫生提供了在人群中预防和控制传染病的强大武器。微生物学、免疫学帮助公共卫生掌握了病原微生物引起的主要烈性传染病的致病原因。这些信息和技术使公共卫生在人类与传染斗争的历史上首次掌握了主动权，加上现代药物学的进展，人类成功地控制了严重威胁公众健康的主要传染病。20 世纪后期发展起来的分子生物学及由此衍生的基因组学和蛋白质组学，对深入了解和控制疾病发挥着越来越重要的作用，对公共卫生的贡献也将越来越大。

(三)预防医学

预防医学中首推流行病学。“有人称流行病学为医学之母，因其昂首在医学科学众领域的最高视野处，综观人类疾病与健康长河的滚滚大潮，呼唤着医学其他学科的发展。有人称流行病学家为医学侦探，因他们凭广博的知识、丰富的信息和严谨的思维方法，侦破了数不胜数的人类杀手奇案。”(曾光，1994)这一段描述恰当地道出了流行病学的优势，以及流行病学专家在应对公共卫生事件中的作用。

流行病学关注人群，通过现场收集疾病资料，发现规律，寻找可能的致病因素。到目前为止，流行病学一直是为公共卫生提供研究群体疾病规律的最简单和最直接方法的核心学科。流行病学对于公共卫生的重要性，不仅在于发现导致疾病暴发的因素，为控制疾病提供线索，而且能据此为预防该病的再次暴发提供科学，可靠的证据。因此，流行病学专业人员在地方公共卫生机构中扮演的是“医学侦探”的角色，为公共卫生预防与控制急性传染病和慢性非传染性疾病提供科学、准确的信息。

人类的生老病死离不开环境中的食品营养、空气和水，学校环境、生产劳动条件和各种辐射对人类的健康也有不可忽视的影响。研究环境因素的来源、作用原理、对人类健康的危害以及控制对策的环境卫生学，在现代公共卫生的早期就随着卫生改良运动为改善群体健康立下了汗马功劳。食品是人类赖以生存的基本要素，对维护和促进群体健康至关重要。研究食品与健康关系的食品卫生学，以及研究学校、劳动条件、辐射与健康的学校卫生学，劳动卫生学和放射学也就很自然地成了公共卫生的重要支撑学科。在过去的一个世纪里，公共卫生所取得的伟大成就中有很多可归因于环境卫生的改善。其他重要的预防医学学科有：卫生统计学、社会医学、职业卫生、妇幼卫生、放射卫生、精神卫生、国际卫生、地方病学、消毒学、人类工效学等。

二、社会科学

社会科学是以社会现象为研究对象的科学，包括政治学、经济学、军事学、法学、教育学、文艺学、史学、语言学、民族学、宗教学和社会学等(《辞海》编辑委员会，1980)。社会科学从社会整体出发，通过社会关系和社会行为研究社会的结构、功能、发生、发展规律的综合性学科；管理学、经济学、信息学、行为学、侦探学、公共关系学等都属于社会科学的范畴。因为公共卫生关注的是群体，施展才能的舞台是整个社会，所以公共卫生和社会科学有千丝万缕的关系。社会科学应用于公共卫生领域有两种不同的情况。第一种情况是已经演绎出专为公共卫生服务的分支学科，如卫生事业管理学、卫生法学、医学伦理学、卫生经济学等；第二种情况是一些虽然还没有演绎出专为公共卫生服务的分支学科，但已经对公共卫生的理念和行为产生了重要影响的学科，如信息学、行为学、新闻学、传播学、侦探学、公共关系学等。可喜的是，已经有越来越多的社会科学家关心公共卫生事业，参与公共卫生问题的讨论，这是公共卫生事业兴旺发达的标志。

综上所述，借助于医学科学(临床医学、预防医学、基础医学)和社会科学，人类基本征服了曾经肆虐一时的各种传染病。然而，随着生产方式和生活方式的改变，现代社会中越来越多的人死于生活方式导致的疾病。不同人群地健康水平存在明显差异，与社会因素及个人行为密切相关。社会科学的研究及其应用最有可能在不远的将来帮助公共卫生获得突破性的进展。

第四节　公共卫生的基本任务

一、健康保护，防治疾病

健康保护包括两个重要的方面，即疾病、伤害的预防和治疗。从方法学步骤上来说，预防工作可简化为“三部曲”，即“发现，验证与干预”：发现是指通过可能的手段，观察和发现可能的健康威胁因素，或提出可能的假说，这一步骤是基于大量的文献学习观察或完备的数据监测系统或观场调查研究的。第二步为初步验证，大型的人群现场试验或队列研究、巢式病例对照研究是其主要验证方法。干预是实践最关键一步，是针对健康的危险因素或保护因素，基于前两步的证据支持下，公共卫生实践者规划并提出可行的成本效益比高的针对人群的干预措施并予以实施。提供疾病或伤害的临床治疗服务的主要是一、二线专业医疗机构。2014 年，我国医疗卫生机构门诊诊疗人次数达到 76.02 亿，居民平均就诊次数为 5.58 次，入院人数达到 20441.18 万人，居民年住院率达到 15%。同年，我国医疗卫生总费用 35312.40

亿元，相比1978年110.21亿元增长了319倍多；其中政府支出10579.23亿，社会支出12437.75亿，个人支出11295.41亿，人均卫生支出2581.66元，卫生费用约占GDP比重5.55%。我国在健康保护方面的各项水平均已处于较高水平。

二、健康促进，提升国民健康水平

健康提升是指满足建立在一定的物质以及健康水平之上的对完满健康状态的需求。随着经济现代化发展，人群健康需求也不再停留在防治疾病的层面，追求有品质的生活与健康越来越成为现代卫生的潮流。而健康促进和提升这一领域成为现代公共卫生的特色主题，卫生服务不再囿于生理服务，还需扩展到心理服务和社会服务，并且这种需求将会随着社会主义现代化进一步发展而延伸，从而进一步推进公共卫生理论和实践的进步。

第五节　公共卫生的伦理学原则

公共卫生伦理学是一门探究与公共卫生行动有关的行为规范的伦理学科。公共卫生伦理学的基本原则应该是：效用原则，公正原则，尊重原则，互助原则和相称性原则。

一、效用原则

效用原则是以后果论或较用论为理论依据，体现了公共卫生行动促进群体健康、预防疾病和伤害的目标。公共卫生的实践遵循效用原则，公共卫生的每一项政策都必须追求一定的人群健康卫生水平提升目标，追求人群利益的最大化，可以看成是关于提升人群健康水平的高效益投资。

效用原则要求公共卫生行动能够得到最大可能的受益和最小可能的伤害，使得行动的净受益尽可能最大。在有的时候不可避免会牺牲某些个体的某些权利和利益。但是，公共卫生行动净受益最大化并不是对个人利益和负担的简单整合，也不应为了产生最大的健康受益的结果而任意、没有必要地伤害某些个体的利益，而是在伤害某些个人或者某些群体的利益无可避免，并使这种伤害最小化的情况下，使整个人群的受益最大。

至于如何确定诸如“健康”“受益”“风险”“负担”等的标准，则需要结合科学、医学、公共卫生、经济等方面的知识来确定。而政府据此将各项标准制度化是做出合理而有效评估的保证。

我们在各种公共卫生行动选项中做出抉择时，优先要考虑这些选项中哪一个对公共卫生的效用最大。如果一个行动选项符合所有其他伦理原则，但公共卫生效用较差，那就绝不应采取。效用原则置于第一位，是公共卫生伦理学的一个特点。然而，尽管效用原则非常重要，但也不能置其他原则(公正原则、尊重原则、互助原则)于不顾，因为这会使行动得不到充分的伦理辩护，同时也会大大增加由此造成的伤害，从而降低效用。

例如疫苗的开发和接种，疫苗预防接种作为一种公共卫生干预措施，是最成功的、最具有效用的措施之一。例如20世纪60年代初期，我国通过接种牛痘疫苗消灭了天花。自1978起开始实施扩大免疫规划，近40年来，我国脊髓灰质炎、白喉、百日咳等疫苗可预防的传染病发病已降至历史最低水平。

二、公正原则

公正原则是对效用原则的一种约束，追求效用最大化的行动往往会导致不公正，因此要求任何一种公共卫生行动在遵循效用原则的同时，还要遵循公正原则。该原则主要是针对由于经济、社会地位等社会因素所造成的资源、风险、负担以及受益等分配的社会不公正而提出的。这种社会不公正极大地阻碍了社会群体的健康水平。就公共卫生伦理学言，公正原则不但涉及“分配公正”，也涉及“程序公正”和“回报公正”。

分配公正主要权衡的是如何公平而公正地分配资源、受益和负担。分配公正有公正的形式原则和公正的实质原则。公正的形式原则即“一视同仁”之意。它是一种形式的平等原则，仅仅断言从某一相关方面考虑，只要人们在这个方面的情况是相同的，就应该受到相同的对待。但是，它并没有确定指出这一相关方面是什么。由于公正的形式原则并没有规定实质性的内容，因此还需公正的实质原则。

公正的实质原则规定了可用来作为分配资源、受益和负担所依据的标准。具体应该优先采用哪些分配标准往往取决于一个社会的文化、信仰和价值，也取决于社会经济和科学技术的发展水平。对于人们的一些基本需要，比如基本的营养、医疗和教育等，应该按照需要进行分配。在发生突发性公共卫生事件时，必然发生医疗资源匮乏状况，需要根据分配后的健康效益来确定资源优先分配的标准。公正的实质原则把现实的内容注入了公正的理论，说明了分配的实质性质。按购买力来分配资源，不能成为合乎伦理的标准，因为这造成严重的社会不公正。

程序公正旨在保证我们所采取的任何一种行动过程的公正性。程序公正要求公共卫生信息的透明性，并制定公共卫生行动的决策程序，以确保利益攸关者和公众的参与，使得他们能够有机会获知相关信息参与讨论，了解公共卫生问题的解决办法和执行程序，从而使公共卫生决策成为利益相关者和公众的自愿自觉行动。程序公正不仅可以保证公共卫生行动代表不同群体的最佳利益，尤其是可以使得少数人的观点得以表达和受到关注，而且提高了公众对政府的信任，从而使得公共卫生行动更加有效。

回报公正是指对于在公共卫生行动中做出了贡献的人或者群体，应该给予适当的回报；反之对于违反者，尤其因违反而造成公众严重健康损害者则应作相应的处理。回报公正就是公平的奖惩，其方式可以有经济上或精神上的等等。

在公共卫生领域应用公正原则必须解决健康结局（health outcome）或健康成就（health achievement）方面分配的不平等和不公平问题。由于社会经济地位低下（包括性别和种族歧视等）、受教育程度差，在健康结局或健康成就方面不同群体是不平等的。例如穷人或贫困农村居民身体差、疾病多、寿命差等。如果健康不平等是自然原因引起，这不存在不公平问题，例如在不存在性别歧视的情况下，由于男女之间的生物学差别，女性的健康结局或成就要比男性好，这种健康不平等并不构成不公平。但如果不同人群之间健康不平等是社会、经济、政治、文化等因素所致，那就成为健康不公平问题。经济收入低的群体因不能负担器官移植费用而导致器官衰竭致死，而富裕群体则因能获得器官移植而继续过质量较高的生活，这就不仅是健康不平等，而且是健康不公平了。这种健康不公平就是一个公共卫生需要解决的公正问题。

三、尊重原则

公共卫生是面向人群的艺术，其理论与实践的主体是人，因此无论是进行理论研究或是实践活动，互相尊重是首要前提。

尊重原则要求我们尊重一个人的自主性和自我决定权，尊重个人的隐私权和保密。尊重原则也要求尊重人类尊严。人类尊严有两个内涵：其一，人本身是目的，不得被视为仅仅是一种工具，人若被物化，自无尊严可言；其二，人得以自治自决，不应处于被操控的他治他决的地位。因此，有决定能力的人应当享有自我选择和自我决定的权利，而对于缺乏自我选择和决定能力的人应当由其代理人决定，并提供特殊保护。

在公共卫生伦理学中，尊重原则也是对效用原则的一种约束，追求效用最大化的行动也往往会导致对人的不尊重，对个人权利和自由的侵犯。公共卫生致力于保护公众的健康，而公众是个人的集合体。一些公共卫生行动可能甚至不可避免会限制个人的自由，或者侵犯个人的隐私权，从而出现了侵犯个人隐私权与保护公众利益之间的矛盾。

因此，任何一个公共卫生行动的制定和实施，必须要对个人利益和公众利益进行权衡。为了公众利益而侵犯个人利益，仅当所采取的公共卫生行动是有效的，且这种侵犯是不可避免的、必要的和合理的，并力求这种侵犯的性质最轻化、程度最小化、时间最短化。相反，那些以保护公众健康名义而采取无效的，不必要的侵犯个人利益的公共卫生干预措施，在伦理学上是得不到辩护的。例如，为了防止艾滋病传播，而采取强制性地限制艾滋病患者自由的措施。另外，保证与公共卫生行动相关的信息公开和透明，确保公众的知情权，也体现了对人的尊重。

四、互助原则

互助原则体现了个人、集体和社会利益的一致，体现了不同个人、不同社区、不同地区以致不同国家之间要相互帮助、支持。互助原则是以社群论作为理论基础。

社群论强调公共利益，认为个人权利既不能离开他所在的社群群体自发地实现，也不会自动导致公共利益的实现。因此，个人权利必须要与他对社会的义务和责任相平衡。再有，我们生活的社会是在人与人之间互助中存在和发展的。没有人与人之间的相互帮助，就没有个人的生存和发展，也就没有人类的生存和延续。

作为传统伦理学的儒家伦理学也表达了社群论的思想。认为人不同于动物在于“群”，在于他的社会、关系能力。人不是孤立的，他是人际关系网络的一部分。人的本性在于他的关系性或社会性。因此，生活在社会中的人不能只考虑自己，应该关心别人，考虑他人的利益。

公共卫生伦理学需要强调互助原则，这是因为个人乃至群体是否健康，在一定程度上取决于社会环境等各种因素。而且，由于当今不断发展的全球旅游业和各种类型交往的日益频繁，一旦某一国家或者地区暴发传染性疾病，它势必可以在全球传播。

各国通过关闭边界、旅行限制等措施只能是推迟病原体的进入，但是无法加以阻止。因此，我们可以认为，公共卫生是由各国政府、社会或社区采取的，旨在通过改善社会条件以促进群体健康、预防和控制疾病在人群中流行的干预措施。公共卫生是与每个人相关的事情，应强调作为一个社会共同促进人群健康的共同责任，而实现群体健康是其最终目的。

公共卫生伦理学中的互助原则要求作为国家或社会代表的公共卫生机构和人员在相关群体内实施公共卫生规划或措施时要尽可能考虑避免或减少对个人权利和利益的侵犯，尽可能尊重个人理应享有的权利，尽可能做到公正、公平和公开，但在个人方面则要理解公共卫生规划和措施对群体及个人健康的重要性，避免以自己的行动影响他人或群体的健康，以积极和合作的态度参与公共卫生规划和措施的实行，并对带有负面后果的行动及时提出自己的建议。

伦理原则是评价行动的框架，用以判断该行动是否正确还是错误。这些伦理原则同时也告诉我们应该做什么的义务。然而这些义务是初始的，公共卫生伦理学的基本原则与临床研究伦理学的基本原则规定的都是初始义务。所谓初始义务是，当条件不变时我们必须履行的义务，如果条件变更，则我们不必履行这项义务，转而履行另一项义务。例如，尊重个人自由和自主是我们应尽的初始义务，如果没有突发性公共卫生事件，我们应该努力遵守这一义务，尊重个人的自由自主权利。但如遇到 SARS、禽流感在人群流行这样的严重突发性公共卫生事件，在大流行地区我们就无法遵守尊重个人自由自主的义务，因为防止疾病大流行必须将所有患者、疑似病例、密切接触者进行隔离，这是控制疾病大流行的有效措施，如果那时还听凭患者、疑似病例、密切接触者自由行动，势必使大流行不可收拾。这种情况也是我们所说的“义务冲突”的两难处境：如果听任他们自由行动，势必不可控制疫情；如果要有效控制疫情，则必需不允许病人、疑似病例和密切接触者自由行动。但在这种义务冲突的情况下，控制疾病大流行的公共卫生利益显然大大超过维护个人自由自主的利益，而控制疾病大流行本身也符合被限制个人自由的那些人的利益。正是在这样的情况下，尊重个人自由自主这一初始义务暂时不能履行，而维护公共卫生和公众健康这一初始义务成为实际履行的实际义务。

五、相称性原则

效用、公正、尊重、互助原则之间有可能发生冲突，而在这些冲突中，促进公共卫生、公众健康的行动可能并不可避免侵犯个人权利和利益或加重个人的负担，这是公共卫生中的基本伦理问题。相称性原则是为了解决原则之间冲突以及处理这一公共卫生基本理论问题而提出的原则。相称性原则要求，如果能够满足以下两个条件，国家可以将负担加于个人或群体，包括对其权利和利益的侵犯：①国家追求的目的(或结局)必须符合社会(或社区)所有成员的利益；②这种负担或侵犯必不可超过为了有效追求这个目的所必要的。这一原则提供了当公共利益与个人或群体利益发生冲突时如何协调它们的指南。

具体地说，相称性原则意味着，公共卫生机构所采取的影响个人权利的任何措施必须是：①为了达到目标人群的公共卫生目的，这些措施是合适的，即能够达到预设的目的。②为了达到这个目的，这些措施是必要的，即不存在达到这一目的的更宽松的措施。③为了达到这个目的，这些措施是合理的，即能够合理期望受影响人员接受这些措施。

第六节　公共卫生的基本体系与工作模式

一、理论与实践

公共卫生是理论与实践相统一的整体。公共卫生的理论体系是以流行病学与卫生统计学为学科代表的针对保护和提升人群健康的科学理论，公共卫生的实践体系是建立在理论体系基础上的全面高效行动系统。

二、公共卫生的基本体系

(一)各级政府部门主导的行政领导和管理团队

政府是公共卫生的主导机构。1949 年新中国成立以来，卫生部在行政上主管我国卫生健康事业，并设立专管卫生防疫工作的公共卫生局；1952 年中共中央还设立了爱国卫生运动委员会办公室，主要任务是组织和发动全国人民讲究卫生、除“四害”、消灭疾病，“爱卫办”归属各级政府领导。在中央政府支持及领导下，我国已经形成了比较完善的包括国家、省、市、县、乡镇各级各类医疗卫生机构为主体，财政、农业、教育等多部门配合的全社会参与的公共卫生服务体系。

(二)各级疾病预防控制机构的技术支撑

我国疾病预防控制机构体系分设国家、省级、市级、县级以及社区卫生服务中心卫生院五个等级统一成一个整体的“五位一体”的较为完善的体系；疾病预防控制机构是我国专业的公共卫生事业执行的载体，负责疾病、伤害与危险因素监测、突发公共卫生事件应急、传染病免疫与规划、慢性病防治等公共卫生事业主要内容；

(三)相关社会组织和志愿者参与公益性活动的社会团队

公共卫生涉及全人群的健康卫生事业发展，以政府为主导是其主要的特点，但是仍有多处领域政府却难以施展角色，非政府组织(Non-governmental Organizations，NGO)是独立于政府体系之外的具有一定程度公共性质并承担一定公共职能的社会组织，具有非政府性、非营利性、公益性或共益性、志愿性四个方面的基本属性，NGO 组织弹性大，某些敏感领域如艾滋病患者以及 HIV 感染者的一些支援服务，一些 NGO 组织具备政府组织不具备的灵活特性。公共卫生是国内外 NGO 最关注的领域之一，很多 NGO 已成为公共卫生事业重要的实践团队组织形式。在以政府为主导的公共卫生服务体系下，NGO 作为民间非营利性组织，从倡导、维权、影响立法到提供服务；从应对 SARS 危机、参与艾滋病防治、促进乙肝立法到提供老人慢性病服务；从服务妇女、儿童、老年人、流动人口到普通公众，NGO 在促进公共卫生服务的人力资源补充、资金筹集、涉及特殊地区以及特殊人群的服务都扮演了十分重要的角色。此外，一些民间基金组织在消除公共卫生不平等性也做出了巨大的贡献。比尔&梅玲达•盖茨基金会(Bill&Melinda Gates Foundation)是由比尔•盖茨创办的一项民间基金组织，其在促进教育、改善营养降低儿童死亡率、以及防治疟疾、消除小儿麻痹症，为部分亟待重要疫苗地区提供相应援助的贡献尤为突出。

三、公共卫生的基本实践工作模式

(一)各类技术和策略的实施

公共卫生行业特有的基本技术有卫生检验技术、突发公共卫生事件应急管理和处置技术等。卫生检验学首先是公共卫生学科中一门重要学科，它包括卫生化学检验和卫生微生物学检验、卫生毒理学检验三大部分。卫生检验技术，是指应用于检测与人体健康相关因素(产品中卫生指标和环境中的危害因素)量值的技术。主要包括理化、微生物、寄生虫、临床和毒理学检验技术等。卫生检验，即我们常说的卫生检验工做，主要是指卫生检验技术工作，通常叫作卫生检验或卫检，它包含具体的检验技术工作和对检验技术的管理工作，是公共卫生最主要的实践技术。

突发公共卫生事件是指突然发生的，因自然、社会或人为因素引起的，对公众健康造成严重的威胁或损害的，需要立即采取预防、控制措施的事件。突发公共卫生事件具备突发性、公共性、严重性、紧迫性、复杂性、易变性等特征。突发公共卫生事件应急管理是在突发公共卫生事件的发生前、发生中、发生后各个阶段，用有效方法对其加以干预和控制，使其造成的损失达到最小值。突发公共卫生事件应急管理的关键环节包括：①建立预警系统：是应急管理的第一步，主要是指判断并分析风险因子、预测未来可能风险事件的频率以及公众影响程度和对可能风险事件进行预案建设，提出可能的应急处理办法；②健全决策机制，在应急实践中，不断吸收国内外经验，全方位构筑危机决策系统及其组织架构；③规范信息传播：在突发公共卫生事件发生、发展过程中，及时、准确、全面的向公众发布相关信息是十分必要的。一方面，公民知情权必须受到尊重；另一方面，公众知晓权威的正确信息是避免谣言传播最关键的一步，为政府采取进一步行动打下舆论基础。因此，建立统一标准的信息发布制度，明确公布不同类型突发公共卫生事件预警和风险提示信息的标准、等级、时限、渠道、范围、技术分忻、政策解释等，做到内容权威、体系完整、规范有序；④保证物资供应：物资供应是保证应急后勤支援的关键。一方面，应急物质计划与储备必须准备充足；另一方面，应急资金应保证充足。公共卫生策略是将一系列公共卫生理论研究投之于实践的由政府领导的科学策略。例如国家免疫规划，免疫规划是实现拯救生命、预防病痛、实现全球健康目标、并减低健康看护成本的一项以国家层面开展的宝贵措施。2012 年，在多年长期合作中，中国通过了世界卫生组织(World Health Organization，WHO)对其 4 项瞩目成就的认证：①实现 WHO 西太平洋区(Western Pacific Regional，WPR)降低慢性乙肝患病。②消除新生儿和孕产妇破伤风。③成功应对新疆维吾尔自治区(新疆)输入性脊髓灰质炎(脊灰)野病毒(Wild Polio Virus，WPV)疫情。④大幅度降低麻疹发病率。

(二)公共卫生监测与数据分析和反馈

公共卫生监测是指长期、连续、系统的收集有关健康事件、卫生问题的资料，经过科学分析后获得重要的公共卫生信息，并及时反馈给相关部门或机构，用于指导制定、完善和评价公共卫生干预措施与策略的过程。我国于 20 世纪 70 年代将疾病监测理念引入疾病防控工作中，截至目前，中国已初步建成覆盖各类主要健康问题、覆盖各类重点人群、覆盖生命全程的比较完善公共卫生监测体系。我国的公共卫生监测系统分为传染病监侧、慢性非传染性疾病及相关危险因素监测，和其他主要健康相关监测(包括出生缺陷监测、食品安全风险监测、食品中化学性污染物及有害因素、食源性致病菌、食源性疾病、突发公共卫生事件相关信息报告等)。此外，新的监测体系也不断地涌现，例如抗菌素耐药监测、医院感染监测等，新的监测技术也开始在实践中应用，例如症状监测、舆情监测等。通过科学的收集公共卫生监测资料后，关键的一步是运用科学的统计学方法对数据进行分析，并加以解释。公共卫生监测信息反馈的对象包括：①各级卫生行政官员；②公共卫生学专家；③各级监测人员；④公众及有关团体。监测信息反馈给卫生领域人员是公共卫生监测的本质需要，是对于公共卫生发展水平的评价以及公共卫生政策调整、部署的重要依据。作为公共卫生监测与公共卫生干预联系的中间环节，监测信息定期对公众开放公示重要性凸显，例如 WHO 的《疫情周报》(Weekly Epidemiological Report)，以及由中国疾病预防控制中心编制出版的《疾病监测》等。

(三)公共卫生干预

公共卫生干预是指将基于充分的人群流行病学证据以及临床证据支持下的、有利于改善或提高人群健康及卫生水平的干预政策实施到人群的过程，它包括前期的相关循证研究以及干预措施的实施，公共卫生干预是公共卫生实践中最主要的一个环节。一项合格的公共卫生干预措施，除了要求严格的循证医学证据支持，还同时必须满足成本效益比高、干预效果明显以及伦理道德的要求。

第七节 公共卫生的价值

公共卫生的价值包括“生命价值”“社会价值”“经济价值”三方面。

一、公共卫生的生命和健康价值

世间一切事物中，人的生命和健康是最宝贵的。公共卫生的基本功能是保护以及提升人群的健康水平。公共卫生最直接的价值是为人群创造了健康价值。公共卫生的各个实践环节是创造人群健康价值的执行体，在秉持互相尊重原则、合法原则、公平公正原则、效用原则的基础上，公共卫生努力践行其为人群健康保驾护航的职责。公共卫生在组织架构上形成了由政府领导的完备的疾病控制管理和监侧体系，业务范围包括科学研究疾病、健康的分布以及人群健康危险因素、传染病防控与暴发应急管理与处置、免疫规划政策实施、地方病防治、妇幼保健卫生、职业人群健康卫生、环境与人群健康卫生、食品与营养卫生等人群健康的方方面面环节，创造了巨大的人群健康价值。

在人类的历史中，曾反复地遭遇烈性传染病流行的劫难，天花、鼠疫、流感、麻疹、霍乱、疟疾、肺结核都曾经是人类的主要杀手。孕妇死于难产和产褥热，新生儿死于破伤风，穷人死于营养不良者更是数不胜数。我国新中国成立前由于上述公共卫生问题的同时严重存在，加上战乱、天气灾害等，国人的平均寿命在 1949 年新中国成立前仅为 35 岁。新中国成立后，社会进步带动了公共卫生事业的蓬勃发展，2001 年我国平均期望寿命上升到 71.8 岁，高于世界平均期望寿命(65 岁)。同时，中国的婴儿死亡率也从新中国成立前的 200‰左右下降到目前的 32‰，低于世界平均水平(44.0‰)，接近于中等收入国家水平(30‰)。上述例子充分证实了公共卫生的生命价值。

二、公共卫生的社会价值

公共卫生关系到社会稳定。2003 年发生在我国的 SARS 危机是一面镜子，一下子映射出了那么多被长期忽视的公共卫生问题和隐患。可贵的是，在化解 SARS 危机的过程中，我国政府能够认真反思，及时采取有效的果断措施。我们胜利了，这是一次以人为本的理念和实践的胜利。只有坚持以人为本，社会才能稳妥地前进。开展公共卫生关爱、救援弱势卫生群体，可以净化人的灵魂，促进社会和谐。在 2008 年四川汶川地震灾区，笔者亲眼看到和见证中国历史上最壮观、最感人的公共卫生大救援。救援者来自政府发动的组织，也来自民间自发的组织，他们都是大爱和公共卫生精神的传播者。

三、公共卫生的经济价值

公众健康是维持社会稳定的基础，也是促进经济发展最有利的因素之一。相反，人群健康水平的不稳定是社会以及经济发展的危险因素。SARS 危机还为我们提供了公共卫生的经济学价值的范例。据北京大学学者的分析，2003 年 SARS 流行对经济的负面影响总额为 2100 亿元人民币，造成的损失包括治疗的成本，政府、社会和个人预防的成本，疫情导致的经济活动量下降而造成的经济损失等。公共卫生作为维持人群稳定的有力手段，也是为国家经济发展保驾护航的最重要手段之一。一些公共卫生策略投资效益也体现了经济价值，如我国从 1978 年开始实施儿童计划免疫，20 多年来减少麻疹等 6 种传染病的发病 3 亿多人次，减少死亡 400 多万人，节省住院费用 400 多亿。美国疾病预防控制中心研究，每投入 1 美元用于控烟、禁毒、禁酒及安全性行为教育，可以节省 14 美元由此引发疾病的治疗费用。

公共卫生的价值从生命、经济学、社会学方面得到充分体现。公共卫生为每个公民实现其与生俱有的健康和长寿权利提供了必要的条件，为社会稳步前进提供了强大的保障。公共卫生服务有看得见、摸得着的经济效益。

第二章　现代公共卫生面临的问题与展望

第一节　现代公共卫生面临的问题

一、经济社会高速发展对公共卫生决策的影响与挑战

(一)全球化背景下的公共卫生

“全球化”带来的效应是多方面的，信息交流全球化、贸易全球化、经济增长全球化已经成为势不可挡的趋势。“全球化”同样也对公共卫生产生积极和消极两方面效应。一方面，经济加速增长使人群期望寿命延长，至少从短中期来看，这些物质生活的改善会加快社会现代化进程，改善健康服务以及提高公共卫生产出；另一方面，全球化也给公共卫生带来威胁，全球化影响社会、自然环境，加剧贫富差距，这些会对卫生均等性造成影响。全球化带来的极高水平人口流动性，也为公共卫生控制疾病的传播带来了挑战。全球气候变化也是影响公共卫生的重要方面，气候科学家们预计温室气体在未来数十年将持续影响全球气温、降雨以及气候多样性变化。全球气温升高以及局部地区由于天气引发的灾难将使人类建康水平遭受风险；气候变化亦可引起生态环境的改变，而后者可以影响与自然地理因素分布相关的疾病传播，例如疟疾、登革热等，以及食源性疾病和介水传播的疾病。同时气候变化可影响到传染病发病季节性分布、农业产量、清洁供水等。

全球化进程缩短了全球各国在各行各业的距离，也加大了公共卫生行业各方面的联系。各国公共卫生问题往往“牵一发而动全身。”全民健康覆盖(Universal Health Coverage，UHC)是世界卫生组织在“Health for all”的卫生战略基础上，从卫生体系的角度提出的旨在促进全球健康公平性的全新策略。2005年世界卫生组织通过成员国宣言，提议通过更加公平有效的筹资体系，促进UHC的实现；2010年世界卫生组织在其年度报告中，提出了一系列通过卫生筹资促进UHC实施的策略、政策和措施。2013年以来，世界卫生组织和世界银行通过各种方式(全球性和区域性会议、政策性文件、学术论文和报告等)，积极推动UHC的理念和实践。世界卫生组织对UHC的定义是：所有人都应当享有所需要的有质量的卫生服务，并且不因利用这些服务出现经济困难。卫生服务包括健康促进、预防、治疗和康复等。这份定义强调了公共卫生服务公平的可及性、服务质量和经济风险保护三个重要维度。

(二)医学模式以及疾病谱的改变

医学模式是人类在形成对健康观和疾病观等核心医学观念本质的概括，既是指导医学研究和实践的思想，也是指导健康观的形成并践行关于健康行为的核心宗旨。随着社会经济、教育以及文化发展，人群关于健康的需求也呈现多样化，单纯的“机体不患疾病”也已经成为过去式，人群更加积极地追求更高的生活品质，更高的健康水平；而且全球疾病和死因结构发生了重大改变，心理和社会因素也成为影响人群健康的重要方面，因此现今主导人群健康的医学模式是一种结合生物、心理与社会三重概念的生物-心理-社会的医学模式。在此医学模式影响下，影响健康的因素主要可以分为四种，分别为环境因素、生活方式及行为因素、生物遗传因素以及医卫生和社会支持服务因素。这些改变也直接影响了公共卫生在许多领域

的方向与实践，它指导公共卫生的理论研究必须结合多方面因素来考虑，将人的健康与疾病的问题放置于社会系统中去理解，而涉及公共卫生实践时，则需要更深入的理解社会支持系统对于公共卫生实践工作的作用，使公共卫生服务从生理服务扩大至心理、社会服务，三个环节紧紧相扣，互相联系，相互影响。

二、新暴露因素对公共卫生的挑战

(一)环境污染

污染物进入环境后，对人的身体和精神状态均可产生直接的、间接的或潜在的有害影响；在很大程度上妨碍各种生物的生存状态，使环境条件恶化，影响生态环境的稳定和持续性，这个过程称为环境污染(Environmental pollution)。而环境污染物可通过大气、土壤、水和食物等多种环境介质，进入人体并且引发人体急慢性反应，危害人群的健康，按照污染物在不同环境介质中富集的程度，可分为水体污染、空气污染和土壤污染。工厂急性排放事故、核泄漏等急性事件通常引起人群急性反应，中毒甚至死亡。而一些低剂量的长期存在暴露的环境毒物通过环境介质进入人体可产生蓄积效应，对人体产生慢性毒性危害，一般可导致抵抗力下降，对生物性感染的敏感性增加。而人群患病率、死亡率会增加，儿童生长发育也将受到影响，患慢性呼吸道疾病以及生殖毒性和内分泌干扰的风险也将增加。还有一些环境污染物具有内分泌干扰作用，可改变健康生物及其子孙或者群体的内分泌功能，对他们的健康产生不良影响，例如铅、镉、汞、合成拟除虫菊酯等。一些环境污染物是已确证的致癌物，如二噁英等。

环境污染是威胁人群健康水平的重要危险因素。环境污染是与社会经济发展并行发生的，尤其是在发展中国家。在我国，环境污染和生态破坏使经济、社会遭受到了严重损失，我国每年因环境污染导致的损失约占 GDP 的 10%，每年因大气污染所致肺心病疾病患者 21.3 万人，慢性支气管炎病人为 150 万人。据中国环境科学研究院(2011)报告显示，由环境污染导致的我国居民疾病负担大约占整个疾病负担的 21%。环境污染带来的卫生与健康问题，已经成为公共卫生与人群健康水平的核心挑战，且有愈演愈烈之势。其中，空气污染已越来越成为重要的健康危险因素。欧洲大气污染环境健康研究计划(APHEA)最新研究结果提示，大气 PM10 每增加 $10\mu g/m^3$，总病死率日均值增加 0.6%，65 岁以上人口的哮喘和慢性阻塞性肺病住院率上升 1.0%，心血管疾病住院率上升 0.5%。而事实上，人们停留在室内的时间比例高达 80%，因此与室内空气污染物的接触时间远多于室外。室内存在许多种空气污染物，比如一氧化碳、一氧化二氮、二氧化硫(主要来自燃煤)、甲醛和多环有机物如致癌物苯并芘。直径小于 10μm 的颗粒物(PM10)，特别是小于 2.5μm($PM_{2.5}$)的颗粒物，可以作为多种毒物的载体，能够被肺泡吸收，对健康的危害最大。这些污染物可通过呼吸道、消化道及皮肤进入人体，对神经系统产生影响，严重的可致癌。长期生活、工作在这样环境中的人会出现疲劳、头昏、鼻塞、口干、胸闷、精神不佳等各种症状，被称为“不良建筑物综合征”。环境污染既给公共卫生带来挑战，也是人类可持续发展、生存的最大威胁之一。

(二)生物安全威胁

生物安全威胁是公共卫生新的挑战之一。生物安全威胁事件常以生物恐怖的形式发生。生物恐怖是恐怖分子基于某种政治目的，以传染病病原体或其产生的毒素作为恐怖袭击的手段，通过一定的方式进行攻击，造成人群中传染病暴发、流行或中毒，以达到引起恐慌、动乱的犯罪活动。可用于生物恐怖的生物试剂种类较多，包括细菌及细菌内外毒素、病毒、立克次体等。尤其是炭疽杆菌，其芽孢具有耐光、耐热，对消毒剂不敏感的特性，在外环境中可保存 50 年以上，因此炭疽杆菌是一种危害较大、传染性较强的生物武器之一。生物恐怖往往引起性质极为严重的突发公共卫生事件，是值得引起注意的新威胁因素。2001 年，美国在经历“9·11”事件后，恐怖分子策划了“炭疽生物恐怖”袭击事件，此次事件共发现 22 例与生物恐怖相关的炭疽病例，美国政府凭借其良好的公共卫生基础设施、完备的公共卫生事件应急处理体系、有效的抗菌预防策略和经验丰富的管理措施以及相关部门的及时、迅速反应，较好地控制了这次恐怖袭击，这些控制生物暴恐的必要手段任缺一环，即可造成无法挽回的损失。

（三）抗菌素耐药

抗菌素耐药（Antimicrobial resistance，AMR）的现象已对全球多国多地区公共卫生造成挑战。WHO《抗菌素耐药：全球监测报告 2014》完善地指出了全球抗菌素耐药的真实现状，该报告指出：

(1) 一些常见的社区感染病原体高耐药性发生率的现象在所有 WHO 成员国均有发生；

(2) 不同地区抗菌素耐药监测系统存在差距，以及缺乏方法、信息共享和同步的标准；

(3) 医院获得性感染细菌耐药严重；报告显示多耐结核和严重耐药结核的情况将更为严峻，其中严重多耐结核已经在 92 个国家出现，对于该疾病的控制困难；

(4) 抗菌素耐药在对人类健康造成巨大威胁的同时还对社会和国家造成了巨大经济和医疗负担；

(5) 目前全球 AMR 监测系统水平存在着较大差距，减小这种差距、建立统一的针对 AMR 以及由 AMR 带来的卫生和经济方面影响的监测对于控制 AMR 十分有必要。抗菌素耐药是全球性的健康威胁，全球各国各地区要响应“今天无行动，明日即无药可用”的口号，政府与社会需要团结一致的支持和努力来控制抗菌素耐药这一问题。

（四）新发传染病

随着医疗与公共卫生行业的发展，一些历史上猖獗泛滥的传染病已得到了较好控制甚至消灭，例如天花已在 19 世纪 70 年代得以彻底消灭。但传染病给公共卫生带来的负担却不容小觑，尤其是在经济不发达、公共卫生体系落后的国家和地区，传染病仍是公共卫生的主要挑战，一些古老的传染病比如肺结核、疟疾、血吸虫病等仍旧肆虐，新发传染病（Emerging Infectious Diseases，EID）也有渐增之势。EID 是指近年来发病率突增或发病率在短期有增长趋势的传染病，这种流行也许是由于新的病原体，或新证实的具有传染性的病原体，也可指某种病原体处于低发感染的传染病再发生新的大流行。EID 因其不确定性、难以预测性，而使人们无法及时采取特异性预防控制措施，造成高病死率，成为世界性的重大公共卫生问题。自 20 世纪 70 年代以来，全球约有 40 多种新发传染病被发现。近 10 年以来，多种新发传染病在世界范围内暴发流行，给公共卫生带来了前所未有的新挑战，2003 年起于我国的全球 SARS 大暴发，2009 年甲型 H1N1 流感全球暴发，以及人感染 H5N1 禽流感、人感染 H7N9 禽流感在局部地区暴发，2013—2015 年西非埃博拉出血热疫情，始于 2015 年的南美寨卡病毒病疫情等，这些新发传染病的暴发和流行造成了社会、经济等方面巨大损失，其影响范围之广，程度之深，无不对公共卫生工作者们敲响有效防控新发传染病的警钟。

三、公共卫生与社会舆情问题

(一)公民拥有信息公开权利

在社会主义社会，知情权是公民的基本权利，是民主政治不可或缺的内容。公民的知情权，是指公民对于国家重要决策、政府重要事务以及社会当前发生的重大事件，拥有了解的权利。知情权不仅仅局限于公民了解国家的法律、法规以及执政党的大政方针，还应包括政府掌握的一切关系到公民权利和利益、公民个人想了解或者应当让公民个人了解的其他信息。当政策制定者向公众披露更多的信息时，公众对政府的信任水平会更高。政府对公民的保密行为不仅与社会主义民主的价值观背道而驰，且损害了民主的过程。它使管理者与被管理者之间失去彼此的信任，人民对政府的管理能力产生怀疑，政府处于这种怀疑的背景下政策措施实施将会困难重重。现代民主政治社会否定全能主义政府理念，而强调政府应当将它的公民看成是富有责任心的道德主体，强调按照他们自由的意志对生活中或政治中的善恶作出判断。2008 年 5 月 1 日《中华人民共和国政府信息公开条例》（以下简称《公开条例》）的正式实施，标志着我国政府信息公开进入了一个法制化、制度化的阶段，信息公开的范围、方式和程序，公民知情权的监督和保障拥有了基本的规范。目前，我国基本上形成了以《公开条例》为核心，以国务院所属机构的行政规章和地方性行政法规以及地方政府的行政规章为重要支撑的政府信息公开制度体系。

(二)如何处理公共卫生与社会舆情关系

1.社会舆论的双刃剑郊应

正确的社会舆论引导对于公共卫生在处理突发事件时起到了决定性作用。不权威的、不客观的“流言”形式的社会舆论，是无形的杀手。

2.重大公共卫生事件引起的思考

社会舆情与公共卫生，特别是突发公共卫生事件，其发生发展关系十分紧密。2003 年我国暴发了 SARS 疫情。在 SARS 危机由潜伏转化为发作的关键时期，国内的权威媒体并未扮演好信息传播者的角色，未能及时报道事态发展以及正确的情绪疏导，使得谣言四起，公众出现盲目大抢购物资、混乱和恐慌。直至 4 月 2 日，国务院常务会议进一步研究 SARS 的防治工作，国内媒体对于 SARS 的报道才进入新的阶段，主流媒体甚至网络媒体开始开展了全方位大范围的针对疫情实时信息进行报道并及时对公众进行情绪疏导，帮助大众科学认识 SARS 以及 SARS 疫情的最新发展，并及时通报各项方针政策，对各地的防治工作发挥了重要作用。从这一事件可以看出，正确、权威的社会舆情引导，是应对突发公共卫生事件最关键步骤之一，是对媒体公信力的考验之一。这一次危机第一次带给人们对于社会舆情与公共卫生关系的思考，如何正确地引导社会舆情方向，也是公共卫生工作的重要内容。

(三)新媒体平台的新闻自由与公共卫生社会舆论处理

随着社交网络在信息产生于交流运用中的广泛化，一些新媒体(如微博、微信)已成为新兴的公众舆论集中区，在人群中引起的舆论力量毫不逊色于传统权威媒体，针对这些以社交网络为平台的新媒体、自媒体也是新时代公共卫生舆情监测与管理的重点。公安部 2015 年度十大打击食药行业犯罪典型案例中提到山东济南庞某等非法经营疫苗案，起初只由部分媒体转载未引起重视。随后由澎湃新闻网报道此案后，在网络新媒体上被大量转载，多家媒体、网络大V跟进评论，包括“网络社交媒体红人”等积极传播使得影响范围逐步扩大。引发了社会针对疫苗的舆论海啸。众所周知，疫苗是人类在防治、消除传染病的最重要手段，此次事件的发酵，引发了公众对于疫苗的不理智认识，在一次网络调查中，82.75%的被调查者在事件曝光前表示认同接种自费疫苗，而事件发生后只有39.04%的被调查者表示会接种自费疫苗，有40.7%的对是否接种自费疫苗持观望态度。此次调查中也发现，超过90%的被调查者是从新媒体渠道了解“山东疫苗”事件信息(53.70%与23.75%的参与者是分别从微博、微信的渠道了解此次事件信息)，进一步凸显了新媒体在传播公共卫生信息中所扮演的重要角色。由于目前尚未形成有效的新媒体传播的监管手段，一些伪科普文章和片面不科学的报道在新媒体平台上的传播速度非常快，且新媒体各个年龄段使用的人群已经逐渐有超过传统媒体之势，因此，对新媒体形成科学有效的监管，政府部门为提供准确实时的数据和信息，特别是在新媒体上较为活跃或者公信力较高的用户，应科学理性地获得相关信息和知识，不信谣，不传谣，树立健康传播公共卫生信息，正确引导公众对于突发公共卫生事件认识的能力，十分重要。

第二节 我国现代公共卫生的发展与未来

21世纪，健康被认为是每一个人的基本权利，维护它是公共卫生的使命。公共卫生的今天是昨天的延续，今天又是明天的出发点，必然会以各种方式影响着未来的发展。

一、公共卫生发展市场化

公共卫生是由政府主导的公益性事业，而目前随着市场化的进一步改革，我国公共卫生体系的发展出现了市场化的趋势，公共卫生发展市场化具体表现在以下几个方面。

(一)医疗服务运作市场化

在如今白热化的医疗市场竞争中，我国对于公共卫生、医疗行业的投资有限，在残酷的竞争环境下，医疗机构投入的成本也越来越大，而这些医疗成本需要通过医疗收益来补偿。因此我国大多数医疗服务行业实际上已经进入“市场化”运作模式。相对临床医疗的健康保护服务来说，预防保健以及健康提升的工作几乎全部由政府公共支出来维持运作，而医疗部门则在现阶段预防保健工作进展缓慢时，也接收了大量的因缺乏预防保健而患病的病人者，并在为他们提供医疗产品与服务的同时，获取收益。由此可见，政府资金投入不足，导致公共卫生服务发展欠乎衡，而这种非平衡状态，一方面导致了医疗服务需求增加，另一方面，也加速了医疗行业市场化的倾向性。

(二)社会资本大量涌入医疗领域

2010年2月23日，卫生部、中央编办、国家发改委、财政部、人力资源和社会保障部等五部门公布了《关于公立医院改革试点的指导意见》，明确提出“鼓励、支持和引导社会资本进入医疗服务领域”，以及“引导、鼓励和支持非公立医疗卫生机构发展”的设计思路。根据《医改意见》，“社会资本进入医疗领域”至少应有三条渠道：一是社会资本参与公立医院建设、改制；二是社会资本投资举办非营利独立医院，主要功能是弥补公立医院基本医疗卫生服务“产能”不足；三是社会资本举办民营营利性医院应当针对不同的投资去向和目标，以立法廓清与细化社会资本办医政策。在政策的支持下，大量的社会资本投入到公共卫生领域，以直接参股到承包整个医疗科室等形式。而社会资本进入公共卫生领域往往具有较强的营利性，一方面解决了医疗服务行业资金短缺的问题，另一方面由于政府对社会资本监管不足，可能导致医疗服务质量下降。特别是某些民营医院和社会资本，凭借其雄厚的资金力量，对不入流的医疗方法进行包装，以及垄断措施，使得医疗市场出现混乱等。

二、挑战与机遇共存

(一)我国居民疾病负担日益加重，城乡公共卫生状况改善任务艰巨

城市或农村的不同人群之间生服务的差异、公共卫生服务不均等性逐步扩大，是公共卫生事业所面临的挑战。一方面，随着进一步改革开放和市场化经济建设，我国在经济体制、社会保障体制、科技体制和教育体制方面均进行了大幅度改革，但公共卫生体制的改革明显滞后。直至 SARS 暴发前，我国对公共卫生领域的改革都未能予以足够重视，思想未能适应已经变化了的形势。

(二)城乡医疗卫生资源分布不均衡

农村人口占总人口的70%以上，但却仅仅只拥有20%左右的卫生资源，从而极大地影响了农村地区，特别是农村贫困地区的公共卫生服务质量和可及性。而且，我国医疗与预防之间的资源分配不合理，也是我国公共卫生最主要的矛盾之一。

(三)对“预防为主”方针的重视不够

长期以来，国家在财政预算上明显倾向于临床治疗，对预防医学和公共卫生的投入严重不足，从根本上影响了国家对疾病的预防控制能力。虽然 SARS 暴发等突发公共卫生事件使人们对公共卫生的重要性和紧迫性有了较深的认识，但从全国范围来讲，重视程度仍不够。我国疾病预防控制体系较为薄弱，疾病预防控制体系的不健全，特别是农村三级医疗预防保健网的破损，在一定程度上影响了疾病预防控制服务的可及性；疾病预防控制技术措施的基层人员工作知识水平不足，远不能满足疾病防治的需要。随着经济全球化的加快，传染病的远距离跨国家或地区传播风险加大。这些风险不仅对公众健康造成影响，而且最终会影响国际贸易、旅游以至经济和社会各个方面。

预防医学和公共卫生部门应在政策法规、措施、信息交流及国际合作等方面考虑并应对这一挑战。我国预防医学和公共卫生领域还存在法制建设滞后、观念淡薄，健康教育和健康促进工作不够深入等问题。但机遇与挑战并存。对 SARS 流行和禽流感疫情等突发公共卫生事件的处理，都使政府和民众对预防医学的重要性有了一个全新的认识，体会到这些问题不再是一种孤立事件，它会深刻地影响到社会生活的方方面面，关系到社会稳定。这是一种非常有利于预防医学和公共卫生事业发展的社会氛围。中国当前的社会组织结构，十分有利于公共卫生管理策略和措施的实施。在我国卫生管理的法律、方针、政策和主要措施均由中央政府制定，地方政府主要负责相关措施的细化和执行。坚持以人为本，全面、协调、可持续的科学发展观的提出，表明了党和国家对人民卫生、健康的高度重视。我国政府为卫生改革与发展提供了一系列强有力的政策支持，对公共卫生投入了新中国成立以来从未有过的上百亿资金，社会各界对预防医学与公共卫生广泛关注、关心与参与，国际社会也对我国公共卫

生领域高度重视，加强了与我们的交流合作。我国的公共卫生体制改革正在深入，在应急体制的建立、机构、硬件建设和人员培训等方面正高速发展。

三、对策与展望

未来的公共卫生建设需按照社会需求和我国的客观条件，符合国家整体规划，既要远见卓识，又要兼权熟计。

(一)认真贯彻“预防为主”的方针

(1)首先必须在政府层面上加大工作力度。通过制定规划，明确完成规划目标地相关政策及保障措施，加大监督检查力度，使“预防为主”方针得以落实。

(2)卫生系统调整投入比例，确保“三级预防”的策略在全系统贯彻落实。在制订政策、措施时，特别要加强基层、注重公平。

(3)树立“大卫生”观念，相关部门密切协调、配合，共同完成重点疾病防控目标以及政府的疾病控制政策。

(4)重点突出、浅显易懂、广泛深入地宣传卫生和相关法律知识，充分发动群众，让群众自觉与不健康、不卫生的生活习惯和行为做斗争，并监督政府的方针政策落实情况。

(二)完善法律体系，加强监督执法

(1)加快《公民健康保障法》或《初级卫生保健法》这一卫生母法的制定。要明确并分清中央和地方，以及不同级别地方政府在卫生保健方面的责任。

(2)针对重点疾病的控制，制定专门法，如《艾滋病防治条例》《血吸虫病防治条例》《营养改善条例》等，使疾病控制措施有章可循，依法实施。

(3)加强执法监督，使公共卫生管理工作做到“有法必依，违法必究”。特别要全额保障监督机构的工作经费及人员待遇，增加现场监督的频率，提高监督执法质量。

(三)加强公共卫生管理的基础性工作

(1)在学校等集体生活单位，交通工具上，以及医疗机构内组建及早发现传染病病例的基础组织构架，使传染病病人的发现从“偶然”变为“必然”。

(2)科学准确的重点疾病个案和规划免疫信息库建设，及时经常的信息分析利用；迅速规范的反应机制；定期定量的质量督导检查。

(四)改革公共卫生管理体制，弥补预防与临床医学之间的差距

医疗机构是发现传染病患者的前哨阵地，也是开展“三级预防”的重要场所。没有把医疗机构纳入疾病控制体系，作为其中必不可少的重要一员，是我们既往工作中极大的失误。没有医疗机构的参与，绝对做不好疾病预防控制工作。在当前艾滋病、结核病等传染病的防控工作中，医疗机构在艾滋病机会性感染的治疗、抗病毒治疗的质量控制，结核患者的转诊、提高发现率、减少耐药患者的发生等方面发挥了重要作用；在慢性病控制方面，特别是二、三级预防措施的落实，医疗机构有着更大的优势。

(五)发挥NGO的作用，实现广泛的社会参与

公共卫生工作涉及日常生活的方方面面，衣食住行、哪个方面也少不了。不健康的生活方式是当今许多需要重点控制疾病的主要影响因素，而要改变人们的生活习惯与行为，民众自身不参与、不行动起来是不行的。尤其是许多疾病都有高危因素和高危人群，这是疾病控

制中的重点环节。高危人群不能参与到疾病控制工作中来，必然影响重大疾病控制措施的落实，从而削弱疾病控制效果。我们还应该注意到的是，在一些疾病控制中的某些方面，政府的作用是有限的，特别是在一些与法律规定相冲突的行为控制和干预工作中，非政府组织和感染者自身的参与可以起到政府起不到的作用。因此，在今后的疾病控制工作中，必须大力推动政府与NGO的合作，引导、支持民众的参与。

(六)坚持对外开放，充分利用国际资源推进我国公共卫生事业的发展

对外开放的政策，极大地拓展了我国公共卫生领域的对外合作。2000年以来，我国已得到世界卫生组织、联合国儿童基金会、联合国艾滋病规划署等国际组织，英国国际发展部、日本、韩国国际协力团、德国政府等双边公共卫生援助项目资金约48亿人民币，同时还得到了技术、管理等方面的支持。这些援助和支持，推进了我国公共卫生工作的开展，促进了疾病控制规划目标的实现。我们应坚持对外开放的政策，加强国际合作，在更加广泛的领域内，吸收一切可以利用的国际资源。

第三章 传染病与公共卫生

第一节 防控传染病是现代公共卫生的重要任务

传染病(Infectious Diseases)是由各种病原体引起的能在人与人、动物与动物或人与动物之间相互传播的一类疾病。病原体中大部分是微生物，包括病毒、细菌、螺旋体、立克次体、支原体、衣原体及真菌，小部分为寄生虫，包括蠕虫和原虫，寄生虫引起者又称寄生虫病。传染病可借由直接接触已感染的个体、感染者的体液及排泄物、感染者所污染到的物体，通过空气传播、水源传播、食物传播、接触传播、土壤传播、垂直传播(母婴传播)等。

传染病由来已久，传染病史与生物的出现及进化史同在，从公元前 13 世纪以甲骨文刻成的考古资料中就发现了占卜瘟疫的文言。从历史上看最严重的一些瘟疫是古希腊的时候，在雅典发生瘟疫；然后是六世纪的时候，东罗马拜占庭发生鼠疫；接下来是 12，13 世纪的时候，欧洲又兴起一个麻风；到了 14 世纪的时候，欧洲发生了一次非常严重的鼠疫，也称为黑死病，当时整个欧洲流行鼠疫，死亡了 2000 多万人，造成非常恐怖的一种景象；15 世纪末，梅毒开始在欧洲流行；17、18 世纪，天花一次大的流行，使得 1.5 亿的人死亡。到了 19 世纪和 20 世纪中，发生多次世界性霍乱大流行；1918 年西班牙流感暴发流行，导致 4000 多万人死亡，以后还发生多次世界性的流感大流行，如 2009 年的新甲型 H1N1 流感。因此，防控传染病是公共卫生的重要任务。

随着科学的发展，越来越多的传染病被发现，艾滋病、丙肝、埃博拉、人感染禽流感、中东呼吸综合征、O139 群霍乱等都是近 40 年发现的新发传染病，几乎每年都有至少一种新发传染病被发现。目前国际检疫传染病是黄热病、霍乱和鼠疫。我国法定管理的传染病有 39 种，分别是甲类传染病 2 种(鼠疫、霍乱)、乙类传染病 26 种(传染性非典型肺炎、艾滋病、病毒性肝炎、脊髓灰质炎、人感染高致病性禽流感、麻疹、流行性出血热、狂犬病、流行性乙型脑炎、登革热、炭疽、细菌性和阿米巴性痢疾、肺结核、伤寒和副伤寒、流行性脑脊髓膜炎、百日咳、白喉、新生儿破伤风、猩红热、布鲁氏菌病、淋病、梅毒、钩端螺旋体病、血吸虫病、疟疾)、丙类传染病 11 种(流行性感冒、流行性腮腺炎、风疹、急性出血性结膜炎、麻风病、流行性和地方性斑疹伤寒、黑热病、包虫病、丝虫病，除霍乱、细菌性和阿米巴性痢疾、伤寒和副伤寒以外的感染性腹泻病、手足口病)。我国对乙类传染病中传染性非典型肺炎、炭疽中的肺炭疽和人感染高致病性禽流感，采取甲类传染病的预防、控制措施。

第二节 传染病引起的公共卫生问题

传染病是历史上最严重的公共卫生问题，面对传染病的暴发流行，人类曾束手无策，每一次大规模的传染病暴发流行都犹如洪水猛兽般地吞噬掉成百上千万甚至上亿人的生命。现已被消灭的传染病天花就曾多次在人类发展的历史长河中肆虐：公元前 1100 多年前，印度或埃及出现急性传染病天花；公元前 3～前 2 世纪，印度和中国流行天花；公元 165—180

年，罗马帝国天花大流行，1/4 的人口死亡；6 世纪，欧洲天花流行，10%的人口死亡；17、18 世纪，天花是欧洲最严重的传染病，死亡人数高达 1.5 亿；19 世纪中叶，中国福建等地天花流行，病死率超过 50%；1900—1909 年，俄国因天花死亡 50 万人；15 世纪末，欧洲人踏上美洲大陆时带来了天花，2000—3000 万原住民在约 100 年后只剩下不到 100 万人，被史学家称为“人类史上最大的种族屠杀”；18 世纪 70 年代，英国医生爱德华·琴纳发现了牛痘，人类终于能够抵御天花病毒。传染病仍然是当前不可忽视的重大公共卫生问题之一，多种传染病依然严重威胁着人们的身体健康和生命安全。

一、鼠疫

（一）人间鼠疫疫情

人类历史上曾有 3 次世界鼠疫大流行，导致至少 1.6 亿人死亡。新中国成立前，我国鼠疫流行 179 年次，患者达 259 万，死亡 239 万，病死率高达 92.3%。新中国成立后，党和政府采取了行之有效的防治措施，使鼠疫的发病数大幅度下降，1950—1954 年，全国发病 6868 例，1955—2012 年，全国发病 1556 例，死亡 496 人。近几年人间鼠疫疫情趋于平稳，2013—2015 年期间仅 2014 年发生 3 例鼠疫病例，均死亡。每一起鼠疫疫情的调查处置都要花费大量的人力物力，消耗不少的公共卫生资源。

（二）动物间鼠疫疫情

1955 年以前我国鼠疫广泛流行，1955 年后我国鼠疫流行从活跃期转为静息期。1982 年，静息了 26 年的鼠疫首先在滇西陇川和瑞丽两县多点暴发，随后福建、广西、贵州等省相继多次发生动物间鼠疫流行，其中云南、广西和贵州 3 省动物间鼠疫流行极为严重。1990 年后全国动物间鼠疫流行县数呈上升趋势，部分鼠疫自然疫源地再次进入了活跃状态，疫区逐年扩大，2005 年达最高峰。

（三）鼠疫自然疫源地扩大，新疫源地不断被发现

截至 20 世纪 80 年代中期，我国先后发现并确定了 8 种不同类型的鼠疫自然疫源地，即滇西北大绒鼠疫源地、青藏高原喜马拉雅旱獭疫源地、甘宁黄土高原阿拉善黄鼠疫源地、帕米尔高原长尾旱獭疫源地、内蒙古高原长爪沙鼠疫源地、天山山地灰旱獭疫源地、松辽平原达乌尔黄鼠疫源地、锡林郭勒高原布氏田鼠疫源地。此后，我国原有的鼠疫自然疫源地在逐步扩大，一些处于静息期的历史疫区或完全无鼠疫记载的地区突然发生人间鼠疫，导致新的鼠疫自然疫源地不断被发现。2000—2009 年在滇、藏、桂、黔、新、甘、川等省共增加 26 个新鼠疫疫源县，平均每年 2～3 个。目前，鼠疫自然疫源地分布于 19 个省 301 个县，总面积达 152 万平方公里。

（四）鼠疫远距离传播的危险增加

自 1990 年以后，人间鼠疫多发生在交通相对便利、人口流动大的西藏中部和南部。鼠疫传播速度和方式不断变化，鼠疫流行极易形成跨县、跨省、跨地区传播。近年来，鼠疫暴发偶有发生，出现了向人口密集区传播的趋势。随着交通的改善，鼠疫患者可以在潜伏期内到达世界上的任何地方。由于旱獭的经济价值驱使，非法猎捕、贩运、剥食旱獭的事件时有发生，而捕获的活旱獭一般都是外运至人口稠密，交通发达的沿海城市，以至鼠疫远距离传播的危险性大大增加，很多偏僻的鼠疫自然疫源地作为旅游景点逐渐被开发，更多的人进入

这些地区，与鼠疫病原体接触的机会剧增，增加了鼠疫疫情的发生和远距离传播的危险。

二、霍乱

霍乱是由霍乱弧菌引起的烈性肠道传染病，发病急，传播快，属国际检疫传染病，也是我国法定管理的甲类传染病之一。病例大多呕吐、腹泻剧烈，如不及时救治，常因严重脱水和电解质紊乱而丧失生命。目前，在发达国家霍乱得到有效控制，但在落后国家，仍时有暴发流行，2015 年，地中海东部和非洲地区就曾暴发严重的霍乱疫情，报告病例 10000 多例，至少 170 人死亡。

历史上曾发生 7 次世界大流行，第一次在 1817—1823 年，达到欧洲边境；第二次在 1826—1837 年，分三路穿过俄罗斯到达德国，又从德国带到英国东北的森德堡，1832 年被爱尔兰侨民传到加拿大，在同一时候又达到美国；第三次流行时间特别长，始于 1846 年，1848 年到达北美并波及整个北半球，1863 年才结束；1865—1875 年的第四次世界性大流行是通过一艘从埃及到英国的航船流传开来的；第五次和第六次分别发生在 1883—1896 年和 1910—1926 年。前 6 次都是由古典型霍乱弧菌引起，1961 年开始由埃尔托霍乱弧菌引起的霍乱第 7 次世界大流行，迄今已波及 140 个国家和地区，报病例 400 万例以上，霍乱仍然是最危险的传染病之一。

三、肺结核

肺结核是一种古老的传染病，是一种对人类健康构成严重威胁的慢性传染病，是全球关注的严重公共卫生问题。据 WHO 统计，全球约有 20 亿人感染结核分枝杆菌，其中活动性肺结核病人达 2000 万，平均每年新发病例约 600 万。截至 2010 年全球共报告肺结核死亡病例 7800 万例，5 岁以下儿童占 13.1%(1020 万例)。肺结核的死亡率位于各类疾病之首，其广泛流行对全球经济、社会发展及进步构成严重威胁。

我国是世界上 22 个结核病高负担国家之一，肺结核年新发患者和患病总人数仅次于印度，居世界第 2 位。目前，我国结核杆菌感染者约 5 亿，活动性肺结核患者约 500 万，年新发活动性病例超过 145 万，年死亡人数 13 万人。

由于治疗不规范以及其他原因，近几年耐药结核杆菌大量出现并广泛流行，WHO 2006 年发表的评估报告显示，全世界 184 个国家耐药结核杆菌感染人数约为 42.4 万例，占结核病患者总数的 4.3%，其中合并 HIV 的患者中有 56%存在耐多药现象。东欧、西太平洋以及东南亚地区为耐多药结核病高发区。我国初始耐药率为 7.6%，获得性耐药率为 17.1%。

四、病毒性肝炎

病毒性肝炎主要是由甲、乙、丙、丁和戊型五型肝炎病毒感染引起的急性或慢性传染病，其所造成的疾病负担和死亡情况在所有传染病中位居前列，尤其是乙型肝炎和丙型肝炎使数亿人罹患慢性病，并且二者合在一起是发生肝硬化和肝癌的最常见原因。据世界卫生组织统计数据显示，目前全球约有 4 亿人感染肝炎病毒，数量是艾滋病病毒感染者的 10 倍，全球因病毒性肝炎死亡的人数在 1990 年为 89 万人，2013 年上升到 145 万人，增幅达 63%。在此期间，发病率上升最快的是丙型肝炎；东亚和南亚地区因肝炎死亡的人数最多。

我国是“肝炎大国”，属病毒性肝炎高发地区，据国家 2004—2013 发布的全国法定传染病疫情中的病毒性肝炎数据统计，2004—2013 累计接报病毒性肝炎 13264156 例，年平均报告发病 1326415 例；共报告病毒性肝炎死亡 10008 例，年均死亡 1001 例。病毒性肝炎的发病构成以乙型肝炎和丙型肝炎为主，分别占病毒性肝炎报告总发病例数的 80.90%和 9.25%。高发地区为贵州、云南、西藏、甘肃、青海、宁夏、新疆 7 个省份。

五、艾滋病

艾滋病的广泛流行已成为世界严重的公共卫生和社会问题，尽管现今的医疗水平发展很快，但对艾滋病而言，仍没有特效治疗药物以及安全、有效的抗 HIV 疫苗。目前，全世界 HIV 感染者以及明确证实为艾滋病患者总数为 3340 万人，其中南非地区患者比例最高，达到 2240 万人，占 67.1%；亚洲次之，共有病人数量约为 470 万人，占患者总数量的 14.1%；而欧洲中部地区、西部地区，加上美洲北部地区的患者数量共计为 230 万人，占患者总数量的 6.9%，拉丁美洲患者数量为 200 万人左右，欧洲东部地区患者数量为 150 万人，所占比例分别为 6.0%，4.5%。从调查数据的趋势上看，艾滋病患者的数量也在逐年提升，以每年近 270 万的幅度增长，而其中艾滋病增长速率最高的地区为非洲南部，年患发病数量约为 200 万人。艾滋病年均致死人数为 200 万人，其中约有 170 万人死于南非，占死亡总数的 85%。截止到 2015 年，我国 HIV 病毒感染者(包括艾滋病患者)总数已经达到 57.5 万人。以国内总人口为基数，则艾滋病患者患病比例率为 0.06%；其中约有 17.7 万人死亡，病死率达到 30.8%。

目前，我国的艾滋病患者主要分布在云南、河南、广西、新疆、广东和四川 6 省，艾滋病疫情地区分布差异较大。因为社会对感染者的歧视，许多高危行为的人不愿接受艾滋病检测，而检出的感染者也不愿暴露自己的感染状况。因此，我国艾滋病流行的危险广泛存在，扩大流行的潜在危险也不能消除。

六、流感

流感是一种急性呼吸道传染病，起病急，潜伏期短，传播速度快，极易造成暴发流行。20 世纪人类发生了三次全球性流感大流行，即 1918 年西班牙型流感(H1N1 亚型)、1957 年亚洲型流感(H2N2 亚型)和 1968 年香港型流感(H3N2 亚型)。第一次流感大流行，在短短的 6～9 个月时间内席卷全球，全世界有 20%的人口——4 亿人感染，死亡 4000 万～5000 万，超过了第一次世界大战的死亡数，成为人类传染病史上一次巨大灾难。2009 年新甲型 H1N1 流感在全全球暴发流行，从 2009 年 3 月墨西哥开始暴发，迅速在北美传播直至蔓延全球，全球共有 214 个国家和地区报告甲型 H1N1 流感确诊病例，至少死亡 18449 例。甲流疫情自 2009 年 5 月开始在我国逐步蔓延，2009 年全年共报告甲流发病 147337 例，死亡 652 例；2010 年全年累计报告甲流发病 7123 例，死亡 147 例。

七、新发传染病

新发传染病是指由新出现(发现)的病原体，或经过变异而具有新的生物学特性的已知病原体所引起的人和动物传染性疾病。20 世纪 70 年代以来，全球新发现的病原体和相关的传染病有 40 余种，可分为 3 种情况；第一种是近年来新病原体的发现才被认为是传染病的；第二种是早已在人间存在，近年来才被发现和认识的；第三种是以往在人间可能不存在，确实是人类新出现的传染病。新发传染病因其不确定性、难以预测性，而使人们无法及时采取特异性预防控制措施，造成高病死率，成为世界性的重大公共卫生问题。

(一)传染性非典型肺炎(SAKS)

2002 年 11 月，中国南方广东省首次报告了可能的 SARS 病例，迅速蔓延到 30 多个国家和地区。2003 年 3 月 12 日 WHO 第一次公布暴发疫情，7 月 5 日宣布 SARS 流行终止。短期内，令人恐惧的 SARS 流行造成了 8098 病例，死亡 774 例，严重威胁全球公共卫生安全。SARS 通过国际旅行，从中国蔓延到加拿大、巴西和南非，波及整个东南亚、越南、新加坡和香港等地区，蔓延相当快速，几个月内严重破坏了国际商贸和旅游观光。包括卫生系统的直接费用在内，全球应对 SARS 费用估计达 400 亿美元。SARS 暴发导致了国际卫生条例的修订，因为需要通过避免不必要的国际交通和商贸禁运来预防传染病的国际蔓延。

(二)人感染禽流感

1.人感染高致病性 H5N1 禽流感

1996 年，中国首次在家禽中分离到该病毒，1997 年在中国香港特别行政区报告了第一例人类感染病例，扑杀了百万只家禽，暂时切断了传播，亚洲受病毒侵袭国家损失巨大，特别在农村地区。2003 年下半年，该病毒重新感染人类，此后，人类感染病例已在中国香港、中国大陆、越南、泰国、柬埔寨、印度尼西亚、土耳其、伊拉克、阿塞拜疆、埃及、吉布提、尼日利亚、老挝、缅甸、巴基斯坦、孟加拉国和加拿大等国家和地区陆续报告，大多数病例发生在 2009 年前。2003 年以来，到 2015 年 3 月 3 日止，报告给 WHO 的禽流感(H5N1)人类感染病例总数为 784 例，死亡 429 例，病死率为 54%，比西班牙流感高。如果该病毒变得更易传播，则是全球需要关注的大问题。

2.人感染 H7N9 禽流感

2013 年 3 月 31 日，中国首次报告人感染 H7N9 禽流感病例，到 2015 年 2 月 23 日止，已向 WHO 报告 571 个实验室确诊病例，包括死亡 212 例。大多数病例发生在中国大陆(552 例)，也有些病例发生在台湾地区、香港地区、马来西亚、加拿大。控制家禽中的 H7N9 病毒不容易实现，因其对家禽不是高致病性的，家禽感染后蔓延可以不死亡。当前，控制传播危险依赖早期发现人感染病例，根本措施在于控制活禽市场。

(三)埃博拉出血热

2014 年以来，西非国家暴发多起埃博拉出血热疫情，它的规模和传播速度是前所未有的。到 2015 年 4 月 8 日止，几内亚、利比里亚和塞拉利昂 3 个疫情最严重的国家共报告疑似病例、可能和确诊病例 25515 例，死亡超过 1 万例。马里、尼日利亚、塞内加尔也有病例报告，还有来自西班牙、英国、美国的少数输入病例。本次暴发比以往 24 次暴发疫情的病例总数(2387 例确诊病例，死亡 1590 例)更多。1976 年发现埃博拉出血热病毒以来，暴发疫情原只局限于中非遥远偏僻地区。这次该病在西非 3 个贫穷落后国家蔓延，是因为这些国家缺乏经验、卫生系统薄弱、无准备、贫困和社会政治不稳定，疾病传播到首都，造成更大的破坏。

(四)中东呼吸综合征

2012 年出现了一种新的冠状病毒—中东呼吸道综合症冠状病毒(middle east respiratory syndromecoronavirus，MERS-CoV)，该病毒与动物宿主密切相关，引起广泛关注。绝大多数 MERS-CoV 感染发生在中东国家，但随着世界贸易、旅游、宗教等活动的开展，MERS-CoV

也从中东地区传播至欧洲、非洲、亚洲和北美洲二十多个国家。截止到2016年2月19日，WHO共报告MERS-CoV实验室确诊病例1638人，其中死亡587人，病死率达36%。韩国在2015年5月末出现MERS流行，共186人感染，死亡36人。同期，韩国1名MERS病例经过香港进入我国广东，这是我国出现的首例输入性MERS病例，该病例在我国经过严密的隔离诊治于同年6月底康复出院，未在我国引发二代病例。

第三节 传染病防控的公共卫生策略

一、完善相关法律、法规及预案，坚持依法防控传染病

《国际卫生条例(International Health Regulations，IHR是约束WHO成员国的关于传染病的国际卫生协议，也是加强预防措施，防止传染病蔓延的国际法律机制。它的法律基础是WHO章程的授权。“为控制疾病在全球传播，最大限度地保证安全、最低程度地干扰国际交通运输”，是国际卫生条例实行的宗旨。为了实现这一目标，IHR建立了在IHR体制下对疾病的全球监督体制，要求成员国港口，机场具备一定的与公共健康有关的能力，并且对所包括的三种疾病(鼠疫、霍乱、黄热病)分别做了具体的规定。

我国出台了《中华人民共和国传染病防治法》、《突发公共卫生事件应急条例》、《艾滋病防治条例》、《医疗机构传染病预检分诊管理办法》等法律法规，以法律的形式对传染病防控相关职能及工作要求做出了强制规定，以确保传染病防控工作落实到位，有效控制传染病发生和流行。为有序、有效应对突发传染病暴发流行等公共卫生事件，我国制订了《国家突发公共卫生事件应急预案》及《鼠疫控制应急预案》、《人感染高致病性禽流感应急预案》、《流感大流行应急预案》等传染病相关应急处置预案，为各相关传染病暴发流行的应对提供了文件指南。

二、建立和完善传染病应对机制

(一)指挥协调机制

各级政府、部门建立政府领导、专家参与、属地管理、分级负责、专业机构实施、部门配合的指挥协调机制，形成传染病应急指挥决策网络，满足应对传染病疫情时应急指挥的需要。

(二)信息沟通机制

卫生部门与相关部门建立信息沟通机制，定期通报国内外疫情，防控工作进展，发展规划等信息，及时获取国境卫生检疫、国外疫情动态等与传染病防控相关的信息，掌握传染病的动态。建立传染病反馈和共享平台，使传染病防控工作人员实现信息共享。定期发布传染病疫情信息，与公众进行良好的风险沟通，营造社会稳定、公众参与的有利环境，科学有效地防控传染病。

(三)部门协作机制

建立并完善卫生、农业、林业、国境卫生检疫等多部门的协调合作机制，共同研究重大传染病的防控对策，开展传染病疫情监测，形成联防联控的工作格局。

三、开展传染病监测预警，及时采取应对措施

(一)完善监测系统

建立以医疗机构为基础的传染病监测报告体系及重要临床综合征、不明原因死亡、药品及卫生用品销售、学生缺课、实验室病原学等综合监测网络。实现对传染病早期发现和预警，为制定传染病防控措施提供科学依据。

(二)发挥医疗机构在疾病监测中的哨点作用，提高医务人员早期发现、报告传染病疫情的意识和能力

医疗机构指定专人负责传染病及其相关因素的监测工作，制定传染病发现、报告、转诊、密切接触者管理等制度，加强监督检查，严格落实防控措施。

(三)开展媒介生物和宿主监测，建立生物样品资源库

与农业、林业等部门配合，开展动物疾病监测，关注动物的异常发病和死亡，做到传染病监测哨点前移。

(四)开展传染病早期预警

综合利用各种监测资料，组织专家进行风险评估，分析疾病发生的规律和特点，及时对传染病进行预警。研究传染病的早期预警指标体系，制定早期预警技术方法。

四、落实各项防控措施，减轻传染病危害

(1)开展健康宣教，提高公众对传染病的认识和防范能力，鼓励公众积极配合传染病的预防控制工作。

(2)采取疫苗免疫、媒介控制、旅行劝告、检疫通告、隔离等措施控制传染病疫情。

(3)加强管理，落实责任，减少医源性感染和实验室感染的发生，以及耐药性致病菌的产生，降低环境因素引起传染病疫情的风险。

(4)加强对野生动物管理，避免公众接触、食用野生动物，降低野生动物源性传染病传播给人的风险。加强活禽市场管理，规范活禽养殖、免疫、运输、销售行为，减少禽流感病毒感染人的风险。

(5)加强饮用水和食品卫生监督监测，保障安全卫生的饮用水和食品，减少水源性和食源性传染病的发生。

(6)大力开展爱国卫生运动，整治城乡环境，清理蚊虫滋生环境，降低蚊虫密度；开展农村改厕，减少粪便对环境的污染，降低肠道传染病发病率。

(7)加强传染病防控专业人员培训，持续提高其传染病防控能力，建立技术过硬的技术队伍，科学有效开展传染病防控工作。

(8)提高实验室的检测能力，为传染病诊断提供技术支持。充分发挥各个实验室的特长和优势，研发传染病的诊断方法和试剂，为传染病的快速诊断提供技术储备；建立网络实验室，逐步建立起方法和标准统一的公共卫生实验室监测网络系统，提高试验室安全水平和传染病诊断能力；制订实验室标本采集、运输和实验室生物安全规范；建立规范的生物样本库，为传染病的甄别与比对提供资源。

五、加强科学研究工作，创新传染病防控技术

根据传染病防治工作的实际需求，开展传染病的基础科学及应用技术研究，着力解决防控工作中的困难，结合当前传染病研究的进展和现状，进行传染病应用科学理论和应用性技术以及疫苗和治疗药品等研究，如重点开展艾滋病、新亚型禽流感等新发传染病疫苗及治疗药物和诊断试剂的研究。

六.开展国际交流与合作，形成国际联动的传染病防控局面

各国认真履行《国际卫生条例》(2005)规定的各项义务，积极加入全球性和地区性突发公共卫生事件和传染病监测网络和实验室网络，广泛开展国际传染病合作研究和控制项目，努力提高在各种传染病预防控制方面的技术水平。分享各国在传染病防控方面积累的经验，对需要帮助的国家给予技术支持。加强传染病防控的双边及多边合作，了解周边国家和地区传染病的特点和流行趋势，提前做好应对传染病输入的各项准备工作。

第四节　传染病防控工作的评价方法

我国传染病防控工作尚缺乏综合评价体系，各项传染病防控工作有独立的考核评估指标和方法，以保证防控工作质量。

一、传染病疫情报告

(一)疫情报告综合评价指数

中国疾病预防控制中心制定了传染病报告质量的评价标准，根据机构网络正常运行率、传染病及时报告率，传染病报告卡及时审核率、重卡率等计算综合评价指数。该评价指标由中国疾病预防控制系统的子系统“传染病报告信息管理系统”的“系统报告质量综合评价”功能菜单根据各地传染病疫情报告情况进行计算，每月评价一次，年度综合评价一次，国家、省、市、县逐级评价通报。

(二)医疗机构传染病专项漏报率

以县(市、区)为单位每年至少对辖区医疗机构开展一次专项传染病漏报调查，计算传染病漏报率。国家、省、市逐级进行抽查。

二、艾滋病防控

中国疾病预防控制中心每年制定《全国艾滋病防治主要措施落实考评方案》，每年考评指标均有调整，2015 年的评估指标如下：

(一)新发现艾滋病病毒感染者/患者总人数

全国 2015 年新发现艾滋病病毒感染者/患者人数为 100000 人，根据各省(自治区、直辖市)地艾滋病疫情情况下达了具体任务数。

(二)艾滋病疫情报告质量

当年新发现 HIV/AIDS，完成报告质量、首次流调质量及核查工作质量。根据疫情报告、首次流调的及时性、完整性进行综合评分，100 分为满分，要求达到 80 分以上。

(三) 艾滋病病毒感染者/患者随访检测比例

当年存活的艾滋病病毒感染者及艾滋病患者中，实际随访且接受 CD4 检测的比例，要求达到 85%。

(四) 艾滋病病毒感染者/患者的配偶/固定性伴 HIV 抗体检测率

艾滋病病毒感染者/艾滋病患者的阴性配偶/固定性伴在本年实际进行 HIV 抗体检测的比例，要求不低于 85%。

(五) 艾滋病病毒感染者/患者接受结核病检查的比例

当年随访到的艾滋病病毒感染者/艾滋病患者完成结核病检查服务的比例，要求不低于 90%。

(六) 社区美沙酮维持治疗人数及年保持率

当年 1 月 1～12 月 31 日所有接受过治疗的人数不少于 200；当年所有参加社区美沙酮维持治疗的人群中，到调查时点时仍保持在美沙酮维持治疗队列中的人群所占的百分比不低于 70%。

(七) 社区美沙酮维持治疗受治者实验室检测结果上报率

参加美沙酮维持治疗的，按规定应接受 HIV、HCV 和梅毒抗体检测的人数中，实际检测并上报结果的比例不低于 75%。

(八) 高危人群 HIV 抗体检测并知晓结果的比例

暗娼、男男性行为人群、性病就诊者最近一年接受 HIV 抗体检测并知晓结果的人数分别占所调查暗娼人群、男男性行为人群、性病就诊者人数的比例，要求不低于 70%。

(九) 高危人群最近一次安全套使用率

暗娼、男男性行为人群、吸毒人群最近一次性行为时使用安全套的比例，要求不低于 90%。

(十) 抗病毒治疗人数及比例

截至当年 12 月 31 日，抗病毒治疗数据库中，各省(区、市)接受抗病毒治疗的病人占感染者随访管理数据库中 2013 年 11 月 1 日至 2015 年 10 月 31 日间符合抗病毒治疗标准的人数比例，要求不低于 85%。

(十一) 正在接受抗病毒治疗患者完成病毒载量检测的比例

每年完成至少一次病毒载量检测的患者占正在治疗患者的比例，要求达到 85%以上。

(十二) 抗病毒治疗持续 12 个月的比例

开始治疗 12 个月时患者依然存活并仍坚持治疗的比例，要求达到 85%以上。

(十三) 符合治疗条件的患者服用预防机会性感染药物的比例

2015 年内符合使用复方新诺明标准的患者当年服用的患者比例，要求达到 80%以上。

三、结核病防控

(一) 结核病患者/可疑者总体到位率

通过医疗机构转诊和结防机构追踪到位的及其他情况下到位的肺结核患者或疑似肺结核患者数占应转诊的肺结核患者或疑似肺结核患者数的比例，要求达到 85%。

（二）涂阳患者密切接触者筛查率

开展筛查工作的涂阳患者密切接触者占所有接触者的比例，要求达到95%。

（三）转入患者的到位信息反馈率

跨区域转入的肺结核患者中向转出地结防机构发送到位反馈单的患者所占的比例，要求达到90%。

（四）新涂阳患者治愈率

涂阳肺结核病人完成规定的疗程，连续2次涂片结果阴性，其中一次是治疗末涂片，要求治愈率达到85%。

四、急性传染病控制

（一）监测任务完成率

根据国家相关病种监测方案的要求，已完成监测任务数占监测方案要求任务数的比例。

（二）传染病疫情规范处理

对辖区内发生的传染病暴发疫情/聚集性疫情开展详细流行病学调查，制定隔离治疗传染源或消除动物传染源的措施；制定并实施密切接触者/共同暴露者医学观察或留观措施；提出、落实切断传播途径的技术措施；提出、落实高危（易感）人群保护技术措施；进行总结报告与疫情调查处理评估。用《传染病疫情规范处理评估量表》进行评估。

（三）急性传染病暴发疫情原因查明率

传染病暴发疫情发生时，疾病预防控制机构及时核实诊断，查明发病原因，发病原因查明起数占发生总起数的比例。

五、免疫规划工作

（一）疫苗接种率

乙肝疫苗、卡介苗、脊灰疫苗、百白破疫苗（包括白破疫苗）、麻疹疫苗（包括含麻疹疫苗成分的麻风疫苗、麻腮风疫苗、麻腮疫苗）适龄儿童接种率以乡为单位达到90%以上。

（二）预防接种门诊规范化管理

辖区内所有接种单位经过县级以上卫生计生部门认定并在有效期内，接种人员资质合法，接种门诊制度健全，疫苗管理规范，疫苗接种记录完整，卡证一致。

（三）入托、入学儿童接种证查验率

每年春、秋季开学时对新入托、入学儿童开展接种证查验工作，发现漏种儿童予以补种。要求学校查验率及儿童查验率达100%。

（四）疑似预防接种异常反应规范处置

疑似预防接种异常反应处置要求做到：在发现后48小时内报告；在报告后48小时内调查；个案调查表在调查后3日内报告；个案调查表关键项目填写完整；对疑似预防接种异常反应进行分类；死亡、严重残疾、群体性疑似预防接种异常反应、对社会有重大影响的疑似预防接种异常反应在调查后7日内完成初步报告。

（五）免疫规划工作督导

对辖区内预防接种门诊的免疫规划工作开展督导，并开展现场接种率调查。要求县（市区）疾控中心每年对辖区内全部乡镇至少开展2次免疫规划工作督导，督导内容包括疫苗管理、接种工作开展情况、报表数据准确性、异常反应监测、辖区适龄儿童接种率等，督导资料要有督导通知、方案、现场督导记录表、督导意见、督导报告，并将督导结果上报卫生计生部门，反馈给被督导单位。

六、血吸虫病防控

(一)传播控制

根据疫情资料每县(市、区)随机抽取3个乡，每个乡随机抽取1个行政村进行现场考核。人群查病以村民组为单位整群随机抽样，对6～65岁的常住人口，先采用血清学方法检查，阳性者再采用尼龙绢袋集卵孵化法(一粪三检)检查，每个行政村血检和粪检受检率均在90%以上，检查的总人数不少于400人。家畜查病采用粪便毛蚴孵化法(一粪三检)检查，对该村最主要的家畜传染源调查100头，不足100头全部检查。对近3年查出钉螺且人、畜活动频繁的环境，采用系统抽样结合环境抽样调查法查螺，抽查不少于500框。要求：居民血吸虫感染率降至1%以下；家畜血吸虫感染率降至1%以下；不出现当地感染的急性血吸虫病病例；连续2年以上查不到感染性钉螺，已建立以行政村为单位，能反映当地病情、螺情变化的档案资料。

(二)传播阻断

根据疫情资料每县(市、区)随机抽取3个乡，每个乡随机抽取1个行政村进行现场考核。人群查病以村民组为单位整群随机抽样，对6～65岁的常住人口，先采用血清学方法检查，阳性者再采用尼龙绢袋集卵孵化法(一粪三检)检查，每个行政村血检和粪检受检率均在90%以上，检查的总人数不少于1000(不足者从邻近村补充)。家畜查病采用粪便毛蚴孵化法(一粪三检)检查，对该村最主要的家畜传染源调查100头，不足100头全部检查。对历史有螺环境、可疑有螺环境采用全面细查法查螺。要求：连续5年未发现当地感染的血吸虫病病例；连续5年未发现当地感染的血吸虫病病畜；连续2年以上查不到钉螺；已建立以行政村为单位，能反映当地病情、螺情变化的档案资料，并有监测巩固方案和措施。

第五节 实施公共卫生策略在传染病防控方面取得的成就

一、危害严重的烈性传染病天花被消灭

天花是由天花病毒引起的急性传染病，死亡率高，罹病而大难不死者也往往在面部等处留下痘疤，俗称麻子。天花大概进化形成于1万年前人口相对稠密的农业社会，最早被欧亚大陆的居民，如东北非或印度的居民所知，并在那里成了地方病，后来由西班牙征服者传入其他世界。1518年首次出现在美洲，造成大量印第安人——泰诺人死亡。18世纪，天花在欧洲的传播感染达到了很猖獗的程度，欧洲半数的人脸上留有不忍猝睹的麻子。在大流行中，那些未受过侵害的人的患病率达53%，死亡率为患病者的17%，未感染者仅为9%。俄国18世纪时每年也有约10万人染上天花，有约3万人死于此病。6世纪中叶，中国发明了人痘接种术；英国医师琴纳受中国人痘术启发，发明了牛痘接种术，于1796年试验成功并不断完善。接种牛痘预防天花为扑灭痘疮奠定了最重要的基础，并开辟了人工免疫的新领域新时代。像旧中国这样的半殖民地半封建的落后国家，4亿多人口的特大国家，即使战乱不断，

但由于推广牛痘、兼用中西治疗和科学的进步，新中国成立前，每年染病者呈上万，死亡者呈上千，其罹患率死亡率是很低的，与18世纪的欧洲形成了鲜明的对照。“二战”后全世界的防疫事业蓬勃发展，到20世纪70年代末，曾经长期肆虐全世界的天花病被彻底消灭，成为被人类用人工方法完全战胜的第一种危害严重的传染病。

二、脊髓灰质炎濒临被消灭

脊髓灰质炎（简称脊灰，俗称小儿麻痹）是由脊灰病毒引起的急性传染病。脊灰在欧美国家很早便有记载，工业革命引起城市化后开始流行。20世纪初，脊灰在欧美国家频繁爆发，此后脊灰传及世界各地。我国从1882年开始有脊灰病例记录，从20世纪50年代开始流行。1988年第41届世界卫生大会发起“全球消灭脊髓灰质炎行动（the global polio eradication initiative，GPEI）”，该行动已经取得了卓越成效，主要表现在三个方面：①全球脊灰野病毒感染所致发病数量大幅下降，从1988年的35万例降至2015年的74例，降幅达99.9%，只剩下千分之一。②本土脊灰野病毒流行范围大幅缩小，从1988年至少125个国家缩小至2015年的2个国家（阿富汗和巴基斯坦）。③Ⅱ型脊灰野病毒在1999年已经被消灭；Ⅲ型已经降至极低水平，最近的1例由尼日利亚报告发生于2012年11月。

三、麻风病控制在低流行水平

麻风病是由麻风分枝杆菌引起皮肤和外周神经受累的慢性传染病，是引起残疾的主要疾病之一。麻风病历史悠久，从欧洲中古时代就广为流行，据记载，人类患麻风病已有4000多年的历史，在我国流行已有2000多年，多发于经济与文化滞后的地区，曾被认为是难以防治的疾病。世界卫生组织根据结核病治疗经验，1981年推荐用3种抗麻风杆菌有效药物的联合化疗方案（midfidrug therapy，MDT），并提出到20世纪末实现以国家为单位麻风患病率控制在万分之一以下的消除麻风病的目标；为了加速消灭麻风病进程，使每例潜在的患者都得到治疗，1995年WHO提出消除麻风运动（LEC），宣传免费MDT治疗、早治早好、预防残疾，同时调动各层人员发现隐藏的患者，实施特别行动计划（SAPEL），提高农村卫生保健，使MDT治疗的服务能达到既往难以达到的村庄。经过全球各国30多年的共同努力，2014年全球121个国家和地区共发现麻风病例数为213899，截至2014年底，全球登记病例数为175554，较20世纪80年代的1200万下降了90%，维持在低流行水平。

四、麻疹发病人数及死亡人数显著减少

1980年全球广泛使用麻疹病毒减毒活疫苗之前，估计全球因麻疹而死亡的病例有260万例。2001年，为促进通过接种麻疹减毒活疫苗降低麻疹发病的效果，WHO建立了通过常规免疫接种服务和强化免疫活动地策略，并改善了疾病监测系统。该策略实施后，2000—2011年，每年报告的麻疹发病率从146/100万下降到52/100万，下降了65%，麻疹死亡数从542000例减少到158000例，下降了71%。2002年以来，美洲区已实现和保持消除麻疹。我国是麻疹高流行的国家，1956～1965年，未进行麻疹疫苗大规模接种前，我国每年麻疹发病率平均达766/10万，病死率高达39.7/10万，而随着突击预防接种的开展，到计划免疫的贯彻实施，我国在麻疹防治工作方面取得了较大成就，儿童麻疹的发病率显著下降，麻疹发病逐渐由流行转为散发。我国于2006年11月制订了《2006—2012年全国消除麻疹行动计划》及

《2010—2012 年全国消除麻疹行动方案》。2010—2011 年报告麻疹发病率分别为 1.39/10 万和 1.84/ 10 万。

五、乙肝等其他疫苗针对性传染病均得到有效控制

预防接种工作是卫生事业成效最为显著、影响最为广泛的工作之一，也是各国预防控制传染病最主要的手段。通过预防接种，全球因白喉、百日咳、破伤风导致的发病、致残与死亡也显著下降。我国 1978 年开始实施计划免疫以来，通过普及儿童免疫，减少麻疹、百日咳、白喉、脊髓灰质炎、结核、破伤风等疾病发病和死亡。2002 年，将新生儿乙型肝炎疫苗纳入国家免疫规划；2007 年扩大国家免疫规划，将甲型肝炎疫苗、流行性脑脊髓膜炎疫苗等纳入国家免疫规划，14 种国家免疫规划疫苗预防 15 种疾病。1988 年、1990 年和 1996 年，我国卡介苗、脊髓灰质炎疫苗、百白破疫苗和麻疹疫苗分别达到以省、以县、以乡为单位接种率达到 85%的目标。目前，以乡为单位国家免疫规划疫苗接种率达到了 90%的目标。实施国家免疫规划，能创造明显的经济效益和社会效益。甲型肝炎、流行乙型脑炎、流行性脑脊髓膜炎、百日咳、新生儿破伤风 2015 年发病率分别为 1.66/10 万、0.046/10 万、0.0078/10 万、0.49/10 万、0.0202/10 万，均降到历史较低水平。推广新生儿乙肝疫苗接种后，小于 5 岁儿童乙肝病毒表面抗原携带率从 1992 年的 9.67%降至 2014 年的 0.32%，因接种疫苗减少乙肝病毒慢性感染者 3000 多万。

六、淋巴性丝虫病有望被消除

全球最古老的疾病之一，全球有 80 多个国家和地区有丝虫病流行，共有丝虫感染者 1.2 亿，约 1/3 在印度，1/3 在非洲，另 1/3 在亚洲、太平洋岛屿和美洲。在 1.2 亿感染者中，约 4400 万有淋巴丝虫病的临床表现，约 7600 万为微丝蚴血症者。估计全球受威胁人口超过 11 亿，约占世界总人口的 20%。全球消除淋巴细胞丝虫病项目是 2000 年启动的快速成长的全球公共卫生计划，通过大规模药物治疗（MDA）实现 2020 年全球消除淋巴丝虫病的目标。全球消除淋巴丝虫病项目包括制定全球指南和发病率控制及管理指导，帮助流行国家逐步消除淋巴丝虫病。通过项目实施，一些淋巴丝虫病地方性流行国家现在已经完成了 5～6 轮 MDA，人群微丝蚴患病率达到＜1%。2008 年 11 月初，我国宣布率先在全球 83 个丝虫病流行国家和地区中消除丝虫病，世界卫生组织评价“是全球消除丝虫病进程中的里程碑”。

第六节 传染病防控的经济和社会效益

传染病防控是应用法律、行政、技术手段消除和管理传染源、切断传播途径、保护易感人群，预防、控制和消除传染病的发生与流行。近 70 年来，各国对传染病防控实行预防为主策略，坚持防治结合、分类管理、联防联控、平战结合的原则，依靠科学技术，实施各项传染病预防控制措施，成效显著。消灭了天花，基本消灭了脊髓灰质炎、麻风、丝虫病，有效控制了鼠疫、霍乱、麻疹、回归热、黑热病、斑疹伤寒等严重危害人类健康的传染病，大大减少了传染病发病人数、致残人数和死亡人数，对维护社会稳定和经济发展发挥了巨大的作用，取得了难以估量的社会效益和经济效益。

张成功等曾对山东省海阳市 1958—1997 年的传染病防控工作进行社会效益和经济效益

分析。通过1958—1997年的传染病防控工作，海阳市40年来共减少传染病发病163122人，减少各类传染病残疾2128例，减少死亡2091人，平均每年增加期望寿命1.2年。40年海阳市传染病防控总投资(包括劳务费、固定资产折旧费、公务费、设备购置费、购买预防药品费、修缮费、培训费、其他费)为3706.01万元，通过减少的病例数、残疾人数、死亡人数计算节省支出4322081万元，投资与产出比值为1∶11.42，绝对效益为386148万元，每年平均所得的效益为965.37万元。

第七节　传染病防控面临的挑战和展望

一、传染病防控面临的挑战

(一)新发传染病层出不穷，不断挑战人类的应对能力

近40年来，几乎每年至少有一种新病原体被发现。新发传染病起病急，早期发现及诊断困难，缺乏特异性防治手段，早期病死率较高；另由于人口大规模流动，国际传播易实现，而人群普遍缺乏免疫力，也没有疫苗可接种，增加了防治难度，严重威胁人类的健康和生命。2003年始发于中国大陆的SARS疫情，短短半年内就席卷30多个国家和地区，报告病例8098例，死亡774例，甚至造成不少的医护人员发病和死亡。2009年，由猪、鸟和人类流感病毒重组而成的新甲型H1N1流感病毒引发了世界性大流行，2009年4月在墨西哥证实首例病例，9周内病毒蔓延到所有大陆，蔓延异常迅速。甲型流感病毒容易发生变异，每一次变异后的新病毒都有可能引发流感大流行。2014—2015年西非几内亚、利比里亚和塞拉利昂三国发生的埃博拉出血热暴发疫情，它的规模和传播速度是前所未有的，到2015年12月31日止，全球报告病例28637例，死亡11315例，主要发生在西非三国，另马里、尼日利亚、塞内加尔、西班牙、英国、美国有少数。本次暴发病例数和死亡数远超以往24次暴发疫情的病例总数(2387例确诊病例，死亡1590例)。

(二)不合理应用抗菌药物耐药菌(毒)株的出现

抗菌药物拯救了无数患者的生命，但不合理的用药却促进和加速了耐药菌的产生。最近，在大肠杆菌及肺炎克雷柏氏菌中发现的对现有抗菌素均不敏感的“超级细菌”NDM-1(NewDelhi metallo-β-lactamasel)。NDM-1超级细菌首先起源于印度等南亚地区，很快向欧美国家蔓延，目前已经蔓延到英国、法国、美国、日本、巴西等国家，全球已有数以百计的患者被确诊感染，多名患者死亡。现阶段超级细菌感染主要发生在医疗机构的住院患者中，特别是机体免疫力低下、正常菌群失调的患者，通常在人的血液、尿道、肺部和伤口等发生感染。尚未发现在社区的普通人群中广泛传播。我国也发现了感染NDM-1的患者。NDM-1抗药基因可以在同种及异种细菌之间传播，为抗菌药物的使用和开发带来严峻的挑战。

由于病原体变异、不合理不规则用药等因素导致难治的耐药结核菌株不断增多，WHO估计每年新出现30～60万MDR-TB病人，可能现有100万患者。新患者中10.2%的患者至少对一种抗结核药物耐药，MDR-TB耐药率1.1%；复治患者：18.4%的患者至少对一种抗结核药物耐药，MDR-TB耐药率7.0%。世界上很多地区面临MDR-TB局部和大范围流行的可

能性，且一些地区的耐药率高得惊人。根据2007—2008年全国耐药结核病基线调查结果估算，我国每年新发肺结核患者的耐多药率为8.32%，广泛耐药率为0.68%。据此估计每年新发耐多药结核患者12万，其中涂阳耐多药结核患者8万例，广泛耐药患者近1万。有效预防和治疗MDR-TB是我们面临的重大课题。

(三)生物成和生物恐怖有可能给人类带来巨大灾难

科技的进步使得生物战和生物恐怖更易于实施。生物战和生物恐怖没有本质上的区别，它们使用的都是生物武器、只是使用的场合不同和使用的目的有所差异而已，在战场上使用就称生物战，而在恐怖活动中使用就称生物恐怖，都是利用传染病病原体或其产生的毒素的致病作用实施的反社会、反人类的活动，它不但可以达到使目标人群死亡或失能的目的，还可以在心理上造成人群和社会的恐慌，从而实现其不可告人的丑恶的目的。1935年至第二次世界大战期间，日本帝国主义曾先后在我国东北、广州及南京等地建立制造细菌武器的专门机构，并于1940—1942年在我国浙江、湖南及江西等地撒布过鼠疫和霍乱等病菌，以致造成这些疾病的发生和流行，数十万中国民众死于细菌战。2001年美国发生炭疽邮件攻击恐怖事件，从2001年9月18日开始有人把含有炭疽杆菌的信件寄给数个新闻媒体办公室以及两名民主党参议员，导致五人死亡，17人被感染，引起全世界对生物恐怖的重视。

(四)艾滋病等慢性传染病患者终身携带病毒，传染源管理难度大，传播风险始终存在

自1981年美国发现首例艾滋病病例之后，艾滋病在全球范围内迅速蔓延。截至2014年底，全球约有3690万人携带艾滋病病毒。截至2015年12月31日，中国报告现存活HIV/AIDS 577423例，报告死亡182882例。据世界卫生组织统计，全球乙肝病毒(HBV)携带者近3.5亿人，有1.7亿人感染丙肝病毒，而且每年新增300～400万例患者；中国有约9300万乙肝病毒携带者和近800万丙肝病毒携带者。虽然目前治疗使用的抗病毒药物能有效控制艾滋病、乙肝、丙肝病毒在患者体内的复制，减轻疾病，降低传播风险，但却无法将病毒从人体内清除，一方面病例需终身服药却无法痊愈，另一方面始终做为传染病存在人群中，有继续传播的可能，人类同其的斗争将旷日持久，特别是艾滋病、丙肝暂无有效的疫苗可以预防。

二、传染病防控展望

(一)传染病的发生难以预警

我们都希望能够像天气预报那样去预报传染病的发生，但是，我们需要研究传染病的环境、人文、病原变异、媒介生物、动物宿主等影响因素，探索传染病的发生规律。单纯依赖于相关部门的研究难以实现疾病的监测与预警，如何加强不同部门(如进出口检验检疫部门、军队疾病预防控制部门、医院、农业部相关部门等)间的联合研究与综合系统的建立，是值得我们深入探究地问题。

(二)监测技术的高标准

传染病的监测技术与方案能否反映现代研究的需求是充分利用监测数据为传染病防控决策提供科学依据的关键。一些老的，持续存在的传染病(如鼠疫、布鲁菌病等)的监测大多沿用过去的监测方案，如果将所得监测数据用于地理信息、气象数据的综合分析，我们会发现这些监测方案有很多值得改进的地方。而且，监测数据只有累积到一定程度才能很好地用于综合分析。因此，一个合理的高标准要求的监测方案的制定是充分发挥监测作用的关键。

随着技术的进步，对监测的指标和系统性具有更高的要求，也需要我们不断更新监测方案以适应技术发展的需求。

(三)现场检测技术的高要求

现场检测技术不仅需要快速、特异、敏感和结果报告的客观，而且还要具有一定的通量。因此，单病原检测，靠肉眼主观判定结果的方法必将被多病原检测，靠仪器客观判读结果的方法所取代。基于上转发光的通道检测设备与试剂的研发成功就彰显了这种趋势。在核酸监测技术方面，目前发展的GeneXpert核酸检测系统代表着一种发展思路，尽管该技术是一个封闭的系统。发展现场应用的小型、快速核酸检测装备与易于室温保藏、操作简便的试剂是核酸检测技术用于现场筛查与检测的关键。我国也应该有企业和研究机构联合开发这样的系统。化学分析技术也被安装在专用车辆上用于现场检测，目前主要用于化学环境污染物的检测，对于病原的检测尚待进一步研究，此外，分型和溯源技术随着技术的进步也在不断改进，从间接地了解基因组的差异技术到测定全基因组序列，各类技术都需要标准化的分析和报告。由于细菌在进化过程中不断发生着基因组变异，如何选择合适的菌株进行测序，最大限度地反映所研究菌株群体间的差异，开发出基因组多态性数据库及其分析系统是基于基因组差异溯源技术标准化的关键。其他技术，如 PFGE、MLVA、MLST 等技术也需要标准化，目前在国际上推广最为成功的技术是 PFGE，而 MLVA 和 MLST 技术的标准化仍有待确定国际认可的分析位点，一旦确定了分析位点，将有利于这两种技术的标准化。

(四)防控技术的综合化

传染病防控的 3 个关键环节(传染源、传播途径和易感者)仍然是我们制定防控策略的关键考虑点，如果细化这些因素，可以从侦查(监测与预警)、检验鉴定、溯源、消毒、防护和治疗几个方面综合考虑。防控技术的综合利用的关键在于能否将重要传染病的上述几个方面进行系统研究，积累各种数据。对于新发传染病而言，应针对上述思路开展针对性防控。一些新技术的有效利用，会给传染病的防控提供及时有效的科学依据，如 2011 年 5~7 月在德国流行的大肠杆菌 0104：H4 感染的暴发中，新一代快速测序技术的应用对认识该病原的遗传与致病特征发挥了积极作用。

(五)传染病防控的国际化

随着旅游、贸易、劳务输出、留学等活动的实施，世界性人员流动日益频繁，传染病的跨国远距离传播更易实现，任何一个国家在传染病流行中都很难独善其身，如近几年流行的西非埃博拉、中东呼吸综合征、巴西寨卡病毒病、安哥拉黄热病等都发生了多国输入性病例，部分国家甚至引起本地感染病例。因此，传染病的控制必须依靠各个国家的参与和合作，包括开展国际检疫、技术及经费支持、科研合作、信息共享等。

第八节　传染病防控的相关法律法规

一、《国际卫生条例》

1969 年 22 届世界卫生大会对《国际公共卫生条例》进行了修改、充实，并改称为《国际卫生条例》(International Health Regulation，IHR)；2005 年 5 月，第 58 届世界卫生大会通过了 IHR 的修订，新的 IHR 于 2007 年 6 月 15 日生效。

《国际卫生条例(2005)》共分十编六十六条，即：前言、定义、目的和范围、原则及负责当局；信息和公共卫生应对；建议；入境口岸；公共卫生措施；卫生文件；收费；一般条款；MR 专家名册、突发事件委员会和审查委员会；最终条款。

《国际卫生条例》还包括 9 个附件：监测和应对、出入境口岸的核心能力要求；评估和通报可能构成国际关注的突发公共卫生事件的决策文件；船舶免予卫生控制措施证书/船舶卫生控制措施证书示范格式；对交通工具和交通工具运营者的技术要求；针对媒介传播疾病的具体措施；疫苗接种、预防措施和相关证书；对于特殊疾病的疫苗接种或预防措施要求；航海健康申报单示范格式；航空器总申报单的卫生部分。

《国际卫生条例》(以下简称《条例》)是一部具有普遍约束力的国际卫生法，中华人民共和国是《条例》的缔约国。《条例》要求各缔约国应当发展、加强和保持其快速有效应对国际关注的突发公共卫生事件的应急核心能力。

二、《中华人民共和国传染病防治法》

《中华人民共和国传染病防治法》于 1989 年 2 月 21 日第七届全国人民代表大会常务委员会第六次会议通过，2004 年 8 月 28 日第十届全国人民代表大会常务委员会第十一次会议修订，修订后自 2004 年 12 月 1 日起施行。2013 年 6 月 29 日第十二届全国人民代表大会常务委员会第三次会议通过对第三条、第四条的修改。

《传染病防治法》共九章八十条，九章分别为总则、传染病预防、疫情报告、通报和公布、疫情控制、医疗救治、监督管理、保障措施、法律责任和附则。

《传染病防治法》是传染病防治工作的法律依据，它以法律的形式，明确了传染病防治工作的方针原则和各项措施，明确了公民、社会有关组织和政府有关部门在传染病防治工作中的责任，它规定：各级政府负有领导、制定规划并组织实施的责任；各级卫生行政部门对防治工作实施统一监督管理；政府有关主管人员和从事传染病的医疗保健、卫生防疫、监督管理的人员，不得隐瞒、谎报疫情或者授意他人隐瞒、谎报疫情；各级各类卫生防疫机构按照专业分工承担责任范围内的监测管理工作；各级各类医疗保健机构或者人员，承担责任范围内的预防、控制和疫情管理任务，并接受有关卫生防疫机构的业务指导；医疗保健机构、卫生防疫机构发现传染病时，应当及时采取控制措施；铁路、交通、民航部门必须优先运送卫生行政部门批准的处理疫情的人员、防治药品、生物制品和器械；在中华人民共和国领域内的一切单位和个人，必须接受医疗保健机构、卫生防疫机构有关传染病的查询、检验、调查取证以及预防、控制措施；任何人发现传染病患者或者疑似患者时，都应当及时向附近的医疗保健机构或者卫生防疫机构报告。

三、《中华人民共和国国境卫生检疫法》

《中华人民共和国国境卫生检疫法》于 1986 年 12 月 2 日第六届全国人民代表大会常务委员会第十八次会议通过，自 1987 年 5 月 1 日起施行，2007 年 12 月 29 日第十届全国人民代表大会常务委员会第三十一次会议通过《关于修改〈中华人民共和国国境卫生检疫法〉的决定》。

《国境卫生检疫法》的主要作用为防止传染病由国外传入或者由国内传出，实施国境卫生检疫，保护人类健康，共六章二十八条，六章分别为总则、检疫、传染病监测、卫生监督、法律责任、附则。

为贯彻实施《国境卫生检疫法》，经国务院1989年2月10日批准，卫生部1989年3月6日发布《中华人民共和国国境卫生检疫法实施细则)，2010年4月24日进行了修订。

四、《突发公共卫生事件应急条例》

《突发公共卫生事件应急条例》是由中华人民共和国国务院于2003年5月9日发布，自公布之日起施行。根据2010年12月29日国务院第138次常务会议通过的《国务院关于废止和修改部分行政法规的决定》修正，2011年1月8日公布并实施。

《突发公共卫生事件应急条例》共六章五十四条，六章分别为总则、预防与应急准备、报告与信息发布、应急处理、法律责任、附则。

五、《国内交通卫生检疫条例》

为了控制检疫传染病通过交通工具及其乘运的人员、物资传播，防止检疫传染病流行，保障人体健康、依照《中华人民共和国传染病防治法》的规定，制定本条例。中华人民共和国国务院令第254号，自1999年3月1日起施行。1985年9月19日国务院批准、1985年10月12日铁道部、卫生部公布的《铁路交通检疫管理办法》同时废止。全文共十六条。

六、《医疗废物管理条例》

《医疗废物管理条例》根据《中华人民共和国传染病防治法》和《中华人民共和国固体废物污染环境防治法》制定，目的是加强医疗废物的安全管理，防止疾病传播，保护环境，保障人体健康。由中华人民共和国国务院于2003年6月16日发布，自公布之日起施行。共计七章五十七条，七章分别为总则、医疗废物管理的一般规定、医疗卫生机构对医疗废物的管理、医疗废物的集中处置、监督管理、法律责任、附则。

七、《血液制品管理条例》

《血液制品管理条例》是为了加强血液制品管理，预防和控制经血液途径传播的疾病，保证血液制品的质量，根据药品管理法和传染病防治法制定，适用于在中华人民共和国境内从事原料血浆的采集、供应以及血液制品的生产、经营活动。1996年12月6日国务院第52次常务会议通过并发布实施。共六章四十八条，六章分别为总则、医原料血浆的管理、血液制品生产经营单位管理、监督管理、罚则、附则。

八、《病原微生物实验室生物安全管理条例》

《病原微生物实验室生物安全管理条例》是经2004年11月5日国务院第69次常务会议通过的条例，由2004年11月12日中华人民共和国国务院令第424号公布，自公布之日起施行。该《条例》分总则、病原微生物的分类和管理、实验室的设立与管理、实验室感染控制、监督管理、法律责任、附则七章七十二条。其立法目的是为了加强病原微生物实验室生物安全管理，保护实验室工作人员和公众的健康。

九、《疫苗流通和预防接种管理条例》

《疫苗流通和预防接种管理条例》由中华人民共和国国务院于2005年3月24日颁布，

2005年6月1日起实施。2016年4月13日国务院第129次常务会议通过《国务院关于修改〈疫苗流通和预防接种管理条例〉的决定》并实施。共八章七十六条，八章分别为总则、疫苗流通、疫苗接种、保障措施、预防接种异常反应的处理、监督管理、法律责任、附则。

十、《艾滋病防治条例》

《艾滋病防治条例》是为了预防、控制艾滋病的发生与流行，保障人体健康和公共卫生，根据《传染病防治法》制定的条例。该条例经2006年1月18日国务院第122次常务会议通过，自2006年3月1日起施行。共七章六十四条，七章为总则、宣传教育、预防与控制、治疗与救助、保障措施、法律责任、附则。

十一、《消毒管理办法》

《消毒管理办法》于1992年8月31日由卫生部发布，于2001年12月29日部务会通过修订，修订后自2002年7月1日起施行。共七章五十一条，七章为总则、消毒的卫生要求、消毒产品的生产经营、消毒服务机构、监督、罚则、附则。

十二、《结核病防治管理办法》

《结核病防治管理办法》(以下简称《办法》)经2013年1月9日经卫生部部务会审议通过，2013年2月20日中华人民共和国卫生部令第92号公布。该《办法》分总则，机构与职责，预防，肺结核病人发现、报告与登记，肺结核患者治疗与管理，监督管理，法律责任，附则八章十一条，自2013年3月24日起施行。1991年9月12日卫生部公布的《结核病防治管理办法》予以废止。

十三、《性病防治管理办法》

2012年11月23日，中华人民共和国卫生部令第89号公布《性病防治管理办法》。该《办法》分总则、机构和人员、预防和控制、诊断和治疗、监测和报告、监督管理、法律责任、附则八章五十七条，自2013年1月1日起施行。1991年8月12日卫生部公布的《性病防治管理办法》予以废止。

十四、《医疗机构传染病预检分诊管理办法》

《医疗机构传染病预检分诊管理办法》于2004年12月16日经卫生部部务会议讨论通过，并予以发布施行。共十一条，明确规定了医疗机构应当建立传染病预检、分诊制度，应当根据传染病的流行季节、周期和流行趋势做好特定传染病的预检、分诊工作，各科室的医师在接诊过程中，应当注意询问患者有关的流行病学史、职业史，结合患者的主诉、病史、症状和体征等对来诊的患者进行传染病的预检。

十五、《突发公共卫生事件与传染病疫情信息报告管理办法》

《突发公共卫生事件与传染病疫情信息报告管理办法》是为加强突发公共卫生事件与传染病疫情监测信息报告管理工作，提供及时、科学的防治决策信息，有效预防、及时控制和消除突发公共卫生事件和传染病的危害，保障公众身体健康与生命安全，根据《传染病防治法》)和《突发公共卫生事件应急条例》而制定，于2003年11月7日经卫生部部务会议讨论通过，并予以发布施行。共四十四条。

第四章　慢性非传染性疾病与公共卫生

第一节　慢性非传染性疾病的概念

慢性非传染性疾病(chronic non-communicable diseases，NCD)简称慢性病，不是特指某种疾病，是相对于传染性疾病和急性病而提出来的一组疾病的总称，是对一类起病隐匿，病程长且病情迁延不愈，缺乏确切的传染性生物病因证据，病因复杂，且有些尚未完全被确认的疾病的概括性总称。当前，卫生部确定的慢性病主要是指心脑血管疾病、恶性肿瘤、慢性呼吸系统疾病和糖尿病等，其涉及的范畴很广，而本章所指的慢性病主要是指与生活方式、环境因素和遗传有关的疾病。

急性病的发病过程通常是迅速且短暂的，如急性传染病、急性感染等，经及时、适当的治疗，身体能较快恢复正常，但也可能病情恶化而死亡。慢性病的发病缓慢、逐渐加重，其病理变化具有迟行性、不可逆性，严重者可引起功能障碍而需要长期的治疗、保健和康复，也可能导致死亡。

慢性病是长期存在的一种疾病状态，表现为逐渐的或进行性的器官功能降低。起病缓、病程长，经常反复发作，治疗效果不显著，有些几乎不能治愈。随着年龄的增长，慢性病的发病率逐年上升，老年人是慢性病的高发人群。

慢性病的发生是生命周期危险因素逐渐积累的过程，从正常健康到高风险状态再到疾病，具有一定的自然规律。

慢性病是致病因子长期作用、器官及其功能损伤、失调逐步积累而成的，所以其发病隐匿，潜伏期长。在人们印象中，慢性病是老年人的疾病，事实上慢性病发病年龄不仅仅限于老年人，青壮年发病也十分常见。近年来，慢性病低龄化趋势日益明显。

慢性病的发生往往与不良的生活方式有关，如吸烟、酗酒、不参加体育锻炼、肥胖、超重、口味喜咸、工作节律过快、压力过大等等。

慢性病的发生亦与生活环境密切相关，生活环境质量差是慢性病的外因。例如，生活环境中的大气污染、水污染，接触放射性物质等，都可能会导致慢性病的发生。肿瘤高发大都是与大气、水的严重污染有关。

慢性病的发生与遗传有一定的关系，遗传基因是慢性病的内因。例如，父母亲都是高血压患者，其子女有45%会患高血压，如果父母亲都没有高血压，那其子女患高血压的仅为3.5%。所以，慢性病是由多因素综合所致。

慢性病患者起初仅患一种疾病，但若控制不好，往往会导致多种疾病于一身，也就是一体多病，一因多果，相互关联，共同依存。例如，高血压是冠心病、脑卒中的病因；糖尿病亦可以导致高血压、视力下降甚至失明；精神障碍性疾病与肿瘤亦具有密切关系。

第二节　我国慢性病防控工作和体系发展

我国的慢病防控工作经历了从无到有、从小到大、从局部到整体的逐步发展过程，大致可分为三个阶段。

一、以临床专病防治为主导的慢性病防控起步阶段（1950—1993年）

此阶段可追溯到20世纪50年代末建设的河南林州食管癌高发区防治基地和上海肿瘤防治网的建立。此后，20世纪80年代，建立了全国癌证、心血管病、脑血管病防治研究领导小组，办公室设在相应的专科医疗机构，并组织开展了以病因研究为主的人群现场防治工作。并陆续开展了一些地域性的慢性病防治和流行病学调查工作。总体来看，这一时期的慢性病防控工作主要以专家和学术机构的零星事件为主，各级各类专病防治研究办公室分别建立，并在慢性病防控中起到主导和关键作用，但纵观这一阶段，并未形成人群防治的政策与共识。

二、以健康促进和社区综合防治为主导的慢性病防控发展阶段（1994—2008年）

1994年，原卫生部防疫司更名为疾病预防控制司，并成立了慢性病预防控制处，为在我国运用公共卫生策略解决慢性病问题奠定了组织基础，标志着我国的慢性病防治策略从治疗和科研为主向公共卫生策略的重要转变。2002年和2006年，中国疾病预防控制中心慢性非传染性疾病预防控制中心和慢性病防治与社区卫生处分别成立，有效地促进了各级疾控中心慢性病防治科/所的建设和发展。再加上2009年，中编办批复成立国家癌症中心和心血管病中心，至此，以基层医疗卫生为网底、各级医疗卫生机构为依托、3个国家中心为指导的慢性病防治体系基本形成并逐步完善。这一阶段，一系列以健康促进和社区综合防治理念为主的活动迅速带动了全国慢性病防控工作的全面开展，还建立了多个监测体系，如死因监测系统、中国慢性病及危险因素监测系统等。2007年启动了全民健康生活方式行动计划。这一阶段，开始逐步强调政府在慢性病防控中的责任、防治结合的部门合作及公共卫生手段的应用。

三、以落实新医改、发展公共政策为主导的慢性病防控与政策环境发展阶段（2009年至今）

2009年新医改实施方案中将高血压、糖尿病、老年健康管理作为国家基本公共卫生服务的主要内容。2010年，原卫生部启动了全国慢性病综合防控示范区建设工作，示范区强调“政府主导、部门合作、专业支持、全社会参与”的工作机制，进一步推动全民健康生活方式行动计划。

2011年9月19～20日，在纽约召开了联合国大会“关于预防和控制非传染性疾病”问题的高级别会议。陈竺部长在会上发言指出，中国政府会像重视经济发展一样重视健康，特别是非传染性疾病的防治工作，要将其列入国家发展战略的优先领域。在这种情况下，我国各级政府及相关部门、单位将更加积极地推进慢病工作，以促进形成我国健全的慢病防控体系。

2012年5月，卫生部等15个部委共同印发了《中国慢性病防治工作规划》（2012—2015年），在社会上产生强烈反响并引起国际社会的广泛关注。这是我国第1个由多部委共同颁发的慢性病综合防治规划，具有里程碑意义，并体现了我国政府对2011年联合国大会慢性病防控高级别会议政治宣言的承诺。发展慢性病防控的公共政策是这一阶段的重要特点。

第三节　慢性非传染性疾病引起的公共卫生问题

一、慢性病是威胁人群健康的主要疾病

我国面临着严峻的慢病流行形势。2010 年全国慢病及危险因素监测的主要结果显示，吸烟、饮酒、膳食、身体活动、超重与肥胖、高胆固醇血症、糖尿病等主要方面问题十分严重。我国 18 岁以上男性居民现在吸烟率高达 53.3%，饮酒率高达 57.7%；膳食结构十分不合理，高盐、高油、高脂肪饮食，蔬菜、水果摄入不足；18 岁及以上居民从不锻炼的比例达 83.8%；超重与肥胖问题非常严重。

2007 年全球糖尿病患者已达 2.46 亿。预计到 2025 年，将有 3.8 亿人遭受糖尿病带来的苦恼。调查结果显示，我国每年约增加 120 万糖尿病患者。我国曾组织过 5 次大规模的糖尿病横断面调查，按时间顺序分别为：1980 年 14 省市的 30 万自然人群调查，糖尿病患病率为 0.67%；1994—1995 年全国 23 个地区 25 万人口的调查，以样本人群推算全国 25～64 岁人口中的糖尿病患病率为 2.51%；1996 年随机抽样调查全国 11 个省市 42000 人，糖尿病和糖耐量减低标化患病率分别为 3.21%和 4.76%，估计全国 20 岁以上糖尿病患者达 2000 万人以上，糖耐量减低患者不低于 3000 万；2002 年全国平均患病率为 2.6%，其中大城市患病率有了较大幅度的升高，大城市 1996 至 2002 年，糖尿病患病率由 4.6%上升到 6.4%；中小城市由 3.4%上升到 3.9%。中华医学会糖尿病学分会于 2007 年 6 月至 2008 年 5 月对北京、上海、广州、新疆、黑龙江等 14 个省、市、自治区 48431 名 20 岁以上人群进行口服糖耐量试验，发现糖尿病患病率超过 11%，城镇糖尿病的患病率为 11.6%。

二、慢性病造成巨大的经济负担

与许多发展中国家一样，我国正处于慢性病的高负担期。以心脑血管疾病、癌症、糖尿病、慢性呼吸系统疾病为代表的慢性病导致的死亡占我国居民总死亡的 85%，疾病总负担的 70%。更为严峻的是，慢性病的影响并不仅仅局限在健康层面。2009 年世界经济风险评估报告指出，慢性病导致的经济负担甚至高于当年金融危机对社会经济发展的影响，2011 年再次向全球发出警告，称人类五大慢性病不仅可以拖垮医疗体系，而且会对社会经济产生制动效应。

以脑卒中为例，2008 年美国脑卒中直接和间接的费用超过 655 亿美元。英国 1 年在脑卒中方面的总花费约 89 亿英镑，直接成本占 49%，间接成本占 24%，非正式照顾占 27%。直接成本估算 44 亿，占英国总国家健康支出的 5.5%。

我国是脑卒中高发病率的国家，我国的脑卒中经济负担呈直线增长的态势，政府需要支付庞大的经济费用，我国各地方的学者也进行了不同地区的脑卒中经济负担的研究。天津市 2010—2012 年参加城镇职工、城乡居民基本医疗保险脑出血病人次均住院费用中位数为 1.59 万元。东莞地区 2004—2007 年脑卒中流行病学发病趋势及住院直接经济负担研究结果显示，平均住院费用为 1.17 万元，年直接经济费用约 3363 万元。陕西省汉中市农村人口中 2003 年脑卒中间接经济负担为 199.39 万元。西安市 2008 年脑卒中次均住院费约 0.4 万元，2009 年次均住院费约 0.5 万元。2007 年广州市脑卒中住院患者人均费用 1.83 元，2009—2011 年人均住院费上升到 3 万元。广州市 2006 年脑卒中的直接经济负担为 12395.31 万元，间接经

济负担为 8749.63 万元，总的经济负担为 21144.94 万元。成都市 2010—2011 年住院治疗的原发性脑出血患者的人均直接经济负担为 1.6 万元，占四川省人均生产总值的 92.32%，占人均消费支出的 165.34%。北京市 2007 年脑梗死住院费用平均为 1.13 万元，根据北京市统计局网站数据，2007 年北京市人均年工资水平是 3.99 万元(相当于 28.3%的人均年工资)。脑卒中高复发率同样是造成疾病沉重经济负担的重要因素，上海地区有学者对缺血性脑卒中患者规范化二级预防进行费用估算，仅药物治疗费用就约为 9000 元/年，按全国 700 万脑卒中患者计算，二级预防的支出约占 2008 年全国卫生总费用的 3.96%。

第四节　慢性非传染性疾病防控的公共卫生策略

一、世界卫生组织慢性病预防和控制策略

2000 年，WHO 在第 53 届世界卫生大会上通过了《预防和控制慢性非传染性疾病全球战略》(WHA53.17 决议)。2003 年和 2004 年分别通过了《烟草控制框架公约》(该公约于 2005 年生效)和《饮食、身体活动和健康全球策略》。2008 年，第 61 届世界卫生大会批准了其“行动计划”《预防和控制慢性病：全球战略的实施》，2010 年，在第 63 届世界卫生大会上通过了《减少有害使用酒精全球战略》(WHA63.13 决议)。这几个文件构成了目前预防和控制非传染病的全球战略框架。

2008 年通过的“行动计划”是对上述全球战略框架的全面落实。其总目标是：

(1)绘制正在发生的非传染病流行图，并分析这些疾病的决定因素，在此基础上为所需的政策、规划、立法和措施提供指导。

(2)减少个人和人群受非传染性疾病可变共同危险因素(烟草使用、不健康饮食、缺少体力活动和有害使用酒精)及其决定因素影响的程度；同时，加强个人和人群的能力，以使他们做出更健康的选择和采取促进健康的生活方式。

(3)加强对非传染病疾病患者的卫生保健。

二、美国慢性病预防和控制策略

美国 CDC 提出了从 4 个领域开展慢病防控的策略。

(一)流行病学评价与监测

收集、分析、传播数据和信息；明确公共卫生问题、识别高危人群和选择干预措施；开展流行病学评价；监测项目进展与人群健康。

(二)环境方法

在全国、各地区和社区、各种机构内开展；能够覆盖更多人群、成本效果更佳、更容易产生持久影响；支持和强化健康选择与健康行为；使个体健康行为更容易、更方便实现。

(三)医疗保健系统干预

增加临床和预防服务的使用，并改善其质量；促进疾病预防和早期发现、降低危险因素、管理合并症；减少人群健康差异。

(四)社区项目与临床服务相结合

确保慢病患者和高危人群获得社区资源和支持；开展社区支持，包括临床转诊、社区干

预项目(如自我管理教育、病人随访管理等)；改善人群生活质量、延缓疾病发生发展、避免合并症、减少医疗保健需求。开展慢病防控是美国 CDC 预防慢病及其危险因素的主要工作方法，这种策略能够在个体和人群 2 个水平上关注慢病的危险因素，有助于慢病预防工作的组织和开展及弥补慢病临床和预防服务上存在的差距。

三、我国慢性病预防和控制策略

1998 年，我国提出了慢性病防治策略的 6 个转变，即：由专家行为向政府行为转变，由治疗科研为主向预防为主转变，由大医院向基层转变，由城市向城乡并举转变，由卫生部门向全社会转变和由专业行动向群众运动转变。在这些策略的指导下，通过大量具体工作和项目的实施，形成了今天慢性病防控政府主导、多部门合作、社会参与、医疗卫生系统支撑、百姓积极实践的良好局面。

参照 WHO“行动计划”中的目标框架，我国慢性病预防控制策略包括：针对慢性病及其危险因素的调查与监测，针对一般人群的慢性病危险因素的干预以及针对高危和患者群的慢性病及其危险因素的干预。具体如下。

(一) 调查与监测

我国慢性病的发病、死亡数据，慢性病危险因素的流行数据，信息来源主要包括：

(1) 监测数据：慢性病死因监测系统、全国县及县以上医疗机构死亡病例报告系统、全国肿瘤登记系统、全国心脑血管事件登记系统、全国慢性病及行为危险因素监测(从 2004 年起每 3 年开展一次，2013 年底全国扩展为 302 个监测点并于 2014 年完成新增点的监测工作，2015 年起与居民营养调查工作整合并开展首轮整合后的监测工作)、国民体质监测。

(2) 连续的大型抽样调查：慢性病患病及死亡调查方面，包括 3 次全国高血压抽样调查(1959 年、1979—1980 年、1991 年)，3 次糖尿病抽样调查(1984、1995 年、2008 年)，3 次全国死因回顾调查(20 世纪 70 年代中期、20 世纪 90 年代初期、2006 年)；慢性病行为危险因素调查方面，包括 4 次全国居民营养调查(1959、1982、1992 年、2010—2012 年)，3 次全国吸烟行为的流行病学调查(1984、1996、2002 年)，3 次全国群众体育现状调查(1997、2001、2008 年)。此外，4 次全国卫生服务调查(1993、1998、2003、2008 年)中也涉及部分慢性病及其危险因素的数拒。2002 年，卫生部将高血压、糖尿病和营养调查这 3 项调查进行整合，在全国开展了“中国居民营养与健康状况调查”，这是我国第 1 次将营养和慢性病流行病学调查作为一项综合卫生调查项目。

(二) 针对一般人群的慢性病防控策略

1.控制烟草使用

WHO 基于《公约》，提出了 MPOWER 系列政策，即监测烟草使用情况，保护人民免受烟草烟雾危害，提供戒烟帮助，警示烟草危害，全面广泛禁止烟草广告、提供和赞助，提高烟草税收和价格。为遏制烟草导致的危害，中国政府签署了 WHO《烟草控制框架公约》，并于 2006 年 1 月 9 日在中国生效，2011 年，“全面推行公共场所禁烟”被纳入了我国“十二五”规划纲要。但对应 WHO 的 MPOWER 系列政策，我国控烟现状与《公约》要求差距还比较大，主要表现在：目前，我国还没有常规的烟草流行监测体系；没有专门针对公共场所禁止吸烟的全国性法律，仅有一些地方性的法规，而且这些地方法规也与《公约》要求差距还很大；我国的基本医疗服务基本不提供戒烟服务。也没有纳入医疗保险的药物；烟盒包装警语标识没有按照《公约》要求设定；尚未广泛禁止所有的烟草广告、促销和赞助；与国际上烟草控制先进的国家相比，烟草税率和价格偏低，而烟草专卖局的价格补贴政策使烟草税率不升反降。

2.促进饮食和身体活动

2004 年 5 月，第 57 届世界卫生大会通过了《世界卫生组织饮食、身体活动与健康全球战略》。该战略推荐的国家饮食和身体活动战略包括国家战略性领导作用，支持性环境创建，支持性政策的制定，针对个人的健康教育、传播策略，开展监测、研究和评价。

对应 WHO 的饮食与身体活动战略，我国现状如下：①国家战略性领导作用：促进合理膳食方面，1997 年 12 月，国务院办公厅印发《中国营养改善行动计划》，但是，该计划已经不适应我国的居民膳食结构现状，需要制定新的计划。2010 年 8 月 3 日，卫生部印发《营养改善工作管理办法》。该办法指出：各级卫生行政部门、疾病预防控制中心和医疗卫生机构应该以平衡膳食、合理营养、适量运动为中心，开展营养监测、营养教育、营养指导、营养干预工作，制定了《中国居民膳食指南》(2016)，以指导居民实践平衡膳食，提高国民健康素质。②促进身体活动方面，我国主要体现在群众教育和学校体育方面。群众教育的主要政策是《全民健身计划纲要》，其核心内容为建设全民健身体系，具体则围绕“健身活动”、“健身设施”、“健身场地”、“工作队伍”、“组织网络”等几个主要方面展开工作。2009 年，国务院颁布《全民健身条例》对“全民健身计划”、“全民健身活动”做出了具体的规定。③针对个人的策略：主要通过健康教育和健康促进的手段倡导和传播健康生活方式理念，提高人民健康生活方式方面的技能。2006 年，教育部、国家体育总局、共青团中央联合开展的“全国亿万学生阳光体育运动”，2007 年卫生部疾病预防控制局、全国爱卫会办公室和中国疾病预防控制中心共同发起“全民健康生活方式行动”，等。

（三）针对高危及患患者群的慢性病防控政策

在我国，针对高危及患者群的慢性病防控策略包括健康教育、慢性病早期发现和慢性病管理 3 个方面。

1.健康教育

针对高危及患患者群的健康教育，一方面，包含在针对一般人群的健康教育工作中；另一方面，主要是通过医疗机构来提供。《国家基本公共卫生服务规范》(2009 和 2011 版)中明确规定了城乡基层医疗卫生机构为居民免费提供健康教育服务，具体内容包括宣传普及《中国公民健康素养——基本知识与技能(试行)》，配合有关部门开展公民健康素养促进行动以及宣传主要慢性病及其危险因素地防控知识等。

2.慢性病早期发现

主要包括高血压筛查和肿瘤筛查。2009 年，卫生部发布的《关于促进基本公共卫生服务逐步均等化的意见》中提出国家基本公共卫生服务里包括“对 35 岁以上人群实行门诊首诊测血压”。关于肿瘤筛查，2003 年卫生部组织专家制定的《中国癌症预防与控制规划纲要(2004—2010)》中将“制定主要癌症早期发现、早期诊断及早期治疗计划并组织实施”作为主要目标之一。2006 年，中央财政转移资金开始支持癌症早诊早治工作，至 2008 年已覆盖宫颈癌、乳腺癌、食管癌、胃癌、肝癌、结直肠癌及鼻咽癌等 7 种癌症。2009 年卫生部将

“妇女两癌筛查”（乳腺癌和宫颈癌）列入医改重大专项。

3.慢性病管理

现阶段，高血压、糖尿病等慢性病疾病管理已经被纳入国家基本公共卫生服务项目，主要由基层医疗机构，包括社区卫生服务机构、乡镇卫生院和村卫生室来完成。卫生部印发的《国家基本公共卫生服务规范》（2009 年版和 2011 年版）中对城乡基层医疗机构开展此项工作做了相应规范。

四、我国慢性病预防和控制主要措施

（一）动员多部门参与

国家体育总局大力推进的全民健身运动，教育部、共青团中央等实施的阳光体育工程，农业部等制定的食物与营养发展规划纲要等都是慢性病防治的重要组成部分，特别是财政部近年来逐步加大了对慢性病防治的投入力度，仅中央补助地方慢性病经费就由 2005 年的 500 万增加到 2012 年 3 个多亿（不含妇女二癌检查费用）。

（二）政策保障

深化医药卫生体制改革，为慢性病防治提供了重要的政策保障。当前我国基本医疗保障制度基本实现全覆盖，参保率达到 95%，政府对新农合的人均补助增加了 10 倍，通过实施国家基本药物制度，基本药物价格下降了 30%～40%。实现了以基本医疗保障制度和新农合为依托，为慢性病患者提供医疗保障；以基本公共卫生服务为抓手，落实慢性病防治任务；以健康档案为手段，促进慢性病全程管理；以公立医院改革为契机，强化慢性病防治结合功能。

（三）以健康城市为载体，推动慢性病综合防控

健康城市由世界卫生组织倡导，主要是为应对城市化和老年化所带来的健康问题。目前，我国已有 36 个城市（省或县）开展以慢性病防控为主要内容的健康城市创建活动，尽管形式内容各有不同，但都很好地解决了政府主导、部门负责、专业支撑、社会参与、自我管理等慢性病防控的关键问题。在积极推动健康城市发展的同时，也在积极探讨将慢性病防控与卫生城市创建相结合的内容和机制，扩大新时期爱国卫生运动的内涵，并为慢性病防治提供更大的社会平台。

（四）大力推动全民健康生活方式行动

2007 年，卫生部疾病预防控制局、全国爱国卫生办公室和中国疾病预防控制中心共同推出全民健康生活方式行动，通过推出可操作的实用技术和支持性环境建设，促进广大百姓养成良好的健康行为，控制慢性病的行为危险因素。目前，全国已有 1648 个县（区）开展了活动，完成示范单位、健康社区、创建健康食堂（餐厅）6339 个，建设室外支持性环境 3720 个。

（五）实施重点疾病筛查，实现疾病的早发现、早治疗

自 2005 年起，中央财政开始支持在癌症高发区的高危人群中逐步开展食管癌、胃癌、肝癌、结直肠癌、鼻咽癌、肺癌等重点癌症的筛查工作，2011 年工作结果显示，以上 6 种癌症的发现率为 1.45%，早诊率为 72.42%，治疗率为 79.92%，有效地保护了高发区群众的健康；2009 年农村妇女二癌检查列为医改重大专项；2012 年财政部开始支持城市地区癌症

早诊早治工作。另外，从 2011 年起，财政部支持在 6 省(市)开展脑卒中高危人群筛查试点，2012 年扩大到 16 个地区。

(六)创建慢性病综合防控示范区

2010 年，为进一步落实新医改的要求，卫生部决定在全国范围内开展“慢性非传染性疾病综合防控示范区”创建工作，并随之制订了工作指导方案、管理考核办法等文件。该项工作的目标是：“在全国建立一批以区/县级行政区划为单位的慢性病综合防控示范区”。通过政府主导、全社会参与、多部门行动综合控制慢性病社会和个体风险，开展健康教育和健康促进、早诊早治、疾病规范化管理减少慢性病负担。自 2010 年，发展至今已建立了 265 个国家示范区，覆盖全国 30 个省(自治区、直辖市)和新疆生产建设兵团、36.9%的地市和 8.56%的县(市、区)。

第五节　慢性非传染性疾病的监测体系

我国慢性病相关危险因素监测始于 20 世纪 90 年代，并于 2004 年、2007 年、2010 年和 2013 年开展了四次慢性病及其危险因素监测，收集了居民吸烟、饮酒、饮食、身体活动等行为危险因素，身高、体重、腰围、血压等生物危险因素，高血压、糖尿病等慢性病的患病情况等相关信息。2013 年底国家增加全国监测点，使全国监测点增加到 302 个，各监测点不仅具有全国代表性，而且还具有省级代表性。新增的监测点按照 2013 年的监测方案于 2014 年上半年完成首次监测工作。

2015 年国家将慢性病相关危险因素监测与居民营养与健康监测结合为一个整体，并在全部 302 年监测点上开展一轮整合后的第一轮监测工作。按照计划，以后将每 3 年开展一轮监测。

居民的死亡水平是反映居民健康状况和卫生服务水平的重要指标，是制订疾病干预策略和措施的重要依据。我国的死因登记在 1978 年全国疾病监测点开始建立，先后开展了 3 次以肿瘤为重点的死因回顾调查，基本摸清了 1973—1975 年、1990—1992 年和 2004—2005 年等 3 个时期我国城乡居民死亡水平、死亡原因及其变化趋势，掌握了恶性肿瘤的流行规律及分布特征。2008 年 4 月 29 日卫生部召开了专题新闻发布会，公布了全国第 3 次死因回顾抽样调查的主要结果，引起了国内外的广泛关注。第 3 次死因回顾调查工作执行组对所获得的居民死亡资料进行了深入分析，编撰出版了《全国第三次死因回顾抽样调查报告》、《全国疾病监测系统死因监测数据集 2004》和《全国疾病监测系统死因监测数据集 2005》，并撰写了这一组论文。这些出版物和论文的发表对于进一步了解我国居民死亡水平、死因构成及其变化趋势，特别是恶性肿瘤的流行特征，为国家制定疾病预防控制策略、措施，提供了大量科学信息。

目前，我国国家层面的慢性病监测除死因监测、慢病相关危险因素监测(2015 年起与居民营养与健康监测合并)外，还包括肿瘤登记、心脑血管事件登记、青少年行为危险因素监测、慢性阻塞性肺病监测等。不同的监测工作依托于不同的信息平台，分别由不同的单位完成；一些与慢性病相关的大型调查也有不同单位承担，国家慢性病的相关信息经常由不同单位发布，数据尚不能共享。因此，亟须建立一个统一的高质量的国家慢性病综合监测系统，规范监测内容方法，使慢性病监测工作成为基层疾病预防控制机构的常规工作，动态地提供以人群为基础的慢性病发病、患病、死亡和危险因素的信息，绘制慢性病地区分布图，分析慢性病的社会、经济、行为和政策因素以及疾病负担，预测慢性病的流行趋势，在此基础上为制定相关政策、法律法规、规划与措施，评价相关干预措施效果等提供基础数据。

第六节 实施公共卫生策略在慢性非传染性疾病防控方面取得的成就

一、以临床专病防治为主导的慢性病防控阶段所取得的成就

即自20世纪60年代以来至2009年新医改实施以前，我国一直在探索适合自身国情的慢性病防控策略和措施，陆续开展了一系列针对人群生活方式的综合干预实践，有效地降低了干预人群慢性病的发病和死亡风险，成就了多个国际上认可的成功案例。这些案例是在全国乃至全世界慢性病疾病风险持续上升的严峻背景下，在局部地区取得的成功。从这些成功案例中提炼“中国经验”，并加以总结和推广，将有利于减少全球尤其是发展中国家慢性病的疾病负担。

（一）大庆糖尿病预防研究

大庆市位于我国黑龙江省西部，是我国最大的陆上油田和石油化工基地，人员稳定，人均收入长期居于我国前列，居民生活水平较高而运动较少，糖尿病发病率远高于全国平均水平。大庆各个工厂均配备诊所，医疗资源丰富。1986年，33家医疗机构筛查110660人，其中577例糖耐量受损（1GT）个体纳入研究，随机分为干预组438例（包括运动干预组、饮食干预组、运动和饮食综合干预组）和对照组138例，失访1例。主要采用健康教育和行为干预的方式，期间每隔2年进行一次糖尿病发病情况检查。截止1992年，综合干预组糖尿病发病率为46.0%，较对照组下降了51%，到2006年历时20年的跟踪随访研究结果显示，干预组80%的参与者发展为糖尿病，对照组则为93%，干预组的发病率低于对照组43%，干预组人群比对照组人群平均晚发生糖尿病3.6年。大庆糖尿病预防研究首次以筛查出的IGT这一重要的糖尿病高危人群为对象，采用生活方式干预，有效的延缓和降低了糖尿病的发生。

（二）首钢心血管病干预

1974年起由中国医学科学院、中国协和医科大学、阜外心血管病医院和首钢医务人员组织的心血管病流行情况及相关危险因素的综合干预实验在首都钢铁公司（简称“首钢”）开展。干预措施以卫生宣教和健康促进为基础，注重改变职工的不良生活习惯，推广以减盐为重点的膳食结构，指导减重、戒烟、限酒，建立健康的生活方式，并加强对高血压患者的检出、随访和管理。8年（1987—1995年）的随访干预后，加强干预厂较一般干预厂职工卫生知识水平明显提高，平均收缩压、舒张压分别净下降2.5和2.2mmHg。比较14年（1982—1983年至1998年）首钢与8组其他省市危险因素水平的变化情况，结果显示，8组人群的危险因素暴露有不同程度的上升，而首钢人群则呈现出少数危险因素上升缓慢，多数表现为下降的趋势。24年来，首钢人群脑卒中发病率和死亡率分别下降了54.7%和74.3%。首钢心血管病干预实验的成功，证实了改善生活方式可以有效降低心血管病发病风险。

(三) 中国三城市脑卒中干预研究

北京、上海、长沙是脑卒中的高发城市，1992—2000 年在这三个城市各选择 2 个不相邻且有可比性的社区人群，随机分为干预社区和对照社区。干预措施包括：

(1) 对高血压和糖尿病患者开展定期监测、提供指导和治疗；

(2) 对 35 岁以上高危人群进行重点管理和随访观察；

(3) 在社区人群中进行各种形式的健康教育和健康促进活动，以定期入户发放保健知识宣传材料和面对面的宣教为主要方式。从实施干预的第 2 年(1993 年)起，干预社区脑卒中的发病率就明显下降；加强干预 9 年后，干预社区脑卒中发病率下降了 87%，男女性脑卒中死亡率分别下降了 49.5%和 16.0%，而对照社区干预前后无明显变化。脑卒中的危险因素很多，3 个城市脑卒中干预研究抓住了高血压这一重点环节，证实了在人群中以控制高血压为主要手段，开展经常化的健康教育和健康促进，可有效降低脑卒中的发病和死亡风险。

(四) 北京市房山区心血管病干预

1991—1999 年，在北京市房山区选择了经济发展水平和生活方式相近的 5 个乡，随机分为干预组(3 个乡，人口 6.6 万)和对照组(2 个乡，人口 5.4 万)。干预组采取全人群和高危重点人群相结合的防治策略，以健康教育和高血压防治为主要手段，具体措施包括建立县乡村三级心血管病防治系统、培训医务人员心血管病防治知识、开展健康教育和健康促进活动、筛查和管理 30 岁以上高血压人群。经过 9 年干预，干预组人群在心血管健康知识、态度和行为，高血压的知晓率、治疗率和控制率，一些营养素的摄入以及多数心血管病危险因素暴露方面均发生了良性改变，脑卒中发病率和死亡率分别比对照组低 18.7%和 17.7%。房山案例的特点是充分利用了农村有线广播、墙报宣传栏等简便易行、费用低的方式对群众进行宣传教育加强对村医的系统培训，再由其对患者和高危人群进行健康教育。事实证明，这种以健康教育和高血压防治为重点的农村心血管病防控策略是简便可行且有效的。

(五) 启东肝癌防控

江苏省启东是我国肝癌高发区。早在 1972 年，启东就建立了肝癌“早诊早治示范基地”，建立了癌症登记报告制度，采用甲胎蛋白(AFP)联合 B 超检测的方法对肝癌实行 1 年 2 次的筛查，并设置了稳定的。覆盖全市的 4 级肿瘤防治网络，同时还制定了“防治肝炎、管粮防霉、改良饮水、适量补硒”为中心内容的综合性预防措施，取得了显著成效。至 2011 年，启东肝癌中国人口标化发病率(中标率)由 49.95/10 万降至 25.75/10 万，死亡中标率由 45.11/10 万降至 24.12/10 万，肝癌发病的累积风险由 6.29%降到 4.19%，死亡的累积风险由 5.78%降到了 3.74%，各时期肝癌发病率、死亡率显示，35～44/25～34/15～24 岁各年龄阶段的发病率都呈现下降趋势。启东肝癌罚款防控的成就不但证实了肝癌早诊早治的重要性，而且征实了针对肝癌主要危险因素进行干预的有效性。以改水、管粮，预防乙肝等为主要内容的环境因素干预对启东肝癌的成功防控具有重要的价值和贡献。

(六) 河南林县营养干预

河南省林县是世界上食管癌最为高发的地区之一。林县 35 岁以上人群血液中维生素水平普遍偏低，其中缺乏维生素 A 者占 13%～20%，缺乏维生素 C 者占 23%，缺乏核黄素者占 86%～90%。为了评价补充多种微量营养素对癌症的预防效果，1982 年起中美两国科学家在河南省林县进行了两项随机干预研究。分别以 3318 名食管上皮重度增生患者(食管重增试验)和29584名一般人群(普通人群干预试验)为对象，干预组口服维生素和矿物质等组成的复合制剂，显著降低了肿瘤的发病率和死亡率，并减少了某些常见病，如中风、白内障的患病风险。林县干预试验在普遍存在营养素不足的癌症高发人群中开展，因此，人群配合度高，有力地证实了补充维生素和矿物质不仅可纠正营养缺乏征，而且可降低许多慢性病的发病风险。该研究对改善我国居民膳食结构和营养状况提供了重要的参考。

(七)山东临朐胃癌干预

山东省临朐县位于沂蒙山经济落后地区，是我国胃癌死亡率最高的地区之一，地域相对封闭，人口固定、流动性小，居民中慢性萎缩性胃炎(CAG)、肠上皮化生(IM)和异性增生(DYS)病变非常普遍，胃癌死亡率维持在较高水平。1995—2003年，北京大学临床肿瘤学院与美国国立癌症研究所(NCI)在该地区开展针对胃癌高危人群的随机干预实验，干预措施包括清除幽门螺杆菌感染、补充维生素C、维生素E及硒等营养素和大蒜素制剂等。服药4年后(1999年)，干预组胃粘膜癌前病变进展有所减缓；服药7.3年时胃粘膜癌前病变进展明显减弱；2003年全程服药结束时，干预组发生胃癌的例数明显低于对照组，提示干预措施有降低胃癌发病风险的效果。临朐胃癌干预抓住了胃癌的主要危险因素，以高危人群为对象，采用有针对性的干预措施并严格实施，证实而来干预措施的有效性。

二、全民健康生活方式行动取得的成就

2009年以后，我国的慢性病防治进入，以落实新医改、发展公共政策为主导的慢性病防控与政策环境发展阶段所取得的成就。这一阶段在国家卫生计生委疾控局的统一领导下，在全国范围内开展了以全民健康生活方式行动和慢性病综合防治示范区建设等重要工作，这两项工作均取得了显著的成就。

以全民健康生活方式行动为例。为积极应对慢性病的行为危险因素，2007年9月1日，卫生部疾控局、全国爱卫办和中国疾病预防控制中心共同发起了全民健康生活方式行动。借鉴国内外研究证据，全民建康生活方式行动以合理饮食和身体活动为切入点，倡导传播和实践健康的生活方式。截至2010年底，除西藏外，全国各省(自治区、直辖市)均启动行动，并成立省领导小组和行动办公室，其中北京、河北、辽宁、吉林、安徽、山东、重庆、宁夏、新疆9个省(自治区、直辖市)和新疆生产建设兵团的行动办公室设在卫生厅(局)，上海市设在爱国卫生办公室，其他省(自治区、直辖市)设在省级疾病预防控制中心。为指导各地开展行动，国家行动办公室制定了《跟我学——吃动两平衡》、《健康生活方式核心信息》等技术指导材料；开发了油壶、盐罐、限盐勺、腰围尺、体质指数(BMI)尺等支持性工具。据统计，2010—2012年，全国开展行动的县(区)利用健康日开展宣传活动次数多达21103次。截至2012年底，各类示范创建达9091个；全国建设室外支持性环境如健康步道、健康知识一条街、健康主题公园、健康小屋、健康加油站等5212个，其中以健康步道(33%)、健康小屋(18%)、健康加油站(18%)为主；培训健康生活方式指导员35320人。全民健康生活方式行动，正成为健康教育和健康促进的重要载体。

第七节　慢性非传染性疾病防控的经济和社会效益

一、慢性病防控常用策略与措施的经济和社会效益

(一)慢性病社区综合干预项目的成本效果

早在20世纪70年代，欧美一些发达国家就在社区人群中开展了一系列慢性病综合干预研究，这些研究通常针对慢性病的共同危险因素，采用健康教育、膳食和运动干预等多种策略，以减少人群危险因素的暴露，有效降低各种慢性病的发病和死亡风险。

在美国，心血管疾病等慢性病防控综合干预项目开展得较早，研究也较为系统。1972年开展了斯坦福3社区研究。在此基础上开展了斯坦福5城市研究，选取2座城市进行健康干预，另选3座城市作为对照，整个项目共纳入研究对象325000人，主要通过各种媒体宣传、针对性的健康教育讲座等活动，提高干预城市社区居民的健康意识，促进居民增加体力活动、戒烟并改善膳食结构，以控制体重，降低胆固醇水平，防控心脑血管疾病。据估计，斯坦福5城市项目年人均花费4.95美元，干预后人群血清胆固醇平均下降2%，每增加1个寿命年花费3200美元，成本效果显著。

我国天津市1991—1996年慢性病综合干预项目累计投入1611万元，35岁以上居民人均投入约152元，累计产生效益3110万元，累计效益成本比达到2.48，每增加一个QALY的成本仅983元，灵敏度分析证明了该研究结果的可靠性。北京房山农村心血管病综合干预项目共纳入了12万人，以开展各种形式的健康教育为主要干预手段，干预2年后效益显现，整个项目总的效益比约为4∶1(每投入1元干预成本，可节约4元心血管病治疗费用)，具有较好的成本效果。1999年上海南汇区开展的“脑卒中高危人群筛检与重点干预”项目，对35岁以上脑卒中高危人群进行了脑血管血流动力学检测(CVHI)，根据结果对高危人群进行一般干预或一般干预联合服用脑安胶囊干预，项目投入共折合人民币31168632元，3年干预约减少1011例脑卒中发病，节省诊疗相关费用30709125元，每减少1例脑卒中直接投入417元，CER为12.6元/QALY，提示，此种干预是1项成本效果非常好的脑卒中一级防控策略。Saha等系统回顾了世界各国糖尿病和心血管疾病生活方式干预研究，结果表明，通过膳食干预，增加受干预人群水果和蔬菜摄入进行慢性病防控，CER为4634300美元/QALY；基于社区的健康干预CER更佳，约为1100～5000欧元/QALY；成本效果最高的是基于校园的健康干预，CER可以达到900～4305美元/QALY。

(二)单一防控措施的成本效果

慢性病防控常用的措施包括禁烟、限酒、减盐、使用食品警示标签和体力活动干预等。这些策略和措施的实施可降低多种慢性病的风险，其经济社会效益已经得到广泛认可。

1.禁烟

有研究证明，烟草行业所带来的净效益为负值，其社会成本远远高于社会效益。1项英国的研究显示，控烟和降低二手烟暴露可在短时间内降低心血管疾病的发病率，进而降低相关医疗费用。控烟是一种经济有效的慢性病防控措施。荷兰Christenhusz等报道，对长期吸烟的慢性阻塞性肺疾病(COPD)病人戒烟治疗1年，戒烟率从8.8%提高至34.5%，戒烟花费为1167欧元，远低于1年的医疗费用成本，同时，COPD复发及住院率也大大降低。

2.限酒

研究显示，住欧美等饮酒率较高（>5%）的国家和地区，最有效且经济的限酒措施是征税，每降低1单位DALY需投入约105～225美元；而在饮酒率相对低的地区，禁酒宣传、酒驾监督惩罚机制及禁止酒水广告则是更经济有效的方案。Cobiac等对酒类征税、禁止酒水广告、提高法定饮酒年龄等8种限酒干预措施进行了成本效果分析，结果发现上述项目对限酒都具有一定效果，但性价比一般。但若将所需的7100万美元经费投资到合理的综合限酒干预案中，预计可获得10余倍的健康收益。

3.减盐

降低食盐摄入量作为一种控制高血压和心脑血管疾病的重要方案，已经得到广泛的认可。英国是最早开展减盐措施的国家之一，已形成可以广泛推广的“英国模式”英国减盐的具体措施包括减少食品中的食盐添加量、规定食品标签注明食盐含量以及提高公众对食盐对健康危害的认识等，共计花费1500万英镑。这些措施使英国每年心血管疾病相关死亡人数减少了约6000人，每年可节省15亿英镑的医疗开支。根据冠心病政策模型（Coronary Heart Disease Policy Model），如果每日人均食盐摄入减少3g，美国每年将减少6～12万例冠心病病例，卒中以及心肌梗死的发病率也将大幅度下降，全死因死亡将因此减步4.4～9.2万例。相关成本效果分析显示，如果在全美开展减盐干预，每年需花费约3亿美元，而推广高血压药物则每年需花费195亿美元，据此推算，在全美开展减盐项目干预，每年可节省100～240亿美元的医疗开支，具有极高的成本效益。

4.食品警示标签

在食品包装上使用警示标签，标注含盐、含糖、含脂量（包括饱和脂肪和反式脂肪）等信息，有利于消费者选择健康食品，降低慢性病的发生风险。多个国家对食品警示标签的使用开展了成本效果分析。加拿大食品警示标签的使用在未来20年将直接或间接节约53亿美元的费用，包括某些癌症、糖尿病、冠心病（CHD）和中风治疗费用的下降以及与生产力损失有关花费的减少。

5.体力活动干预

多项卫生经济学研究显示，通过体力活动干预控制肥胖，预防心血管管疾病、糖尿病等慢性病都具有很好的性价比。相对而言，关于体力活动干预项目的成本效果分析较少。Laine等系统回顾了2013年6月及以前进行的促进和增加人群体力活动的干预研究，通过对最终纳入的10项研究进行分析表明，体力活动干预成本低廉，以社区为基础的体力活动干预、计步器测步干预以及步行和骑车是提高运动量最经济有效的方式，但由于纳入研究的总数较少，还需要更多的研究证实该结果，Maddison等报道了一项采用定制手机短信提高体力活动水平的单盲随机平行对照试验，虽然未发现干预组的运动能力显著提高，但是干预组平均每周闲暇时间锻炼和步行时间分别增加了110和154min，由此推断，这种手机短信干预法是提高人群体力活动的一种颇具性价比的方式。Goyder等在城市贫困社区中年人群中进行了1项随机对照研究，采用电话访谈和面对面座谈的方式提高人群的体力活动水平，由于应答率不高，干预效果不是十分显著，且性价比不太高。对比利时“Steps Ghent”社区体力活动干预进行的成本效果评估结果显示，以宣教为主的体力活动干预在男性和女性中分别提高0.16和0.11QALY/人，并分别降低576和427欧元的医疗开销。整个研究的健康效益明显。

且有效地节约了医疗开销，性价比非常高。

二、2 型糖尿病病社区干预项目的经济和社会效益

(一)高危人群生活方式干预项目

1996 年 7 月，美国开始了一个针对糖尿病高危人群的社区干预项目，即糖尿病预防项目(Diabetes Prevention Program，DPP)。该项目历时 3 年(1996 年 7 月至 1999 年 5 月)，纳入了 3234 名糖耐量受损和空腹血糖偏高的研究对象，项目分为强化生活方式干预组、二甲双胍干预组和安慰剂组。研究结果表明，与安慰剂组相比，强化生活方式干预组 2 型糖尿病的发病率降低了 58%，二甲双胍干预组 2 型糖尿病发病率降低了 31%。从卫生系统的角度看，生活方式干预组和二甲双胍干预组在 3 年期间比安慰剂组多花费了大约 2250 美元/人。从社会角度看，基于该试验的结果，生活方式干预和二甲双胍干预推迟或预防 1 例糖尿病的成本分别是 24400 美元和 34500 美元，获得 1 个质量调整寿命年(QALY)的成本分别是 51600 美元和 99200 美元。而从社会角度和在日常的医疗实践中实施来看，生活方式干预和二甲双胍干预推迟或预防 1 例糖尿病的成本分别是 13200 美元和 14300 美元，获得 1 个 QALY 的成本分别是 27100 美元和 35000 美元。如果从卫生系统角度看，这个成本将会更低。故研究人员认为，不论是社会角度还是卫生系统的角度看，这个项目都是具有成本效果的，并且是日常医疗实践负担得起的。提示生活方式干预是一个值得在日常初级保健机构中长期实施的措施。

(二)糖尿病患者自我管理项目

除了对一般人群和糖尿病高危人群进行综合的生活方式干预外，社区干预的另一个有效手段是通过健康教育等方式促进患者进行自我管理。糖尿病倡议(the Diabetes Initiative)是美国罗伯特·伍德·约翰逊基金会(Robert Wood Johnson Foundation)的一个旨在促进糖尿病综合性自我管理项目在初级保健机构和社区机构实施的项目，项目包括了整个美国的城市、乡村和边境地区在内的 14 个计划，主要通过健康教育、定期的家庭探访和电话随访、健康咨询、成立不同需要的小组或俱乐部(如冥想或减压小组、认知-行为治疗小组、步行俱乐部和烹饪俱乐部等)、定期组织交流会和咨询会等形式帮助患者设立自我管理目标，建立并维持对糖尿病的自我管理。Brownson 等对项目的其中 4 个地区的计划进行了卫生经济学分析，并使用马科夫模型对项目的长期成本和效果进行了模拟，项目的增量成本-效果率为 ¥39563/DALY，远低于¥50000/DALY 的参考阈值，因而认为该项目取得了较好的成本-效果比率。

第五章　免疫规划与公共卫生

第一节　免疫与免疫规划的概念

一、免疫的概念

预防接种是预防、控制乃至消灭疫苗针对传染病的有效手段，是指利用人工制备的抗原或抗体通过适宜的途径进行接种，使机体获得对某种传染病的特异性免疫力，以提高个体或群体的免疫水平，从而预防和控制针对传染病的发生和流行。

我国政府十分关心人民群众健康，确立了预防为主的卫生工作方针，大力开展预防接种工作。20 世纪 50～60 年代，在全国范围内开展了声势浩大的群众性普种牛痘苗运动，同时积极推行卡介苗接种工作。在重点地区和重点人群开展百日咳疫苗、白喉类毒素、乙脑疫苗、脊髓灰质炎疫苗和霍乱、鼠疫、伤寒等疫苗的预防接种工作，并于 20 世纪 60 年代初期在我国消灭了天花。

1974 年，在全球消灭天花和经济发达国家成功控制儿童传染病的经验启示下，第 27 届世界卫生大会通过了“发展和坚持免疫方法与流行病监测计划，防治天花、白喉、脊髓灰质炎、百日咳、破伤风、结核病等传染病”的决议，正式提出在全球实施扩大免疫规划(expanded program on immunization，EPI)。EPI 包含两方面的内容，一是要扩大预防接种的目标人群，提高接种率；二是要逐步推广使用安全、有效的新疫苗，扩大使用疫苗的种类。我国结合实际情况，提出了以儿童为重点的计划免疫概念。计划免疫是指根据传染病疫情监测和人群免疫水平分析，按照国家规定的免疫程序，有计划地利用疫苗进行预防接种，以提高人群免疫水平，达到控制乃至最终消灭针对传染病的目的。

1978 年，原卫生部下发《关于加强计划免疫工作的通知》，要求全国在 3 年内普遍实行计划免疫，力争尽快消灭白喉、脊髓灰质炎、麻疹等传染病。1980 年，原卫生部下发《关于认真落实计划免疫工作的通知》，并颁发《预防接种工作实施办法》、《预防接种后异常反应和事故处理试行办法》，对预防接种工作的组织领导、儿童免疫程序、预防接种异常反应诊断和处理、工作经费和物质装备，以及预防及接种工作的奖惩作了明确地规定。确定以百白破联合疫苗、卡介苗、脊髓灰质炎疫苗、麻疹疫苗等作为国家儿童基础免疫制品，在乙脑流行地区，可增加乙脑疫苗。1981 年开始，我国开始了较大规模、规范化的冷链建设。1982 年，在《全国计划免疫工作条例》中进一步明确对适龄儿童进行百白破联合疫苗、卡介苗、脊髓灰质炎减毒活疫苗、麻疹疫苗的基础免疫。1984 年，原卫生部、教育部和全国妇联联合下发《关于试行预防接种证制度的通知》。1985 年 12 月，原卫生部下发了《实施新的儿童免疫程序的通知》，要求儿童 12 月龄内完成脊髓灰质炎减毒活疫苗和百白破联合疫苗各 3 剂，麻疹疫苗和卡介苗各 1 剂的基础免疫。1986 年经国务院批准，成立了全国儿童计划免疫工作协调小组，并确定每年 4 月 25 日为“全国儿童预防接种日”。2000 年我国与西太区同步实现了无脊髓灰质炎目标。

二、免疫规划的概念

为了进一步扩大预防接种服务人群，积极推广新疫苗的使用，也便于与国际接轨，在预防接种工作规范化、科学化、法制化的基础上，进一步巩固前期计划免疫工作已取得的成果，提高和维持接种率，我国于2001年提出了免疫规划的概念。免疫规划是随着生物科学技术的发展，疫苗的不断开发和应用，以及更加合理的使用疫苗，以达到控制乃至最终消灭针对传染病的需要而发展起来的。2002年乙肝疫苗纳入儿童免疫规划。2007年，国务院决定在全国实施扩大国家免疫规划。国家免疫规划是指按照国家或者省（自治区、直辖市）确定的疫苗品种、免疫程序或者接种方案，在人群中有计划地进行预防接种，以预防和控制特定传染病的发生和流行，这是我国政府提供的一项重要的公共卫生服务。扩大国家免疫规划包括：

(1) 在原有国家免疫规划疫苗的基础上，将甲肝疫苗、流脑疫苗、乙脑疫苗、麻腮风联合疫苗纳入国家免疫规划，对适龄儿童进行常规接种。

(2) 在重点地区对重点人群进行出血热疫苗接种，发生炭疽、钩端螺旋体疫情或发生洪涝灾害可能导致钩端螺旋体病暴发流行时，对重点人群进行炭疽疫苗和钩体疫苗应急接种。国家免疫规划由“6苗防7病”，扩大到14种疫苗预防15种传染病，免疫规划也从儿童扩展到成人。这项举措对于保护人民群众健康、增强国民身体素质具有重大意义。

第二节　疫苗的定义、分类及发展简史

一、疫苗的定义及分类

疫苗是以病原微生物或其组成成分、代谢产物为起始材料，采用生物技术制备而成，用于预防、治疗人类相应疾病的生物制品。疫苗接种人体后可刺激免疫系统产生特异性体液免疫和（或）细胞免疫应答，使人体获得对相应病原微生物的免疫力。本章所述疫苗系指用于传染病预防的人用疫苗，按其组成成分和生产工艺可分为灭活疫苗、减毒活疫苗、亚单位疫苗、基因工程重组蛋白疫苗、其他类疫苗。

(1) 灭活疫苗：是指病原微生物经培养、增生，用理化方法灭活后制成的疫苗，如百日咳疫苗、甲型肝炎灭活疫苗等。

(2) 减毒活疫苗：是指采用病原微生物的自然弱毒株或经培养传代等方法减毒处理后获得致病力减弱、免疫原性良好的病原微生物减毒株制成的疫苗，如皮内注射用卡介苗、麻疹减毒活疫苗等。

(3) 亚单位疫苗：是指病原微生物经培养后，提取、纯化其主要保护性抗原成分制成的疫苗，如A群脑膜炎球菌多糖疫苗、流感亚单位疫苗等。

(4) 基因工程重组蛋白疫苗：是指采用基因重组技术将编码病原微生物保护性抗原的基因重组到细菌（如大肠杆菌）、酵母或细胞，经培养、增殖后，提取、纯化所表达的保护性抗原制成的疫苗，如重组乙型肝炎疫苗等。

(5) 其他类疫苗：是指由不同病原微生物抗原混合制成的疫苗，为联合疫苗，如吸附百日破联合疫苗、麻腮风联合减毒活疫苗；由同种病原微生物不同血清型的抗原混和制成的疫苗为多价疫苗，如A群C群脑膜炎球菌多糖疫苗、双价肾综合征出血热灭活疫苗；由病原

微生物的保护性抗原组分与蛋白质载体结合制成的疫苗为结合疫苗，如A群C群脑膜炎球菌多糖结合疫苗。

二、疫苗的发展简史

分为经验时期、实验时期、发展时期三个时期。

(一)经验时期

天花的免疫预防是人类控制和消灭传染病的成功范例。我国是最早使用人工免疫方法预防传染病的国家，早在公元10世纪，唐、宋时代已有接种人痘预防天花的记载；明代隆庆年间，我国已获得精加选炼、毒性很小的“太平痘苗”，种痘技术也有很大改进；到清代初期，人痘接种已广泛使用，发展为痘医和儿科医生所掌握的一种普及技术；1681年，清政府把人痘接种列入政府计划予以推广。同时我国的人痘接种引起了邻国的关注，1688年，俄国派人到中国学习种痘技术，以后人痘法传入俄罗斯。18世纪初，爆发俄土战争，人痘法由俄国传入土耳其，1718年土耳其天花流行时，英国驻土耳其大使夫人蒙塔古(M.W.Montagu)用人痘法给6岁的儿子接种，并于1721年返英时带回此法。1743年德国推行人痘接种，欧洲其他国家也相继使用，并传至其他大洲，1721年波尔斯东(Boylston)在美国首先推广人痘接种。1744年中国痘医李仁山到长崎，人痘术传入日本。因此，我国的人痘接种法是免疫预防的先例，人痘接种在世界医学史和在人类消灭天花史上有不可磨灭的贡献，并为研制减毒活疫苗提供了宝贵经验。

(二)实验时期

1.牛痘苗的发明

1796年英国医生爱德华•琴纳(Edward Jenner)首次采用接种牛痘来预防天花，他把青年挤奶女工Sarah Nelmes手上感染的牛痘浆给1名8岁的男孩接种于左臂。接种后孩子感觉良好，种痘部位出现了牛痘，结痂留下瘢痕，接种后第7周，他在这个男孩右臂接种天花脓疱液后，未发生天花，从而证实接种牛痘能预防天花。1799年，英国伦敦医生皮尔逊(G.Pearson)等推动了牛痘接种，他将牛痘苗赠送给欧洲的100多名医生，并从通信中获得接种后安全的结果。至1801年3月，英国种痘人数已超过10万人，琴纳的论文也被翻译成5种文字。1802年英国议会承认了琴纳的研究成果，成立了皇家牛痘协会，在伦敦开辟了13个种痘站，并逐步向国外推广使用。

1805年，英国医生皮尔逊首先在澳门接种牛痘，并在广州刊行《种痘奇法详悉》一书，其后广东省南海人邱熹推行牛痘接种并著《引痘略》，由于我国有接种人痘的基础，所以很快推广，1828年北京设种痘公局。1852年天津设保赤牛痘局，湖南、河南等省也先后设牛痘局施种牛痘。1919年，我国开始建立实验室大量生产牛痘苗。1926年，齐长庆分离出天花病毒并连续传代减毒，获得我国的天坛株痘苗毒种。抗日战争期间，李严茂克服种种困难保存了该毒种，使之沿用至我国天花消灭。

琴纳发明牛痘苗为人类做出了卓越的贡献。1801年，琴纳发表科学预言：“人类最可怕灾害——天花的消灭，将是这项实践(牛痘接种)的最终结果。”经过了近180年的漫长历程，全球于1977年10月在索马里报告最后1例自然感染天花病例，1980年5月8日在日内瓦召开的第33届世界卫生大会上宣布全球消灭天花。这是人类利用人工免疫的方法在全球消灭的第 1 种危害最大的疾病，是公共卫生史上史无前例的成就。

2.细菌学和巴斯德减毒疫苗的兴起

1676 年荷兰人列文虎克(Antony Van Leeuween Hooek)用自己设计的显微镜，在齿垢、尿、静水和雨水的样品中，发现了“极其微小”游动的小生命，成为全世界第一个看见微生物的人，并为微生物学的建立奠定了基础。列文虎克观查到微生物后，传染病的生物病因学说才逐步得到公认。

科学的免疫由法国的巴斯德(Louis Pasteur)的工作起始，巴斯德当时为有机化学家，但他对疾病产生和恢复的机制很有兴趣，他的研究工作使他成为现代免疫学的创始者。1857 年 8 月，巴斯德证明了乳酸和酒精发酵是微生物生命活动的结果。1861 年巴斯德又通过乳酸钙发酵过程的研究，首先发现了厌氧微生物的致病特性及与疾病之间的关系。1877 年巴斯德证实炭疽杆菌是引起炭疽病的唯一原因。1878 年提出传染病的细菌学说。1879 年他首先发现并命名了葡萄球菌和链球菌，以后又发现了疥、癣、旋毛虫病等病原微生物。1881 年他利用高温培养获得炭疽杆菌减毒株，制成炭疽疫苗。1885 年巴斯德研制了狂犬减毒活疫苗。1885 年 7 月巴斯德用狂犬疫苗成功地预防了一名被疯狗咬伤的少年。从而建立了用物理、化学或生物学的方法来减弱微生物的毒力，获得减毒疫苗，为实验免疫学开辟了广阔的前景。

郭霍(Robert Koch)是细菌学研究的奠基人。细菌学研究的许多基本原则和技术都是由他确定的，他发明了固体培养基，建立了“细菌纯培养法”。1882 年，他用抗酸染色法发现结核杆菌。1883 年，在埃及、印度发现了霍乱弧菌。1890 年研制成功结核菌素。因发现结核杆菌和结核菌素，获 1905 年诺贝尔生理学和医学奖。

(三)发展时期

19 世纪末、20 世纪初微生物学和免疫学迅速发展，促使更多的免疫预防制品问世。1884 年，Salmon 和 Smith 用加热灭活的猪霍乱菌免疫鸽子，证明可保护活菌攻击。1890 年，Kitasato 和 Behring 用三氯化碘处理白喉杆菌和破伤风杆菌产生的毒素，减弱其毒性，用以注射动物，制成能中和毒素的抗毒素，建立血清疗法，并为制备类毒素打下基础。1892 年，Haffkine 研制成功霍乱活疫苗。1896 年，Kolle 报告用 56℃ 1h 灭活霍乱菌，制备成霍乱疫苗。1897 年，Haflkine 采用 70℃ 1h 灭活鼠疫杆菌，制备成鼠疫疫苗。1895—1898 年，Pfeiffer、Kolle 和 Wright 几乎同时分别将伤寒疫苗用于人体。1913 年，Behring 提倡用白喉毒素和抗毒素免疫。1915 年，Widal 开始使用伤寒副伤寒甲乙三联疫苗。1921 年，Calmette 和 Guerin 研制成功卡介苗并正式用于人体。1923 年，Glermy 和 Ramon 提出用白喉类毒素做人群免疫，同年，Madson 首先使用百日咳疫苗。1927 年，Ramon 和 Zoeller 将破伤风类毒素用作预防接种。1932 年，Sellard 和 Laigrt 研制成黄热病疫苗。1933 年，Weigl 研制成功斑疹伤寒疫苗。1937 年，Salk 研制成功最早的流感灭活疫苗。

1949 年后，由于组织培养技术的应用，以及免疫化学、免疫生物学的发展，更多的疫苗开始用于人类。1954 年，Salk 研制成脊髓灰质炎灭活疫苗(IPV)。1956 年，Sabin 研制成脊髓灰质炎减毒活疫苗(OPV)。1960 年，Enders 研制成功麻疹减毒活疫苗(MV)。1962 年，Weller 研制成功风疹减毒活疫苗。

1966 年，Takahashi 等研制成功腮腺炎减毒活疫苗。1967 年，Wiktor 制成人二倍体细胞狂犬病疫苗。1968 年，Gotschlich 制成 C 群脑膜炎球菌疫苗。1971 年又制成 A 群脑膜炎球菌疫苗。1973 年，Takahashi 研制成水痘减毒活疫苗。1976 年，Maupas 等制成乙型肝炎疫苗。1978 和 1980 年，肺炎球菌疫苗和 b 型流感嗜血杆菌疫苗相继问世。1981 年，Merck，sharp 和 Doh me 公司的 Heptavex 疫苗获批准，随后两种重组疫苗 Recombivax HB（Merck）和 Enger-ix—b（Sxmithline Beecham）亦获批准。研究较为成功的基因重组疫苗有轮状病毒疫苗和流感病毒疫苗。目前有较多的基因重组疫苗和 DNA 基团疫苗正在研制中。近年来，疫苗的概念已经不再局限于传染病防控领域，许多针对肿瘤和慢性非传染性疾病的疫苗正在获得突破。

疫苗的发生、发展和应用在根本上改变了传染病的防控策略，针对传染病流行的三个环节一传染源、传播途径和易感人群中的易感人群环节，通过构建人群免疫屏障真正实现了在传染病防控中的预防为主的策略。

第三节 疫苗针对性疾病引起的公共卫生问题

因公众误解疫苗，疫苗接种率下降，最终导致疫苗针对性疾病的发病率上升，疫情暴发流行的公共卫生事件引人深思。“疫苗恐慌”在今天，仍是一个严重的世界性难题。1974 年，英国有报道称接种百白破疫苗（即 DPT 疫苗，用于预防百日咳、白喉、破伤风三种疾病）后发生 36 起严重神经系统反应。电视新闻持续报道此事，公众丧失信心，导致接种工作中断，百白破疫苗接种率从 81%大幅下降到 31%。随着百白破疫苗接种率的下滑，百日咳发病率由 1/10 万上升至 100/10 万～200/10 万，很多儿童患病，乃至死亡。日本在同一时期也因为媒体报道百白破疫苗的不良反应而发生了与英国几乎完全相同的一幕：百白破疫苗接种率从 1974 年的 80%下降至 1976 年的 10%；1979 年百日咳疫情流行，出现 1.3 万余病例和 41 人死亡的严重后果。

1998 年，英国医生安德鲁•韦克菲尔德在著名的医学学术期刊《柳叶刀》上发表一篇论文，称儿童接种“麻腮风三联疫苗”（即“MMR 疫苗”，可以预防麻疹、腮腺炎和风疹）可能引发自闭症。经媒体报到后，不少家长拒绝为孩子接种该疫苗。在此后将近 10 年，数以百万计的儿童错过了接种。事实上，韦克菲尔德等的研究并不能确立 MMR 疫苗和自闭征之间的关系，后来英美等多家机构的研究也表明 MMR 疫苗和自闭症无关。韦克菲尔德及其研究团队被发现在研究伦理上有巨大漏洞，并且和反疫苗诉讼律师存在利益交换。韦克菲尔德被发现有学术不端行为并被吊销医师执照。2010 年，英国医学委员会在几个领域对韦克菲尔进行了惩罚之后，《柳叶刀》杂志也正式撤回那篇造假论文。但伤害已经造成，产生的恶果已难挽回。英国麻腮风疫苗的接种率由 1995 年的 92%，下降至 2003 的 80%。在人口密集的伦敦，接种率只有 61%左右，有的地方甚至降到了百分之十几。直接的后果就是发病率急剧上升。2008 年，在英国一度基本被消灭的麻疹，被重新提生为局部流行的程度，麻疹病例从 1998 年的 56 例增加到 2008 年的 1348 例并致 2 人死亡。2012 年，英格兰、威尔士共确诊麻疹病例 2016 例，是 1994 年以来的最高值。该论文观点还波及欧洲其他一些国家和美国，引发了全球范围的“疫苗抵制”运动。即使在医疗体系较健全的英国，一篇错误的论文，也能够摧毁人们对于医疗健康的信任，而这个代价，是整整一代小孩的健康。

近年来，由于百日咳疫苗接种率下降，百日咳疫情在美国大幅上升，出现了几次暴发。2010 年，美国加州报告了 9156 例百日咳病例，出现了大范围的百日咳暴发，很快波及美国其他地区，包括明尼苏达州、华盛顿和北卡罗来纳州。在加州当地政府规定学龄儿童入学前须交百日咳疫苗接种证明后，病例数在来年有所减少，2011 年报告百日咳病例 2975 例。美国华盛顿州自 2011 年中期以来百日咳报告病例数大幅度增加，2012 年 1 月 1 日～6 月 16 日共报告百日咳 2520 例，报告发病率为 37.5/10 万，较 2011 年同期病例数增加了 13 倍，是 1942 年以来报告病例数最多的年份。接种百白破疫苗是预防百日咳最有效的手段，但华盛顿州大量家长因担心疫苗接种不良反应或思想理由，不让子女接种疫苗，较低的接种率，助长了疫情的暴发。

在我国，2008 年—2012 年麻疹发病率逐年下降，2012 年达到历史最低的 0.46/10 万，但 2013 年麻疹病例大幅增加，麻疹疫情出现反弹，麻疹发病率达到 2.08/10 万。调查发现在全国部分地区，由于麻疹类疫苗接种率下降、存在免疫空白人群以及各种原因所致的易感人群积累是麻疹发病率上升的主要原因。

2011 年在我国新疆维吾尔自治区南疆地区发生了输入性脊髓灰质炎野病毒引起的局部暴发疫情，共报告实验室确诊病例 21 例，这是自 2000 年证实无脊灰后，我国首次发现脊髓灰质炎野病毒疫情。经世界卫生组织证实造成此次疫情的脊髓灰质炎病毒源自巴基斯坦。调查发现南疆地区脊髓灰质炎疫苗接种率较低，存在免疫空白人群，导致输入性脊髓灰质炎野病毒引起本地局部暴发疫情。为有效控制脊髓灰质炎疫情，避免脊髓灰质炎野病毒株向其他地区扩散，根据国家卫生计生委的统一部署，短期内在新疆大范围开展了五轮脊髓灰质炎疫苗强化免疫活动，累计服苗 4300 万剂次，成功阻断了脊髓灰质炎疫情的扩散，恢复了我国无脊髓灰质炎状态。

第四节　免疫规划的公共卫生对策

一、政府重视，政策保障，部门支持，民众参与

国务院历来高度关心和重视儿童的生存、保护和发展，把“提高全民族素质，从儿童抓起”作为社会主义现代化建设的根本大计，并把免疫规划工作作为儿童的基本权利。1985 年 8 月 15 日时任国家主席李先念向国际社会承诺在中国实现普及儿童免疫目标；1991 年 3 月，时任国务院总理李鹏代表中国政府正式签署了《儿童生存、保护和发展世界宣言》和《执行 90 年代儿童生存、保护和发展世界宣言行动计划》这两个世界性文件，向国际社会承诺了包括消灭脊髓灰质炎在内的一系列保护儿童地目标。2007 年，温家宝总理在政府工作报告里明确提出实施扩大国家免疫规划。许多国家领导人还亲自参加儿童计划免疫和免疫规划活动，地方各级人民政府领导人也深入基层，参加儿童预防接种宣传活动。

卫生计生行政部门在当地人民政府的领导下，与发展改革、教育、财政、公安、交通、广播电视、妇联、残联、民政和食品药品监督管理等部门合作，大力推动并落实扩大国家免疫规划，同时动员全社会民众参与。

二、广泛宣传，提高公众对国家免疫规划的认识

积极发挥社会各方面力量，充分利用广播、电视、报纸、网络等多种形式，大力宣传国家免疫规划政策和成就，以及实施免疫规划保护公众健康的重要意义，不断强化和提高广大群众接受免疫服务的自觉性。开展经常性宣传与“4・25”预防接种日宣传活动，广泛普及预防接种知识，提高全社会参与国家免疫规划工作的积极性和主动性，营造全社会参与实施国家免疫规划的氛围。

三、加强队伍建设，提高执行国家免疫规划的能力

各级卫生计生行政部门按照国家免疫规划工作任务要求，加强免疫规划相关机构和队伍的建设，合理规划和设置接种单位，调整和充实免疫规划专业人员和基层接种人员。加强对免疫规划专业人员、基层接种人员和医疗机构相关人员的培训，提高业务水平和服务能力。

四、完善免疫服务形式，规范预防接种行为，继续提高和保持免疫接种率

根据国家免疫规划工作的内容和要求，加强冷链建设，保障国家免疫规划疫苗冷链运转。调整免疫服务形式，增加服务次数，确保适龄儿童及时得到预防接种服务，加强预防接种服务管理，加强边远、贫困地区和流动儿童的预防接种工作，努力提高免疫接种率。疾控机构和接种单位配合教育部门做好儿童入托、入学预防接种证查验工作。加快儿童预防接种信息管理系统建设，为儿童免疫规划工作提供信息支持。

五、加强免疫规划监测，发现薄弱环节，及时遏制疫情发生风险

通过开展免疫规划常规免疫接种率监测、免疫规划疫苗针对传染病监测、疫苗免疫成功率监测、流行病学保护效果监测和人群抗体水平监测，及时发现免疫规划工作中的薄弱环节和薄弱地区，保障免疫规划疫苗高接种率，控制免疫规划疫苗针对传染病的暴发流行。

第五节　免疫规划监测

一、定义及分类

免疫规划监测包括接种率监测、免疫规划疫苗针对传染病监测、疫苗免疫成功率监测、流行病学保护郊果监测和人群抗体水平监测。

(一)接种率监测包括接种率报告和接种率调查、评价

1.接种率报告

是指各级接种单位和报告单位，按照规定的报告程序和报表格式，连续、系统地汇总报告接种完成情况，动态监测接种率的变化趋势。

(1)报告内容：①按照国家免疫规划疫苗常规接种情况报表，分疫苗、分剂次报告国家免疫规划疫苗应种和实种数据。②第二类疫苗按照第二类疫苗接种情况报表，分疫苗报告接种情况。

(2)报告程序：①接种单位完成国家免疫规划常规疫苗和第二类疫苗接种后及时将数据汇总后报至乡级防保组织。②乡级防保组织及时收集汇总接种单位接种数据，通过“中国免

疫规划信息管理系统”进行网络报告。县、市、省级疾病预防控制机构审核辖区接种数据。

(3)接种率统计：①报告对象为预防接种单位在报告月管理的所有0～6岁适龄儿童。②接种率计算：某疫苗(某剂次)接种率(%)=某疫苗(某剂次)实际受种人数/该疫苗(该剂次)应种人数×100%。③累计接种率计算：某疫苗(某剂次)累计接种率(%)=某疫苗某剂(次)累计实受种人数/该疫苗(该剂次)累计应种人数×100%。

(4)报告接种率的评价：①常规免疫报告接种率的及时性、完整性和正确性评价；②常规免疫报告接种率的可靠性评价。

1)差值评价法：比较报告接种率与估计接种率之间的差值。

2)比值评价法：比较各种疫苗应种人数，以判断报告接种率有无逻辑错误。

3)比较法：将常规免疫报告接种率与调查接种率、疫苗使用量等进行比较，分析是否一致和不一致的原因。

2.接种率调查

(1)调查内容：包括适龄儿童建卡率、建证率及预防接种卡、证填写符合率：国家免疫规划疫苗的接种率。

(2)调查方法。

1)评价县级及以上单位接种率：标准组群抽样法(按容量比例概率抽样法)。

2)评价乡级接种率：批质量保证抽样法。

(二)免疫规划疫苗针对传染病监测

1.疾病监测

(1)疫情报告：①根据《中华人民共和国传染病防治法》、《突发公共卫生事件应急条例》和相关的法律、法规、规章的规定，疾病预防控制机构、医疗机构和采供血机构及其执行职务的人员、乡村医生和个体开业医生，发现疫苗针对传染病病例或疑似病例、聚集性病例、暴发或突发公共卫生事件相关信息时，应当按照传染病报告属地管理的原则，在规定的时限内报告。②发现脊髓灰质炎/急性弛援性麻痹(AFP)病例、麻疹/风疹、乙型脑炎或流行性脑脊髓膜炎等病例，除按上述要求进行报告外，疾病预防控制机构还应按规定纳入中国疾病预防控制信息系统专病/单病监测信息报告管理系统，进行专病报告和管理。

(2)主动监测：①对AFP和麻疹病例，实行主动监测。承担主动监测任务的疾病预防控制机构或乡级防保组织，每旬派人至本地区内的监测医院进行主动监测，做好主动监测记录，留存备查。县级疾病预防控制机构汇总主动监测完成情况，每月逐级上报至省级疾病预防控制机构。②出现聚集性病例、暴发疫情或突发公共卫生事件时，根据控制疫情的需要，在一定范围内实施主动监侧与零病例报告工作。③县级疾病预防控制机构要定期对辖区医疗机构的AFP和麻疹病例报告工作进行检查指导，市级及以上疾病预防控制机构定期对辖区内的主动监测工作进行督导和评估。

(3)病例调查：①县级疾病预防控制机构、乡级防保组织在接到国家免疫规划疫苗针对传染病疫情报告后，应及时按照有关要求开展流行病学调查。②医疗机构和疾病预防控制机构根据有关规定，采集病例的临床标本运输至指定的实验室进行检测，并根据实验室检测结果和流行病学调查情况对病例进行核实诊断。③乡级防保组织、县级疾病预防控制机构对规定的国家免疫规划疫苗针对传染病病例进行随访。④按照有关要求，开展国家免疫规划疫苗针对传染病漏报调查。⑤各级疾病预防控制机构应每日通过网络监控国家免疫规划疫苗针对传染病报告情况，及时发现可疑的暴发信息。定期统计、分析疫情动态，进行预警，并向有关部门通报。⑥疾病预防控制机构应将病例个案调查、漏报调查、疫情分析资料及其他资料归档，根据各类资料的具体要求，按规定的时限逐级报告给上一级疾病预防控制机构，并对本辖区资料进行分析和反馈。

2.血清学和病原学监测

(1)各级疾病预防控制机构依据相关传染病诊断标准、监测方案和有关技术文件的要求，对国家免疫规划疫苗针对传染病病例进行血清学、病原学诊断。

(2)国家、省级和有条件的市级疾病预防控制机构，每年有计划地对相关的国家免疫规划疫苗针对传染病进行人群带菌(毒)情况、环境、宿主动物、媒介生物等病原学监测，并对监测结果进行分析评价。

(3)标本采集与检测具体方法参见有关技术方案和标准。标本运输要符合国家有关技术方案和生物安全的要求。

(4)实验检测中分离到的阳性病原标本，应按照监测方案的要求，及时送至指定的实验室。

3.暴发疫情处理

暴发是指在一个局部地区或集体单位内，短时间内突然有显著增多的患者出现，这些病人多有相同的传染源和传播途径。

县级疾病预防控制机构接到疑似暴发疫情报告后，应迅速组织人员到达现场，必要时、市级及以上疾病预防控制机构派人协助调查与处理。①核实暴发。②确定病例定义，并搜索病例。③分析病例的三间分布。④提出病因假设并验证假设。⑤采取控制措施。⑥整理、分析调查资料，撰写疫情暴发调查报告。

(三)疑似预防接种异常反应监测

疑似预防接种异常反应(AEFI)监测是指预防接种后发生的怀疑与预防接种有关的反应或事件。AEFI监测是免疫规划工作的重要内容之一，对于上市后疫苗的安全性评价以及维持公众对预防接种的信心具有重要作用。1980年，原卫生部颁布实施《预防接种后异常反应和事故的处理试行办法》。自2005年以来，国家逐步建立并完善了全国AEFI监测系统，并于2008年实现了全国疑似预防接种异常反应个案的网络报告。2008年12月，原卫生部颁布实施了《预防接种异常反应鉴定办法》，对预防接种异常反应鉴定程序做出了规定。2010年6月，原卫生部和国家食品药品监督管理局联合发布了《全国疑似预防接种异常反应监测方案》，对AEFI的报告、调查诊断、数据分忻和利用、反应的处置等从技术上做了要求，更好地规范了AEFI报告、调查处置和诊断工作程序，提高了监测工作质量。通过开展AEFI监测工作，不仅收集了大量的监测数据，而且还有利于严重病例的监测、追踪和管理，为加强全国AEFI监测、评价疫苗安全性提供了重要依据。

第六节　免疫规划督导、考核与评价

一、督导

(一)制定督导方案

督导方案包括督导的目的、内容、地区或单位、时间、范围等。

1.确定督导目的

包括被督导单位制定的工作目标与上级的整体目标是否一致；上级部署的工作、任务是否落实；总结成功的经验；识别和解决问题；激励被督导者工作积极性；提高被督导者的技能；评估工作进展等。

2.确定内容

根据督导目的，确定相应的督导内容，制成督导表。督导表应包括：被督导单位、具体人员、时间、内容、督导发现、建议、督导人员和被督导单位负责人签名等。督导可分为以下两类：

(1)常规督导：根据督导目的，可以是国家免疫规划工作的全部内容，也可以是几项特定内容，如组织管理和专业队伍建设、疫苗使用管理、冷链设备管理、安全注射、预防接种服务、免疫规划信息化、AEFI监测、疾病监测，提高接种率的活动等。

(2)专项督导：国家免疫规划的专项工作内容，如AFP病例监测、麻疹监测、安全注射管理、儿童预防接种信息管理系统建设等工作。

(二)开展现场督导

1.收集信息

(1)在开展督导前，收集督导地区和单位的相关信息。

(2)通过与被督导者交流，查阅相关工作记录和文件，观察被督导者的实际操作，访谈等方法收集信息。

2.分析评估

对收集到的资料进行分析，系统、准确地评价当地预防接种工作；总结当地工作经验；筛选存在问题的可能原因；决定采用的解决办法，调整和完善工作计划。

(三)督导总结

督导完成后，督导人员要将本次督导的情况向被督导单位反馈，并撰写督导报告，向有关部门报告。报告内容包括基本情况、成绩、经验，问题及解决方法或建议。

(四)督导频次

按照《预防接种工作规范》要求的频次数开展督导。

二、考核与评价

(一)考核评价分类

考核评价可分为综合考核评价和专项考核评价。综合考核评价的目的是全面了解国家免疫规划工作状况，评价目标完成情况；专项考核评价的目的是对国家免疫规划工作中单项工作进行评价。

(二)抽取考核评价单位的原则

(1)为保证评价结果的真实性，由考核组统一按照随机的原则抽取考核单位，并在考核前通知。

(2)近3年内发生国家免疫规划疫苗针对传染病暴发、流行，以及接种率不稳定、流动人口较多的地区，原则上应作为被考核单位。

(三)考核频次

按照《预防接种工作规范》要求的频次数进行考核。

(四)考核评价内容和指标

1.考核评价的内容

包括组织领导、部门协调、保障措施；机构建设、专业人员配置和培训；预防接种服务；疫苗使用管理；冷链系统管理；国家免疫规划疫苗接种率评价；国家免疫规划疫苗针对传染病疫情监测及控制；AEFI报告和处理；国家免疫规划相关资料管理和儿童预防接种信息管理系统数据质量；工作经验和存在问题。

2.考核评价的主要指标

包括建预防接种卡(证)率；预防接种卡(证)填写符合率；疫苗接种率；报表报告完整率；报表报告及时率；免疫成功率；抗体阳性率；入托入学儿童预防接种证补证率；入托入学儿童补种率；国家免疫规划疫苗针对传染病监测指标参见有关监测方案。

3.考核评价的实施

(1)制订考核评价方案：在进行考核评价前，制定考核评价方案，内容包括：考核评价的目的、内容、对象、抽样方法、组织领导、参加人员、工作程序、时间安排、经费预算等。

(2)制作调查表：根据考核评价目的，确定具体内容、项目和要求，制作调查表和填表说明，调查表应具体、细致、全面、适用。

(3)培训人员：要对参加考核评价的人员进行统一培训，使参加考核评价的人员明确考核目的、掌握考核评价的方法、标准和要求。

(4)实施考核评价：考核评价人员要严格按照方案，采取听取介绍、核实资料、实地查看、座谈访问等形式了解真实情况，认真记录，填写调查表。

(5)质量控制：随机抽取1～2个被考核单位，核实调查资料的真实性；随机抽取3～5个村对接种率进行复查。

(6)资料汇总：考核组对现场调查资料核实后统一汇总。

(7)结果与评价：各级综合考核完成后要写出书面总结，对国家免疫规划工作做出评价，并将结果上报和反馈。

第七节　实施免疫规划取得的成就

一、全世界免疫规划工作成就

全球免疫规划的实施，使得天花得以消灭，麻疹和脊髓灰质炎在一些地区被消除，白喉和百日咳的发病率和死亡率大幅度下降，免疫规划工作取得了巨大成就。世界卫生组织2010

年的数据显示，根据各年龄组免疫接种估计每年避免250万人死亡。2000年至2009年期间，全球免疫覆盖率由74%增至82%，美洲和欧洲区域的免疫覆盖率仍维持高水平，与此同时，非洲、东地中海和西太平洋区域的情况有所改善，免疫覆盖率分别增加了16%、12%和10%。2009年，共有122个会员国的国家免疫覆盖率达到90%。2000—2008年，全球麻疹死亡率下降了78%。据估计，死亡病例从73.3万例降至16.4万例。除东南亚区域外，所有其他区域都实现了到2010年麻疹死亡率比2000年减少90%的总目标。此外，美洲区域自2002年以来维持了消除麻疹状态。

二、中国免疫规划工作成就

我国政府实施“预防为主”的卫生工作方针，大力普及预防接种，通过接种牛痘疫苗，20世纪60年代初消灭了天花。1978年开始实施儿童计划免疫。2002年将新生儿乙肝疫苗纳入免疫规划；2007年实施扩大国家免疫规划。在巩固和提高儿童疫苗接种率的基础上，继1988、1990、1996年我国分别达到了以省、县、乡为单位儿童计划免疫疫苗接种率85%的目标。“十五”“十一五”期间达到了以乡为单位儿童计划免疫接种率90%的目标。世界卫生组织西太平洋区证实中国2000年实现无脊髓灰质炎目标。同时麻疹、白喉、百日咳、流行性乙型脑炎等传染性疾病的发病率大幅度下降。20世纪90年代乙型肝炎疫苗纳入儿童计划免疫管理以来，乙肝病毒的感染率和乙肝发病率均大幅下降。2012年5月，中国正式通过了世界卫生组织西太区的认证，已经实现了将5岁以下儿童慢性乙肝病毒感染率降至1%以下的目标，这是我国公共卫生领域取得的伟大成就。2012年7月世界卫生组织调查结论显示我国所有地市的新生儿破伤风发病率均低于1‰活产儿，2012年11月1日世界卫生组织宣布中国消除新生儿破伤风。

各省免疫规划工作均取得了显著的成就，疫苗针对性疾病发病率得到有效控制。以湖南省为例，1987年麻疹报告发病数6309例(报告发病率11.00/10万)较1978年麻疹报告发病数79111例(报告发病率153.14/10万)下降98%。为了加速麻疹控制，2005年麻疹类疫苗的接种程序第二剂次改至18～24月龄，2008年扩大国家免疫规划第一剂次由麻疹减毒活疫苗改用麻疹风疹联合减毒活疫苗，第二剂次改用麻疹腮腺炎风疹减毒活疫苗。2008—2013年全省连续6年麻疹类疫苗强化免疫(查漏补种)共接种约1600万剂次，易感人群得到有效保护，因此麻疹发病率呈明显下降趋势，2011年全省报告麻疹病例数99例(报告发病率0.15/10万)，降至历史较低水平。湖南省1974年百白破疫苗使用前，白喉呈自然流行状态，平均每年报告病例数约5000例，其中1959年报告12312例(报告发病率33.34/10万)，为历史最高水平。1974年实施有计划的百白破疫苗接种工作，1978年百白破疫苗纳入计划免疫，随着接种率的提高，疫情得到有效控制，湖南省1988年白喉报告发病数十例(报告发病率0.02/10万)较1974年报告发病数2562例(报告发病率5.23/10万)下降99%，从1996—2004年湖南省平均每年报告1例(发病率＜0.01/10万)，自2004年以来已无白喉病例报告。经过几十年的发展，政府对免疫规划经费投入不断加大，在全国范围内建立了1支从事免疫规划工作的专业队伍，建立健全了冷链系统，免疫规划工作进入了法制化、规范化管理时期，针对传染病发病率大幅下降，监测信息网络建设迅速发展，国家免疫规划预防的疾病不断增多。国家免疫规划创造了显著的经济效益和持久的社会效益，在保障国民建康，增加中国人均期望寿命等方面发挥了重要作用，为推动全球免疫规划事业发展做出了巨大贡献。

第八节　免疫规划策略的经济和社会效益

免疫规划工作是卫生事业成效最为显著、影响最为广泛的工作之一。通过免疫规划，全球已经成功消灭了天花；大多数国家和地区已经阻断了脊髓灰质炎野病毒传播；全球因白喉、百日咳、破伤风和麻疹导致的发病、伤残与死亡也显著下降。我国的免疫规划工作同样取得了巨大的成就，同时也带来了巨大的经济和社会效益。据估算，自1978年实施儿童计划免疫以来，中国减少麻疹、百日咳、白喉、脊髓灰质炎、结核病、破伤风等6种疾病的发病共约3亿人次，减少相关死亡约400万。通过实施新生儿乙肝疫苗接种为主的预防措施，我国有效地保护了儿童免受乙肝病毒的侵害，乙型肝炎防控效果显著。自1992年以来，全国预防了8000万人受乙肝病毒感染，减少了近2000万乙肝病毒表面抗原携带者。目前，麻疹、甲肝、乙脑、流脑、百日咳、白喉等疫苗针对传染病发病率均降到了历史最低水平。

以浙江省为例，浙江省1978—2007年实施计划免疫的30年来，各种疫苗针对传染病报告发病率大幅下降，较实施计划免疫前下降了95%以上；自1992年以来无脊髓灰质炎野病毒引起的临床麻痹病例报告，2000年如期实现无脊髓灰质炎目标；白喉已经近20年无病例报告，百日咳、流脑、乙脑等疫苗针对传染病报告率逐年下降，近年均控制在1/10万以下。1978—2007年，浙江省计划免疫投入的成本总计89819.28万元，其中疫苗成本26121.70万元，冷链建设成本3411.68万元，各级工作成本60285.90万元。通过理论期望发病水平与实际发病水平比较，实施计划免疫工作这30年全省减少脊髓灰质炎发病18505人、麻疹3947390人、白喉194134人；减少脊髓灰质炎死亡479人、麻疹112780人、白喉18935人。在取得的效益方面，浙江省计划免疫工作30年来减少疫苗针对传染病发病和死亡所取得的效益合计为19.14亿元。从计划免疫减少发病成本效果（CEA）来看，浙江省计划免疫30年的成本效果比（CEA）为每万元66.90人，从减少因发病而死亡效果来看，成本效果比（CEA）为每万元2.12人。

第九节　免疫规划面临的挑战和机遇

一、免疫规划面临的挑战

（一）经费投入不足，影响了免疫规划的公平性和公益性

我国自1978年开始实施儿童计划免疫，通过对儿童实施有计划地预防接种，有效地控制了疫苗针对传染病的传播，对保障儿童身心健康和生命安全起到了重要作用。虽然国家的卫生方针是“预防为主，防治结合”，但“重治轻防”的观念仍不同程度地影响着免疫规划工作地开展。免疫规划所产生的社会及经济效益未被充分认识，部分医疗卫生单位重视医疗效益而常常忽视免疫规划工作，导致免疫规划经费投入不足，远远不能满足免疫规划工作的需求。

基层免疫规划工作人员缺乏，工作压力大，加之待遇低，专业人员大量流失，导致人力

资源更加缺失。据某西部省份统计，仅 2009—2011 年该省乡镇卫生院共流失卫生专业人员 7433 人，其中具有执业资格的人员达 5514 人；乡镇卫生院人员编制的空编率达 19.37%。部分农村地区疾病控制呈现“四难”现象，即防保人员定编到位难、提高防保人员素质难、具体工作落实难、质量提高难；再加上农村三级预防保健网络的不健全，村医短缺，年龄老化，学历偏低，后继乏人，这些问题严重阻碍了免疫规划工作的深入开展。

（二）流动人口的免疫规划管理是免疫规划工作的难点

随着中国经济的不断发展，城镇化建设的不断加速，大量农村人口涌入城市，给免疫规划工作带来了新的挑战。部分预防接种机构对辖区内人口流入和流出情况掌握不全，管理存在漏洞。流动人口群体由于其自身的特殊性，流动性强，经济条件、文化素质和卫生状况相对较差，健康意识淡薄，给免疫规划工作的开展带来了很大的困难。国家对流动人口的健康状况非常重视，近几年推行的流动人口基本公共卫生服务均等化政策，从政策上确保了流动人口享有同常住人口相同的基本公共卫生服务，这为流动人口免疫规划工作的全面深入开展提供了基本保障，尽管国家在流动儿童的免疫规划上投入了大量的人力物力，但由于缺乏完整有效的管理体系，人口流出地与流入地管理脱节等困难的存在，导致流动儿童时常发生迟种、漏种、重复接种等现象，影响了免疫规划疫苗的接种率，成为传染病暴发和流行的高危人群，给疾病控制工作埋下了隐患。

二、免疫规划面临的机遇

（一）党和政府的高度重视为免疫规划工作的开展奠定了基础

2007 年，时任国家总理的温家宝在政府工作报告中提出：“2007 年扩大国家免疫规划范围，将甲肝、流脑等 15 种可以通过接种疫苗有效预防的传染病均纳入国家免疫规划”。为保证每个儿童都能按时接种疫苗，国家加大经费投入，制定了中央补助地方公共卫生专项资金免疫规划项目经费政策。为支持免疫规划工作，2003—2006 年，中央财政共安排中西部地区计划免疫补助专项资金 80509 万元，用于开展计划免疫冷链设备购置、在高危地区和高危人群中开展脊灰疫苗强化免疫活动、保持 AFP 病例监测系统正常运转、麻疹和乙脑等监测、加强常规免疫工作（包括接种补助、专业人员培训）等。2007—2008 年，中央财政共安排免疫规划资金 52.7 亿元，除承担疫苗、注射器购置全部费用外，对部分困难地区的预防接种以及冷连设备购置给予补助，有力地支持了扩大国家免疫规划工作的开展。近年来，国家不断加大对疾病预防控制等公共卫生工作的投入，2014 年共安排公共卫生补助资金 1304 亿，相当于 2003 年的 12 倍，其中中央财政安排 466 亿元，是 2003 年的 47 倍，为各项防治措施的落实提供了有力保障。各项法律法规的出台为免疫规划工作提供了法制，政策保障。

2003 年传染性非典型性肺炎（非典）疫情的暴发、流行是对中国公共卫生体系能力的一次严峻考验。之后，国家和政府采取了一系列有力措施，从法律、政策等多个方面提供支持，扶持公共卫生体系建设，促使中国公共卫生体系进一步发展和完善，我国免疫规划工作也逐步步入了法治管理的轨道。2003 年 10 月《中共中央关于完善社会主义市场经济体制若干问题的决定》中，明确了保证疾病预防控制体系有序高效运转是国家和政府的主要职责。2009 年免疫规划工作列入基本公共卫生服务项目，成为我国公共卫生的重要组成部分。

(二)国际交流与合作为免疫规划工作快速发展提供了资金和技术支持

中国自1978年开始实施计划免疫起就一直得到了相关国际组织的大力支持，因而一直与国际组织之间保持着良好的交流与合作关系。近些年开展的国际合作项目，例如全球疫苗免疫联盟(GAVI)资助的加强控制乙肝项目，美国帕斯适宜卫生科技组织(PATH)资助的预充式注射器试点项目，WHO支持的预防接种不良事件监测与培训项目，联合国儿童基金会(UNICEF)资助的免疫规划健康教育项目，日本国际协力事业机构(JIVA)资助的西部5省综合免疫规划项目等，均取得了很好的效果。在国家卫生和计生委的领导下，中国疾病预防控制中心免疫规划中心一直与WHO、UNICEF等国际组织的驻华办事处保持着良好的沟通与台作。国际交流有助于中国获取全球免疫规划最新进展的相关信息和直接的技术支持，有利于尽快提高中国的免疫规划水平。

(三)全民健康意识的提高为免疫规划工作提供了广阔的市场

免疫规划是最基本的公共卫生服务，具有公共性、公益性和公平性的特征。当前，随着社会经济的飞速发展，全民的健康意识逐步增强，对免疫规划的需求也逐步上升。国家免疫规划疫苗种类不断赠加，在一些经济发达的省市，育龄妇女风疹疫苗，乙肝高危人群乙肝疫苗，老年体弱者肺炎疫苗等逐步列入了扩大免疫规划范畴，免疫规划市场的拓展和需求的增加为免疫规划工作的发展带来了新机遇。

(四)科学技术的不断进步使免疫规划工作步入信息化时代

随着科学技术的发展和计算机的普及，免疫规划工作逐步进入信息化时代。首先，信息化增强了行政部门对免疫规划工作的科学决策和应急指挥能力。“中国疾病预防控制信息系统”使疫情监测信息迅速、准确传达到各级疾控机构，有利于及时分析疫苗针对性疾病发病情况，为各级卫生计生行政部门制定免疫规划针对性疾病的科学决策和应急指挥提供了基础。其次，信息化促进了免疫规划工作的管理。“中国免疫规划信息管理系统”实现了常规免疫报告接种率监测、AEFI监测和疫苗管理等。客户端实现了儿童个案接种信息管理，为每个儿童建立免疫服务电子档案，将手工登记管理的儿童预防接种信息利用计算机实行分级管理，逐步实现儿童预防接种资料的联网与异地共享，很大程度上解决了异地重复接种和漏种的问题，减轻了基层工作人员的工作量，提高了接种信息的准确性。同时，信息化使接种单位为儿童提供了更优质的预防接种服务。近年来，湖南省开展了儿童预防接种管理信息化建设，各地陆续建立数字化门诊，接种环境设置人性化，预防接种流程规范有序，叫号服务使接种现场有条不紊，留观环节设置电子屏计时功能，进一步确保接种后留观30分钟。同时利用信息化工具开展预防接种知识宣传，在微博、微信及手机APP中开展预防接种知识宣传使家长理解疫苗对疾病预防的作用，更能及时提醒家长按时为儿童接种疫苗，小豆苗APP的推广使用，儿童家长只需设置儿童出生日期，即可按照免疫程序提醒家长接种疫苗，避免疫苗迟种、漏种等。

第十节　免疫规划的相关法律法规

我国1989年出台，2013年经全国人大通过修订的《中华人民共和国传染病防治法》第十五条规定：“国家实行有计划的预防接种制度”，“国家对儿童实行预防接种证制度。国家免疫规划项目的预防接种实行免费。医疗机构，疾病预防控制机构与儿童的监护人应当相互配合，保证儿童及时接受预防接种”，在法律上保障了预防接种工作的开展。

预防接种可以提高全人群的免疫水平，为国家节约大量的卫生资源。为了保障人体健康，促进我国公共卫生事业的发展，建立健全疫情应急机制。2005 年国务院常务会议通过了《疫苗流通和预防接种管理条例》，从疫苗流通、疫苗接种、保障措施、预防接种异常反应处理、监督管理、法律责任等方面对疫苗从流通到接种及接种后 AEFI 处置等做出了明确规订。2016 年“山东疫苗事件”后，国务院修改了《疫苗流通和预防接种管理条例》，新修订的条例自 2016 年 4 月 23 日起公布实施，要求“第二类疫苗由省级疾病预防控制机构组织在省级公共资源交易平台集中采购，由县级疾病预防控制机构向疫苗生产企业采购后供应给本行政区域的接种单位”;“疫苗生产企业应当直接向县级疾病预防控制机构配送第二类疫苗，或者委托具备冷链储存、运输条件的企业配送。接受委托配送第二类疫苗的企业不得委托配送”，更加规范了疫苗在招标采购、冷链配送等环节的具体操作。2016 年国家卫生和计划生育委员会印发了《预防接种工作规范》，包括组织机构、人员及职责，疫苗使用管理，冷链系统管理，预防接种服务，疑似预防接种异常反应的监测及处理，接种率监测，国家免疫规划疫苗针对传染病的监测与控制，实验室管理，资料管理，督导、考核与评价等，细化了预防接种工作的各个环节，对于各级疾病预防控制机构、预防接种单位接种人员实际工作具有重要的指导意义。2006 年 4 月，卫生部和国家食品药品监督管理局制定了《疫苗储存、运输管理规范》，2008 年 12 月原卫生部颁布了《预防接种异常反应鉴定办法》，这些法律法规的出台使我国的免疫规划管理及预防接种服务工作流程更为规范化，也成为进一步加强免疫规划管理工作的有效保障。

第六章　地方病与公共卫生

第一节　地方病的定义、分类及流行特点

一、定义及分类

地方病是指在一定地区内发生的生物地球化学性疾病、自然疫源性疾病和与不利于人们健康的生产生活方式密切相关疾病的总称。按其致病原因可分为5类，地球化学性疾病、自然疫源性疾病、地方性寄生虫病、与特定生产生活方式有关的疾病和原因未明的地方病(表6-1)。其中原因未明的地方病，一旦查清病因，也将归入上述5类中。

表6-1　地方病分类及其主要病种

分类	主要病种
地球化学性疾病	碘缺乏病、饮水型地氟病、饮水型地砷病、地方性硒中毒等
自然疫源性疾病	血吸虫病、鼠疫、森林脑炎、布氏菌病等
地方性寄生虫病	疟疾、丝虫病、包虫病等
与特定生产生活方式有关的疾病	燃煤型氟中毒、饮砖茶型氟中毒、燃煤型砷中毒、库鲁病(食死人脑所致)、烧热病(食用棉籽油致棉酚中毒)、肉毒中毒(主要食用自制豆制品和其他发酵食物中毒)
原因未明地方病	克山病、大骨节病、趴子病、乌脚病等

中国是地方病病情严重的国家，全国31个省、自治区、直辖市都不同程度地存在地方病的流行，受威胁人口超过5亿，各类患者数千万。不仅给社会带来巨大经济负担，还成为当地居民因病致贫、因病返贫的主要原因之一。在所有地方病中，燃煤型氟中毒及砷中毒、饮砖茶型氟中毒、趴子病是中国特有的地方病；克山病、大骨节病的病区主要分布在中国。我国曾将碘缺乏病、克山病、大骨节病、地方性氟中毒、地方性砷中毒、血吸虫病、鼠疫和布氏菌病纳入重点地方病防治管理范围。随着国家防治策略的调整，已将血吸虫病、鼠疫和布氏菌病从重点地方病管理范围内移除。

二、地方病的流行特点

(一)化学元素性地方病的流行特点

环境中的地球化学元素不仅是构成人体基本组成的物质基础，而且也是生命活动的营养物质来源，在人的生长发育、衰老、疾病和死亡中起着重要作用。这些元素按照生命活动的需要，分布在人体各部位，以维持机体和环境之间的平衡。由于地球化学元素在地球上的分布并不均匀，致使平衡受到破坏，最终导致地方病的发生。如缺碘地区多出现甲状腺肿和克汀病，碘过量地区则出现高碘性甲状腺肿；缺氟地区可出现龋齿、老年骨质疏松症增多，氟过量地区则引起氟斑牙和氟骨症患病率高等。地方病病区往往呈“灶状”分布，也有连成“片状”或“带状”的区域，如克山病、大骨节病、地方性氟中毒、地方性砷中毒等，其中克山

病、大骨节病病区有重叠的现象。在片状的病区内，也可存在轻病区或非病区，像地砷病，在同一病村内的井水含砷量差异很大，甚至邻居间一墙之隔，一户井水砷高，另一户井水含砷量正常，所以，地砷病病区呈小灶块状和点状分布。地方病发生及流行与病区自然地理环境关系极为密切，克山病、大骨节病病区均分布在中、低山区、丘陵地带及相邻的部分平原地带皆属大陆性气候，气候相对湿润，一般昼夜温差较大；碘缺乏病较为严重的病区是那些地形倾斜，雨水较多而致水土流失的地带，表现为山区重于丘陵，丘陵重于平原，内陆重于沿海；饮水形地氟病重病区都分布在低洼易涝、地下水径流条件较差地区或高氟岩矿地区；饮水型地砷病病区都分布在山前冲积平原的地势低处，或富砷床地区。

(二)生物源性地方病的流行特点

生物源性地方病的分布和宿主的生活习性等关系更为密切，因而形成在分布地带、纬度及流行季节的不同特点。生物源性地方病的疫源地会由于社会进步和经济开发而日趋缩小，但也可能由于交通便利和人口流动等社会因素使某些生物源性地方病扩散，如登革热、军团病已开始传入或潜在威胁中国。又如新疆本不存在流行性出血热，但是随着褐家鼠通过人员流动被带至哈密、大河沿和乌鲁木齐，而成为新的自然疫源地。

第二节 地方病引起的公共卫生问题及防控策略

我国地方病流行范围广、病情严重，不仅给社会带来巨大经济负担，还成为当地居民因病致贫、因病返贫的主要原因之一。克山病是我国特有的一种地方病，全国病区包括16个省份，共有327个病区县，22925个病区乡(镇)，病区乡人口约为5976万人。20世纪50、60年代，病区年发病率超过50/10万，病死率达98%，对病区人民生命与健康造成极大的威胁。大骨节病病区覆盖14个省(市、自治区)，有病区县358个，病区乡2309个，病区乡人口约4133万，病例数超过72万，其中13岁以下儿童2.8万人。地方性氟中毒在我国分布非常广泛，是世界流行较严重的国家之一。除上海市、海南省以外，其余各省、市、自治区中均有地方性氟中毒病区存在。饮水型氟中毒主要分布在长江以北地区，有病区县1181个，受威胁人口9200万；燃煤污染型氟中毒主要分布在长江三峡流域和西南地区，有病区县199个，受威胁人口3320万；饮茶型氟中毒主要分布在西藏、四川、内蒙古、青海和甘肃等省份有饮砖茶习惯的少数民族居住区，据估计饮用砖茶人口约为3100万。饮水型地方性砷中毒分布于新疆、山西、内蒙古、宁夏、吉林、青海、四川、安徽、湖北和甘肃等10个省份，有病区村609个，病区村人口56万，已诊断患者1.4万人；燃煤污染型砷中毒分布于贵州、山西两省，已诊断患者1.4万人。日本血吸虫病曾流行于我国的湖北、湖南、江西、安徽、江苏、上海、浙江、云南、四川、福建、广东、广西等12个省(市、自治区)的453个县(市、区)。钉螺滋生面积达143亿平方米，患者1160余万人，受威胁人口达1亿多。丝虫病曾流行于山东、河南、江苏、安徽、上海、湖北、湖南、江西、浙江、福建、广东、广西、贵州、四川、重庆、海南等16个省(市、自治区)的864个县(市、区)，流行乡镇的人口数为34191.6万人。有微丝蚴血症者2559.4万人，慢性丝虫病患者540万人。我国是土源性线虫感染和食源性寄生虫病感染最严重的国家之一。据1990年全国寄生虫病分布调查结果显示：我国蛔虫感染率为47.00%，钩虫感染率为17.17%，鞭虫感染率为18.80%。三种土源性线虫合计感染率为53.58%。以此推算，全国蛔虫、钩虫、鞭虫和土源性线虫总感染人数分别为5.31亿、1.94亿、2.12亿和5.36亿。14岁以下儿童蛲虫感染率为23.61%，推算全国14岁以下儿童感染人数约为8000万。推算全国华支睾吸虫感染人数约为1249万人，带绦虫感染人数约为55万人，包虫病患者约为38万人。黑热病流行于我国地辽宁、河北(含天津市)、北京、山东、河南、江苏、安徽、湖北、山西、陕西、四川、甘肃、宁夏、内蒙古、青海、新疆和西藏等17个省(市、自治区)的665个县(市、区)，据20世纪50年代初的调查估计全国约有病例53万人。

我国根据地方病流行特征和防治工作的特点，总结出“政府领导，部门配合，群众参与”的有效工作机制，以及“预防为主，因时因地制宜”的防治策略。制定地方病防治策略，必须按照预防为主的思想，依据正确的理论和防治经验，针对疾病链的薄弱环节，兼顾科学性与可操作性，因地制宜地实现对目标地方病疾病链的有效阻断，诸如大骨节病防治，需采取换粮、主食大米、搬迁等措施；燃煤型氟、砷中毒防治，需改炉改灶，改变主要食物干燥方式等措施；饮水型氟、砷中毒防治，需采取改换低氟、低砷水源或利用理化方法除氟、除砷；碘缺乏病防治，应坚持合理的科学食盐加碘，重点人群和重点地区要重点防治。寄生虫病的防治工作应遵循科学防治的策略，因地制宜落实各项防治措施。如血吸虫病防治先后采取了以消灭钉螺为主的综合防治策略、以人畜化疗为主的综合防治策略和以控制传染源为主的综合防治策略三个阶段；在土源性线虫感染率高的地区，提出了提高人群规范药物驱虫覆盖率，人群寄生虫病防治知识知晓率和健康行为形成率、无害化卫生厕所覆盖率；在包虫病流行区提高犬规范驱虫覆盖率的措施，使得多种寄生虫患者群感染率显著下降，推进了全国寄生虫病防治进程。

一、碘缺乏病

碘缺乏病是指由于自然环境碘缺乏造成机体碘营养不良所表现的一组疾病的总称。它包括地方性甲状腺肿、地方性克汀病、地方性亚临床克汀病、胎儿流产、早产、死产、先天畸形等。地方性甲状腺肿是碘缺乏病最明显的表现形式，而地方性克汀病是碘缺乏病最严重的表现形式。

(一)流行

碘缺乏病是世界上分布最广、受威胁人口最多的一种疾病，分布于全球碘缺乏的地理环境。著名的碘缺乏病流行区是亚洲的喜马拉雅山区、欧洲的阿尔卑斯和比里牛斯山区、南美的安第斯山区、非洲的刚果河流域、大洋洲的巴布亚新几内亚、北美洲的五大湖盆地等。全球共有22亿人口(占全世界人口的38%)生活在缺碘地区。我国是世界上碘缺乏病分布广泛、病情严重的国家之一。20世纪90年代初估计全国各省(市、自治区)均存在程度不同的碘缺乏，约有7.2亿人生活于缺碘地区，分布于1762个县，26854个乡。20世纪70年代初防治前的粗略统计Ⅱ度以上地甲肿3500万人，典型地克病病人25万人。更为严重的是还有数目更大的亚克汀患者，估计有数百万之多。

(二)危害

在缺碘地区，由于个体缺碘程度不同，表现的程度呈现一个由轻到重的谱带，而且根据缺碘发生在不同时期，其相应的表现也不同。胎儿期碘缺乏的危害主要包括流产、早产、死产、先天性畸形、克汀病及亚临床克汀病。克汀病是指以智力低下为主要特征并伴有精神综合征或甲状腺功能低下的一种疾病，是由于胎儿期严重碘缺乏造成大脑发育不可逆的损害，临床上可分为神经型和黏液水肿型。在缺碘地区的所谓正常人群中，有相当一部分人虽没有达到克汀病的诊断标准，但实际上在神经系统、甲状腺系统、身体发育等方面落后于正常人，特别是以智力落后为主要表现，称为亚临床克汀病。

1.新生儿碘缺乏的危害

主要是引起先天性甲状腺功能低下症(简称先甲低)检出率的升高。在碘营养正常的发达国家先甲低检出率一般为1/5000～1/3500，这部分是属于散发性的。而在碘缺乏的发展中国家，其检出率可高达5%～10%，也就是说增加了200～500倍。先甲低检出率增高的原因是碘缺乏所致，如不能早期诊断和治疗将同样导致患儿终生智力残疾。妊娠期补碘可以使过高的先甲低检出率下降到正常。此外，碘缺乏严重地区，还可见到新生儿甲状腺肿。

2.婴幼儿

正处于脑发育的第二个关键时期，和胎儿一样，对碘缺乏极为敏感。胎儿的严重碘缺乏若延续到婴儿期继续存在，势必发展成为典型的克汀病患者。如果幼儿碘缺乏程度较轻，症状不典型，则称为亚临床克丁病，特征是智力轻度低下，伴有轻度神经系统损伤，或激素性甲状腺功能低下，轻度身体发育障碍等。亚临床克汀病的程度虽不如克汀病严重，但它的发生率却远远大于克汀病，由于症状不典型，容易被忽视，这些人难以从事技术性较高的生产活动，不能接受中、高等教育。

3.儿童青少年

对碘缺乏比较敏感，可影响智力发育、身体发育，造成运动、视觉、听觉障碍，突出的表现是甲状腺肿大。一般来说，甲状腺肿大率(简称甲肿率)随着年龄的增长而升高，女孩肿大率普遍高于男孩。补碘以后，经过一定时期甲状腺肿大可以恢复正常。儿童青少年碘缺乏会对生长发育特别是智力发育造成损害，碘缺乏地区的儿童智力发育达不到应该有的水平。

4.成人

碘缺乏对成人最明显的影响是甲状腺肿。地甲肿在成人中的特点是缺乏典型的临床甲低症状，除了颈部肿大之外一般无明显症状，只有当甲状腺肿发展到一定程度时或压迫气管、食道和周围神经时才会出现呼吸困难，吞咽障碍或声音嘶哑等症状，尽管大多数人无明显临床表现，但经过实验室检查常常发现甲状腺激素水平较正常偏低，少部分人可能有症状轻微的甲状腺机能低下的表现。这些人多表现表情淡漠，无力、易疲劳，体能下降和生活适应能力差，这就可能影响当地居民的主动性和创造性。

(三)公共卫生策略

1837年，法国化学家Boussingault首先提出用碘盐防治碘缺乏病的建议。1917年在美国俄亥俄州第一次大规模用碘盐防治地甲肿获得疗效，从而为碘预防地甲肿提供了科学依据，此后在许多国家和地区广泛推行用碘盐预防碘缺乏病。自1948年以来，联合国儿童基金会、联合国粮农组织(FAO)、世界卫生组织(who)和国际碘缺乏病控制委员会(ICCIDD)，大力支持碘缺乏病防治工作，认为碘盐是防治碘缺乏病的基本措施。为达到消除碘缺乏病这一重大的公共卫生目的，应继续使用碘酸钾和碘化钾”。

在我国，碘缺乏病防治开始于20世纪40年代，1940—1942年姚寻源、姚永政对云南省37个县进行了地甲肿调查，并在此基础上在云南一平浪盐矿进行了食盐加碘。对预防地甲肿，进行了一些试验性工作，但受益人数微不足道。真正有计划、有领导的大规模预防工作是从中华人民共和国成立后才开始的。自1954年起，我国陕西、河北等省的部分病区，开始手工加工碘盐。1965年以后，逐渐开始扩大机械化加碘。至1985年，全国18个省份的病区普及了碘盐。从1993年国务院召开“中国2000年实现消除碘缺乏病目标动员会”以来，中国消除碘缺乏病工作取得了巨大成就。1994年我国开始实行全民食盐加碘，至1995年全国基本普及了加碘盐。

为满足人群对碘的需求，国际组织和各国相继制定了食盐中碘的添加水平。如WHO推荐食盐中碘添加量为20～40mg/kg，德国为15～25mg/kg，澳大利亚为20mg/kg，瑞士为25mg/kg。在我国，碘盐浓度根据防治工作的需要进行了多次调整。1979年国务院批转的卫生部、轻工业部、商业部、粮食部和全国供销总社拟定的《食盐加碘防治地方性甲状腺肿暂行办法》中提出“食盐加碘的比例以1/50000～1/20000为宜”。1999年卫生部疾控司召开“关于调整碘盐标准研讨会”，根据参会专家建议，卫生部决定从2000年7月1日起把碘盐生产的加碘水平由50mg/kg下调至35±15mg/kg，相应的国家标准也进行了修订。《食用盐(GB 5461-2000)》规定：碘含量(以碘元素计)：35±15(20～50)mg/kg。2011年，国家卫生部颁布了《食用盐碘含量(GB26878-2011)》，规定在食用盐中加入碘强化剂后，食用盐产品(碘盐)中碘含量的平均水平(以碘元素计)为20～30mg/kg，且食盐中碘含量的允许波动范围为食用盐碘含量平均水平±30%。

补碘应遵循以下原则：

(1)长期性。外环境的碘缺乏可以通过雨水来不断补充，但这种自然补碘过程约需要1万余年。这一事实决定了人类补碘需世世代代坚持下去，绝不是短期行为。

(2)日常性。人体的碘储备能力十分有限。作为人体“碘库”的甲状腺，即使储满碘也仅能维持2～3个月。多余的碘则不能储存，只能通过尿液排出体外。因此每天都要补碘、一旦停补，碘缺乏病就会“死灰复燃”。

(3)生活化。既然补碘需要每天补，并且世世代代补，因此补碘措施必须是生活化，不可能采取每天吃药的形式来使全民补碘。因此食盐加碘就以有效、安全、简便、价廉的优势而成为补碘的最佳途径。

二、疟疾

疟疾是疟原虫寄生于人体所引起的、以周期性发冷、发热、出汗等症状和脾大、贫血等体征为特点的传染病，经疟蚊叮咬或输入带疟原虫者的血液而感染。寄生于人体的疟原虫主要有4种，即间日疟原虫、恶性疟原虫、三日疟原虫和卵形疟原虫。它们分别引起间日疟、恶性疟、三日疟和卵形疟疾。其中，间日疟原虫、恶性疟原虫、卵形疟原虫仅寄生于人体。三日疟原虫除可寄生于人体外，还可感染一些非洲猿类。近年来，以猴类为宿主的诺氏疟原虫在东南亚地区感染人类的病例报道不断增加。此外，吼猴疟原虫、食蟹猴疟原虫、许氏疟原虫、猪尾猴疟原虫及肖氏疟原虫等几种猴类疟原虫也有偶尔感染人体的报告。

(一)流行

全球约有109个国家和地区流行疟疾，约32亿人口受到疟疾威胁。全球疟疾流行最严重的国家和地区是非洲撒哈拉沙漠以南地区，其次为巴布亚新几内亚和南太平洋群岛国家，且主要流行恶性疟。根据 WHO《2015 年世界疟疾报告》，2015 年全球共有 2.14 亿疟疾新病例(1.49 亿～3.03 亿)，大约 43.8 万人死于疟疾(23.6 万～63.5 万)。全球 5 岁以下儿童疟疾死亡人数约 30.6 万(21.9 万～42.1 万)。约 88%的疟疾病例和 90%的死亡病例发生在世卫组织非洲区域。

疟疾是我国主要寄生虫病之一，分布广泛，北自黑龙江流域，南抵海南岛山地，西起新疆伊犁河谷，东至台湾岛平原，都曾有疟疾发生。20 世纪 50 年代初期，全国有疟疾流行县(市)1829 个，占当时县(市)数的 70%～80%，疟疾发病人数居各种传染病之首。1954 年疫情报告，疟疾病人数为 697 万，发病率为 1229/10 万，占当年 25 种急性传染病发病总数的 61.83%。防治前，在北纬 25°以南即南岭山脉以南的地区，多为高疟区或中疟区，主要包括海南、广东、广西大部分及云南昆明以南地区，是我国疟疾流行程度最为严重的地方，恶性疟普遍存在；北纬 25°～33°，即南岭山脉和秦岭之间的地区，包括贵州、重庆、四川、湖南、湖北、江西、福建、安徽、江苏、浙江、上海、河南等省(市)，多为中疟区或低疟区，疟疾流行较重，以间日疟为主，兼有恶性疟，常有暴发；在北纬 33°以北，主要包括山东、陕西、山西、河北、辽宁、甘肃等省，疟疾流行程度较轻，只有间日疟，无恶性疟，偶有恶性疟输入而引起暂时性流行。在西北地区(新疆维吾尔自治区)，流行区主要分布于河流两岸沼泽、低洼地带和一些水稻种植区，以间日疟为主，偶见恶性疟和三日疟。

(二)虫种分布

间日疟原虫在我国分布范围最广，热带、亚热带和温带的各个疟区均有分布；恶性疟原虫分布于秦岭、淮河一线以南的亚热带及热带地区，此线以北偶有发现；三日疟原虫在秦岭以南分布较广，但都为散在性分布，且均非各地的优势种；卵形疟原虫仅曾在云南西南部、南部，海南及贵州发现。

(三)公共卫生策略

我国疟疾防治工作根据不同时期的防治目标，实施的策略，采取的措施及防治效果等大体可分为 1949—1959 年的重点调查及防治、1960—1979 年的控制流行、1980—1999 年的降低发病率和 2000—2009 年的巩固防治成果控制疟疾回升和 2010 年后的消除阶段等 5 个阶段，不同阶段采取不同的防治策略和措施。

1.重点调查及防治阶段

这一阶段主要是建立疟疾防治机构，培训疟疾防治专业人员，摸清疟疾流行情况并进行防治试点工作。1956 年 8 月，卫生部在广州市召开了全国疟疾防治专业会议，制定了《防治疟疾规划》，并把疟疾列入法定报告传染病。采取的防治措施主要是广泛开展疟疾患者的普查普治，春季抗复发治疗和防蚊灭蚊工作。

2.控制流行阶段

这一阶段采取的防治策略是贯彻预防为主的卫生工作方针，遵循因地制宜、分类指导的原则，采取综合措施，坚持反复斗争，通过控制流行最终达到消灭疟疾的流行。防治措施是：在南方以微小按蚊等为主要传播媒介地区，采取防止传播媒介和消灭传染源并重的综合措施；在北方以中华按蚊为主要传播媒介采取以消灭传染源为主、在流行严重地区开展全民休止期根治和全民传播季节预防服药和结合减少村内外蚊虫滋生地的综合措施。

3.降低发病率阶段

这一阶段的防治策略是在因地制宜、分类指导原则的指导下，以防止暴发、降低发病率，逐步实现基本消灭疟疾为目标，采取综合性防治措施，重点抓好年发病率在1%以上的高发区和恶性疟流行区的防治，使全国的疟疾年发病率稳定在1/万以下水平。防治措施是：在以中华按蚊为媒介的间日疟流行区，采取以防治传染源为主和加强防蚊灭蚊的综合性措施；在以微小按蚊或嗜人按蚊为媒介的疟疾流行区，采取以杀虫剂室内滞留喷洒为主、结合传染源防治的综合性措施；有大劣按蚊存在的疟区，还要加强环境改造，减少滋生地。发病率已降至5/万以下的地区，采取加强监测，清除残存病灶的措施。

4.巩固防治成果阶段

这一阶段的防治策略是贯彻预防为主、科学防治的方针，实施因地制宜、分类指导的原则，在云南的边境地区、海南的中南部山区的高传播地区，以降低流行程度，减少恶性疟扩散为目的，以流动人口、山区居民及上山人群为重点：在微小按蚊为主要传播媒介地区采取以传染源控制和媒介防治并重的综合性防治策略；在大劣按蚊为主要传播媒介地区采取以传染源控制、人群防护和环境改造相结合的综合性防治策略；在疫情不稳定地区，以控制暴发流行和减少传播为目的，以及时发现传染源、控制暴发点和落实休止期根治为重点，在中华按蚊为主要传播媒介地区采取传染源控制为主的综合性防治策略；在嗜人按蚊为主要传播媒介地区采取传染源控制和媒介防制并重的综合性防治策略；在其他已控制流行的地区，以防止输入的传染源和当地残存病例引起传播为目的，以传染源的及时发现和规范治疗为重点，采取传染源检测和人群健康教育为主的防治策略。防治措施是：切实加强发热患者的血检疟原虫工作，及时发现传染源；对发现的疟疾病例，及时规范给予治疗；对间日疟患者进行休止期根治；出现突发疫情时采取预防性服药措施；结合爱国卫生运动，加强环境治理，减少蚊虫滋生地，在高传播区和疫情不稳定地区采取杀虫剂浸泡蚊帐措施，减少人蚊接触；在出现疟疾突发疫情时，采用杀虫剂室内滞留喷洒等措施降低蚊媒密度，减少人群感染；建立完善国家和地方各级疟疾监测网络，加强疟疾疫情、媒介、人群抗体水平和抗疟药、杀虫剂的敏感性监测，搞好健康教育。

5.消除疟疾阶段

2010年，国家卫生部等13个部委联合下发了《中国消除疟疾行动计划(2010—2020)》。在这个文件里根据2006—2008年疟疾疫情报告，将全国以县(市、区)为单位的疟疾流行情况分为四类：①一类县：3年均有本地感染病例，且发病率均大于或等于1/万的县；②二类县：3年有本地感染病例，且至少1年发病率小于1/万的县；③三类县：3年无本地感染病例报告的流行县；④四类县：非疟疾流行区。规划到2015年，全国除云南边境地区外，其他地区无本地感染疟疾病例。这一阶段的防治策略是：一类县加强传染源控制与媒介控制措施，降低疟疾发病；二类县清除疟疾传染源，阻断疟疾在当地传播；三类县加强监测和输入病例处置，防止继发传播；四类县做好输入病例的处置。

第三节　地方病的监测、评估、督导、考核方法

经过大规模的防治后，我国的地方病防治取得了很大的成绩。防治工作转入监测为主的

工作阶段。通过监测，及时掌握病情变化趋势，是确保防治工作持续有效开展的重要保证，强化监测与防治干预措施的有机结合，为适时调整防控策略提供科学依据。

一、碘缺乏病

(一)监测

中国于 1995 年、1997 年、1999 年、2002 年、2005 年、2011 年、2014 年、2015 年分别开展了 8 次大规模的碘缺乏病监测工作，结果表明，我国的碘盐覆盖率、碘盐合格率、合格碘盐食用率逐年上升，8～10 岁儿童甲状腺肿大率逐年下降，人群尿碘水平保持在较为合理的水平。为此，国家卫计委于 2016 年对碘缺乏病监测方案进行了修改。新方案要求以县级区划为单位观查重点人群尿碘、盐碘水平以及甲状腺肿大率等情况，及时掌握县级人群碘营养状况及病情的消长趋势，为适时采取针对性防治措施和科学调整干预策略提供依据。

(二)考核评估

1.考核评估的目的

为全面及时地掌握碘缺乏病防治工作的进程与进展，建立持续消除碘缺乏病工作机制，必须要实施规范的、科学的考核与评估，旨在检查、检验规划、指标的完成状况，发现执行过程中存在的问题；评价实现或达到目标要求的程度，提出改进意见与建议，为政府制订防治方针、策略和措施提供科学依据。

2.考核评估的意义

考核是对现行预防控制标准的检验，评估则是对规划、目标的评估。考核注重具体指标、标准的结果，评估则侧重政策、措施的执行情况，体现实现目标的程度。考核是评估的基础与前提，而评估是考核的结论与评价，考核与评估是对预防控制工作进展、进程的阶段性总结。

考核与评估可以引起各级政府的关注，集中考虑防治进程中持续发展的问题；可以接触各级政府的领导和企事业单位负责人，加强交流与沟通；可以实地考察有关部门、机构、企业的能力，还可以发现防治工作薄弱地区和存在问题的环节，促进防治事业的发展。

3.考核评步骤

选择各方面管理与专业技术人员和工作组负责人，收集地区的有关资料和报告，通过定量资料获得对防治工作的总体了解，确定工作内容与程序；举行简单的汇报会和宣传鼓动会，安排和完成现场独立调查，会见访问有关人员；综合各方面资料起草评估报告，包括清晰而简明的建议摘要，向政府、部门和领导汇报，向有关部门、单位发送评估报告。

4.考核评估的内容

⑴碘盐监督管理：食盐生产经营企业在碘盐加工、营销和管理上严格执行国家的有关法规与标准。碘盐质量符合消除碘缺乏病规定与要求。

⑵宣传与健康促进：宣传工作坚持经常实效，碘盐生产、销售企业和商店设立宣传板、标语或醒目的明示；碘盐外包装印制预防碘缺乏病说明，使群众从生活中学习防治知识，主动接受预防措施。宣传要突击与经常相结合，并以经常为主。

⑶定量指标。

1)8～10 岁儿童甲肿率＜10%。

2）居民户合格碘盐食用率＞90%。

3）8～10 岁儿童尿碘中位数＞100μg/L，＜50μg/L 的比例＜20%。

4）孕妇尿碘中位数≥150μg/L。

(4)组织领导：包括政府协调能力，有关部门的配合，依法行政力度，健教、监测与调查研究经费纳入财政预算，专业机构与专业队伍状况，可持续消除碘缺乏病机制运行状态等。

5.考核评估方法

(1)分级实施。

1）县级考核评估：按照县级考核与评估方案要求，可采取地（市）所辖的县与县互查互评的办法，考评由地（市）级卫生行政部门负责，每组 3～4 人，考核评估报告送地、县两级政府、盐业管理部门和省级卫生行政部门，并应在相关媒体上公布。

2）省级考核评估：按照省、区、市考核与评估方案要求，可采取分区划片的办法，组成若干个组同时开展考核评估。考评由省级卫生行政部门负责，每组 3～4 人，最终形成省级考核评估报告，报省级政府、盐业管理部门和卫生部主管部门，并应在相关媒体或网站公布。

3）国家级考核评估：按照国家消除碘缺乏病标准制定考评方案，采取分区划片开展考评。考评由卫生部负责，每组 4～5 人。考核评估报告报国家发展改革委和全国各省、区、市政府及有关部门，并应在相应媒体或网站上公布。

(2)现场调查。

1）准备工作：对各级考核评估组要统一培训，印制调查表格，安排食盐样品、尿液样品的收集和实验检测，收集相关资料，落实所需经费等。

2）现场调查：包括查阅文件、资料、实验室检测记录，填人调查表，有关样品采集并送检，召开座谈会、调查会及问卷调查等。

3）即时汇报：考评组结束一个地区调查工作后，必须向当地有关部门作考评初步报告，重点是反馈存在问题和改进意见。

二、疟疾

(一)监测

2000 年后，我国的疟疾防治工作全面进入巩固防治成果和消除疟疾阶段。卫生部和国家卫生计生委分别于 2005 年和 2015 年分别制订下发了《全国疟疾监测方案》和《全国消除疟疾监测方案》。目的是通过及时发现每一个传染源和可能存在传播的疫点，为及时清除传染源并阻断可能的传播提供线索。

(二)考核评估

1.考核评估程序

(1)申报条件。

1）连续三年无当地感染疟疾病例的流行县（市、区），在完成自评的基础上，可申报县级消除疟疾考核。

2）设区市（地、州）在完成辖区内所有流行县的考核后，可申请市级消除疟疾考评。

3）省（市、自治区）在完成辖区内所有流行市的考评后，可申请省级消除疟疾考评。

(2)申报程序：凡符合申报条件的县、市、省，需由本级卫生计生行政部门向上一级卫生计生行政部门提交书面申请并附自评报告。

上级卫生计生行政部门收到书面申请后，应及时组织疟疾防治专家或专业机构对申报材料进行审核，对符合条件的应及时组织考核评估工作；对不符合条件的，应当要求补充完善相关材料或暂缓考核评估工作。

2.考核评估内容与方法

(1)县级考评。

1)资料审核：①自评报告。其主要内容为：基本情况、防治历程与疫情分析(包括历史流行情况、流行虫种及媒介分布情况、最后1例本地感染病例的调查处置情况等)，消除疟疾阶段的工作进展、主要经验、存在问题、近3年没有本地感染病例的证据、自评结论、消除后监测能力和措施等。②工作资料。重点审核近3年的疟疾病例发现、报告、诊断、治疗和流行病学调查与处置资料，以及消除疟疾阶段的规划、方案和总结等。

2)现场考核：①实验室镜检技能考核。每县(市、区)各抽查至少1名疾控机构和3名辖区内医疗机构的检验人员进行疟原虫显微镜检技能考核。②疟疾诊治知识考核。每县(市、区)各抽取至少10名辖区内各级医疗卫生机构的临床医生进行疟疾诊治知识考核。③血片复核。每县(市、区)抽取30张阴性血片进行复核。④现场检查。每县(市、区)抽取辖区内1～2所医疗机构，重点查看疟疾患者诊断、治疗和疫情报告情况。

第四节　地方病防控取得的成就

我国地方病防治工作在各级政府的领导下，通过广大专业人员的共同努力，取得了巨大的成效。截止到2012年，我国合格碘盐食用率、8～10岁儿童甲状腺肿大率、尿碘中位数及尿碘含量＜50μg/L的比例等指标均达到消除碘缺乏病目标要求，在国家水平上处于持续消除碘缺乏病状态。自2010年以来，未发现地方性克汀病新发病例，人群碘营养总体处于合适水平，96.4%的县(市、区)实现消除碘缺乏病目标。燃煤污染型氟、砷中毒：病区全部落实了防治措施，完成了改炉改灶任务，新改炉灶的正确使用率均在95%以上，病区儿童氟斑牙患病率大幅下降。饮水型氟中毒病区改水率达82.27%，饮水型砷中毒病区改水率达93.56%。90%以上的大骨节病病区村达到大骨节病控制标准，96.4%的克山病流行县(市、区)达到克山病控制标准。寄生虫病防治工作同样取得了历史性成就。在全球第一个实现消除淋巴丝虫病，疟疾、黑热病、血吸虫病等重大寄生虫病的流行在多数地区得到了有效控制。疟疾病例由建国初期的每年至少3000万以上的患者，下降到2015年的3285例，且98.8%的疟疾病例是从国外输入的。截止到2015年，全国2191个疟疾流行县(市、区)中，有1636个县(市、区)达到了消除疟疾标准。血吸虫病防治工作取得了举世瞩目的成绩，截止到2015年，全国453个血吸虫流行县(市、区)中有110个达到传播控制标准，335个达到传播阻断标准，8个达到消除标准。黑热病的流行范围从16个省(自治区、直辖市)665个县(市、区)缩小到6个省(区)的50个县(市、区)，且以散发病例为主。钩虫、蛔虫、鞭虫等土源性线虫感染率明显降低，感染人数显著减少。2006年以后，全国在海南、贵州等22个省(市、自治区)设立了22个土源性线虫监测点。2006—2013年的监测结果显示监测点人群的土源性线虫感染率由2006年的20.88%下降至3.12%，呈逐年下降趋势。蛔虫、鞭虫、钩虫、蛲虫感染率分别从2006年的10.10%、5.88%、8.88%、10.00%下降至2013年的0.76%、0.42%、2.04%和6.78%。

第五节 地方病防控的经济和社会效益

我国是地方病流行严重的国家，地方病分布广、病情重、受威胁人口多。碘缺乏病的流行尤为严重。据1970年代防治前的统计，Ⅱ度以上的地甲肿3500万人，典型地克病25万人。更严重的是还有数量更大的亚克汀病人，估计有数百万之多。病区人群总体的智力水平向低智商方向偏移，即出生和生活在碘缺乏病区的所有人都受到不同程度的智力损害，学龄儿童的IQ比正常人低10～11个百分点，弱智（智商在69以下）儿童的比例达10～15%，众多的弱智儿童对我国人口素质和经济文化发展带来难以弥补的损失。2012年全国碘缺乏病监测结果显示：我国8～10岁儿童甲状腺肿大率为2.4%，无新发克汀病病例。高立冬等对湖南省1981～2000年碘缺乏病防治成本效益和防治效果进行了研究分析，得出的结论是碘缺乏病防治成本效益为1∶27.80。寄生虫病防治同样取得巨大的社会经济效益，陈延华等对莱芜市1956—1998年的疟疾防治资料进行统计分析，计算疟疾防治的成本与经济效益，防治成本效益为1∶9.65；郑维斌等对保山市1981—2009年疟疾防治效益进行分析，成本效益比为1∶39.1；杨卫平等对安徽铜陵县1992—2000年血吸虫病防治费用—效果和费用效益进行分析，费用效益比为1∶5.96。对地方性疾病的防控不但能取得巨大的经济效益，也能取得巨大的社会效益。碘缺乏病防治能改善病区儿童智商，提高他们的学习能力，降低教育费用。同时，由于病区人口素质的提高，人们的创造力和学习能力增强，劳动生产力水平也能得到大幅提高。

第六节 地方病面临的挑战和展望

一、面临的挑战

（1）地方病防控长效机制有待完善。我国重点防治的地方病多为地球化学性疾病，病情与地理自然环境密切相关，重点地方病防治成果的巩固，需要多部门参与、密切合作，一旦防控措施停止或不能持续巩固，病情就会反弹，必将给病区群众身体健康带来新的危害。

（2）随着全球经济一体化进程的加快和人口流动的增加等社会因素以及环境和气候变化等自然因素的影响，寄生虫病传播风险因素有增无减，新发和罕见的寄生虫的出现和集中暴发，加上目前防治技术尚未有突破性进展，使得寄生虫病防治形势依然十分严峻。具体表现在：一是食源性寄生虫病呈持续上升趋势，传播区域从农村扩展致城市；二是虫媒寄生虫病仍有反复，部分地区呈暴发态势，尤其是在贫困地区更易发生；三是罕见与新发寄生虫病仍时有发生；四是重点寄生虫病防治工作缺乏足够的技术支持，如消除疟疾关键技术措施仍缺失，亟需能鉴别输入性病例、葡萄糖-6-磷酸脱氢酶缺乏病例的检测技术等；五是寄生虫病抗药性的风险依然存在，需重视和加强用药安全性以及抗性检测技术研究等工作；六是寄生虫病防治能力建设尚待加强，部分寄生虫病缺乏有效的诊治、监测和预警工具。

(3)健康教育力度不够，效果欠佳。很多地方病和寄生虫病与人们的生产生活方式密切相关，只有改变人们不良的生产生活习惯才能巩固防治成果。目前的健康教育工作方式单一，覆盖面较窄，影响力较弱。

二、展望

我国的地方病防治工作将会更加注重“因地制宜、科学防控”的原则。碘缺乏病防治将调整防治思路，将关注人群碘营养状况放到更主要的位置。在新的《食用盐碘含量》标准实施后，密切关注人群碘营养水平的变化，尤其是孕妇、哺乳期妇女和儿童的碘营养水平的变化，探索建立适应新形势的碘营养评价体系；加强燃煤污染型氟、砷中毒防治项目的后期管理工作，采取以健康教育为先导，行为干预为重点积极倡导清洁能源替代燃煤等综合措施巩固防治成果；加强健康教育，提高病区群众的自我防护意识和能力，努力形成群防群治的局面。疟疾防治工作策略将从“针对高发区，降低发病率”转变为“针对每个疫点，阻断疟疾传播”、尽早发现可能的传染源(包括疟疾患者和带虫者)，及时采取有效措施阻断可能的传播。血吸虫病防治的防治策略将转变成精准防治，即精准实施以控制传染源为主的综合防治措施，对不同的血吸虫感染者实施个体化的精准治疗等。土源性线虫病的防治将根据“因地制宜、分类指导、突出重点”的方针开展科学防治，以有效降低土源性线虫感染率。

第七节　地方病的相关法律法规

一、《食盐加碘消除碘缺乏危害管理条例》

1990年世界儿童问题首脑会议发表的《儿童生存、保护和发展世界宣言》提出了实现2000年在全世界范围内实际消除碘缺乏病的目标。国际组织对我国的碘缺乏病防治工作十分关注，认为中国的防治工作进程是全球2000年消除碘缺乏病的目标能否实现的关键。1991年，我国政府向国际社会做出了到2000年实现消除碘缺乏病目标的承诺。为此，1994年8月23日，国务院发布《食盐加碘消除碘缺乏危害管理条例》，自1994年10月1日起实施。

条例规定，国家对消除碘缺乏危害，采取长期供应加碘食盐为主的综合防治措施。由省、自治区、直辖市人民政府卫生行政部门负责划定碘缺乏地区范围，经本级人民政府批准后报国务院卫生行政部门、国务院盐业主管机构备案。各级人民政府应当将食盐加碘消除碘缺乏危害的工作纳入本地区国民经济和社会发展计划，并组织实施。县级以上人民政府有关部门应当按照职责分工，密切配合，共同作好食盐加碘消除碘缺乏危害工作。卫生行政部门负责碘缺乏危害防治和碘盐的卫生监督管理工作；盐业机构负责碘盐加工、市场供应的监督管理工作。在缺碘地区销售的碘盐必须达到规定的含碘量，禁止非碘盐和不合格碘盐进入缺碘地区食用盐市场。在缺碘地区生产、销售的食品和副食品，凡需添加食用盐的，必须使用碘盐。同时规定，因治疗疾病，不宜食用碘盐的，应当持当地县级人民政府卫生行政部门指定的医疗机构出具的证明，到当地人民政府盐业主管机构指定的单位购买非碘盐。

二、《血吸虫病防治条例》

血吸虫病是严重危害人民身体健康和生命安全、影响疫区经济社会发展的重大传染病。

由于血吸虫病的传播途径比较特殊和复杂，其防治工作与转变传统的生产、生活方式密切相关，涉及对特定区域人群的权利保护和行为规范，需要对传染病防治法规定的一些制度具体化，使血吸虫病防治的制度和措施更具有针对性和可操作性。为此，国务院第129次常务会议于2006年3月22日通过了《血吸虫病防治条例》，并于2006年5月1日起施行。条例的总体思路：一是建立政府统一领导、有关部门分工负责、专业机构履行技术职责、基层组织和人民群众广泛参与的血吸虫病防治工作机制。二是遵循血吸虫病防治工作规律，对血吸虫病防治实行分类管理、联防联控，做到人与家畜同步防治，重点加强对人、畜粪便的管理。三是实施血吸虫病防治措施与引导群众改变传统的生产、生活方式的措施相结合。安排实施农机推广、农村改水改厕、林业工程和水利建设项目应当同时考虑血吸虫病防治工作需要，确保有关血吸虫病防治措施的落实。四是明确政府对血吸虫病患者的救治政策，加大对血吸虫病病人的救治力度，体现政府对血吸虫病患者的关爱。

条例规定，血吸虫病防治地区县级人民政府及其卫生主管部门应当根据药物杀灭钉螺工作规范，组织实施本行政区域内的药物杀灭钉螺工作。把加强对人、畜粪便的管理作为控制血吸虫病传播的主要措施之一。为此，条例主要规定了有关加强人、畜粪便管理的制度。一是推进农村改水改厕工作，加强对人的粪便的管理。规定：①血吸虫病防治地区县级以上地方人民政府卫生、农业主管部门在组织实施农村改厕、沼气池建设项目时，应当按照无害化要求和血吸虫病防治技术规范，保证厕所或者沼气池具备杀灭粪便中血吸虫卵的功能。②血吸虫病防治地区的公共厕所应当具备杀灭粪便中血吸虫卵的功能。③针对血吸虫病防治地区渔民和水上作业人员流动性较大，其粪便随意在江河、湖泊中排放容易造成血吸虫病传播的问题，规定血吸虫病重点防治地区县级以上地方人民政府应当在渔船集中停靠地设点发放抗血吸虫基本预防药物；按照无害化要求和血吸虫病防治技术规范修建公共厕所；推行在渔船和水上运输工具上安装和使用粪便收集容器，并采取措施，对所收集的粪便进行集中无害化处理。二是推行对家畜舍饲圈养，加强对家畜粪便的管理。规定：①在血吸虫病重点防治地区引导、扶持养殖结构的调整，推行对牛、羊、猪等家畜的舍饲圈养，加强对圈养家畜粪便的无害化处理。②禁止在有钉螺地带放养牛、羊、猪等家畜。③禁止在血吸虫病防治地区施用未经无害化处理的粪便。

在地理和环境因素相同的地区同步实施有关工程措施，同步开展人和家畜的血吸虫病筛查、治疗、流行病学调查、疫情控制，同步实施药物杀灭钉螺等联防联控措施，是非常必要的。因此，条例规订，处于同一水系或者同一相对独立地理环境的血吸虫病防治地区各地方人民政府应当开展联防联控，组织有关部门和机构同步实施有关血吸虫病防治措施。为了确保联防联控工作落到实处，条例规定，开展血吸虫病防治联防联控的地区，由上一级人民政府统一制定联防联控方案，并组织实施；跨省开展联防联控工作的，由参加联防联控的省级人民政府共同制定联防联控方案，并组织实施。

钉螺是血吸虫的中间宿主，有钉螺地带是最容易感染血吸虫病的区域，应当对有钉螺地带实施严格的管理措施。因此，条例主要作了两方面规定。一是划定有钉螺地带并予以公告。规定：血吸虫病防治地区县级人民政府卫生主管部门会同同级人民政府农业或者兽医、水利、林业主管部门，根据血吸虫病监测等流行病学资料，划定、变更有钉螺地带，并报本级人民政府批准；县级人民政府应当及时公告有钉螺地带；乡（镇）人民政府应当在有钉螺地带设立警示标志，并负责保护。二是加强对在有钉螺地带生产、建设活动的管理。规定：禁止在有钉螺地带放养牛、羊、猪等家畜，禁止引种在有钉螺地带培育的芦苇等植物和农作物种子、种苗等繁殖材料。建设单位在血吸虫病防治地区兴建水利、交通、旅游、能源等大型建设项目，应当事先提请省级以上疾病预防控制机构对施工环境进行卫生调查，并根据疾病预防控制机构的意见，采取必要的血吸虫病预防、控制措施。施工期间，建设单位应当设专人负责工地上的血吸虫病防治工作；工程竣工后，应当告知当地县级疾病预防控制机构，由其对该地区的血吸虫病进行监测。

条例规定了血吸虫病防治工作的保障和对血吸虫病病人的救治措施。一是加大血吸虫病防治经费投入，提高血吸虫病防治经费的使用效益。规定：血吸虫病防治地区县级以上地方人民政府应当根据血吸虫病防治规划、计划，安排血吸虫病防治经费和基本建设项目。国家对经济困难地区的血吸虫病防治经费、血吸虫病重大疫情应急处理经费给予适当补助，对承担血吸虫病防治任务的机构的基本建设和跨地区的血吸虫病防治重大工程项目给予必要支持。血吸虫病防治地区的省、自治区、直辖市人民政府在制定和实施本行政区域的血吸虫病防治计划时，应当统筹协调血吸虫病防治项目和资金，确保实现血吸虫病防治项目的综合效益。血吸虫病防治地区县级以上地方人民政府应当加强血吸虫病防治网络建设，将承担血吸虫病防治任务的机构所需基本建设投资列入基本建设计划。二是明确政府对血吸虫病患者的救治责任。规定：国家对农民免费提供抗血吸虫基本预防药物，对经济困难农民的血吸虫病治疗费用予以减免。因工作原因感染血吸虫病的，依照《工伤保险条例》的规定，享受工伤待遇。参加城镇职工基本医疗保险的血吸虫病患者，不属于工伤的，按照国家规定享受医疗保险待遇。对未参加工伤保险、医疗保险的人员因防汛、抗洪抢险患血吸虫病的，按照县级以上地方人民政府的规定解决所需的检查和治疗费用。血吸虫病防治地区县级以上地方人民政府民政部门对符合救助条件的血吸虫病患者进行救助。三是对检查和治疗家畜血吸虫病的费用予以保障。规定：国家对家畜免费实施血吸虫病检查和治疗，免费提供抗血吸虫基本预防药物。

第七章 伤害与公共卫生

第一节 伤害的起源、定义与分类

伤害(injury)是威胁人群健康的一个重要公共卫生问题。据世界卫生组织统计，每年全球约500多万人死于伤害，占总死亡人数的9%。我国每年各类伤害发生约2亿人次，根据全球疾病负担项目组估算的结果，2013年我国约有79.4万人死于伤害，其中20～24岁人群总死亡的62%为伤害。

一、起源与发展史

伤害的历史可以追溯到几千年前，人类为了生存而与大自然做斗争，跌伤和坠落、碰击伤和锐器伤、中毒和动物伤害等都是常见的疾病种类。伤害的发生是与人类、社会和环境有关的各种变量之间互相作用的结果。

伤害控制领域早期重要的机构是1913年成立的国家安全委员会，其主要功能是安全信息的交换，后来主要关注工业事故预防。1922年美国公共卫生杂志首次发表了一篇利用保险公司收集数据的儿童意外事故的文章。

20世纪30年代，心理学家通过研究工业事故的原因，推动了伤害研究的发展。Heinrich将1490例工业事故的原因归结为工人的个人行为和仪器缺陷。Godfrey更是超前地提出了卫生部门在事故预防中的作用。

DeHaven在1942年研究了从150英尺高度坠落的生存率，并在1952年研究了飞机与汽车的碰撞；Severy与Mathewson在1956年分析了机动车碰撞的力学；Campbell在1963年分析了填平遮泥板对相关伤害的预防做用。这些研究奠定了伤害生物力学研究的基础。1961年，实验心理学家Gibson首次认识到伤害是由于物质能量转移而导致的，即当物质能量作用于宿主的量超过组织耐受的程度，就可导致伤害的发生。这一概念的提出建立了将伤害事件区别于其他身体损害的基础，促使人们了解机体能够承受的能量转移的限值，以及减少过量能量转移的方式，为后来的伤害预防研究奠定了理论基础。同年，Haddon等开展了针对伤害的病例-对照研究。

1964年，Haddon等人出版的书籍《意外事故研究：方法与步骤》中，总结了不同来源及学科的伤害研究成果，建立了伤害研究的基本原则。

1966年，美国国家研究委员会发表了《意外死亡与残疾：现代社会忽视的疾病》的报告，强调了对伤害的认识不足和研究缺乏，促成了美国国家卫生研究院对创伤受害者紧急处理研究进行资助。同年，美国创立了国家高速公路交通安全管理局，在Haddon的带领下开展伤害控制的研究。

1985年，美国国家研究委员出版了美国伤害报告，该报告首次确立了伤害研究为一个独立的学科领域，推动了伤害研究的发展，伤害研究项目也逐渐从美国扩展到世界其他国家。

我国的伤害研究始于20世纪80年代。20世纪80年代中期，安徽医科大学和同济医科大学以车祸流行病学研究为课题招收首批伤害控制研究生。1987年，暨南大学对广东省交通事故和摩托车车祸进行系列研究。同期，第三军医大学开展了交通事故伤害的临床、机理、急救和流行病学的综合研究。自此以后，我国各地陆续开展了伤害预防研究。

20世纪末，伤害研究也逐渐从学者行为转为政府行为。1999年卫生部在制定“十五”规划和15年的疾病控制工作计划中把伤害的预防和控制作为一个重要的公共卫生问题；2002年卫生部把伤害纳入疾病控制内容；2005年7月29日中华预防医学会伤害预防与控制分会成立，标志着我国伤害研究和控制已涵盖暴力和非故意伤害的所有领域；2006年1月1日，全国伤害监测系统开始实施。

2007年，多个国家部委联合主办了“全球道路安全周•中国系列活动”，发布了《交通安全行动倡议书》；中华预防医学会伤害预防与控制专业委员会和暨南大学医学院伤害预防与控制中心联合向国家提交了《中国伤害研究工作报告》和《中国道路交通伤害报告》；卫生部出版了《中国伤害预防报告》。

二、定义

目前世界卫生组织对伤害的理论定义是：由于机械能、热能、电能、化学能以及电离辐射的能量交换超过机体组织耐受水平而造成的躯体损伤。在某些情况(如溺水、冻伤)下，伤害是由于氧气或热能等生命基本物质的急性缺乏导致。

在伤害预防与控制的实际工作中，常将上述理论定义具体为操作性定义。2010年“第一届第五次中华预防医学会伤害预防与控制分会常委会”建议在流行病学调查研究和干预效果评价采用如下标准：经医疗单位诊断为某一类损伤或因损伤请假(休工、休学、休息)一日以上。

三、分类

伤害的种类复杂，根据不同的分类原则可有多种分类方法。

(一)按伤害的意图分类

1.故意伤害(intentional injury)

指有目的、有预谋的自我伤害或对他人造成的伤害，如人与人之间相互攻击和杀人，酒精和药物滥用等造成的自我伤害，法律干涉或战争动乱和骚乱等。

2.非故意伤害(unintentional injuiy)

指无目的、无计划造成的伤害，如道路交通事故、跌落、溺水、烧烫伤、中毒、窒息、动物伤等。

3.意图不明的伤害

指造成伤害的意图不明确，分类时不能准确判断伤害的类型。

(二)按伤害的外部原因分类

根据国际疾病分类(International classification of disease，ICD)第十次修订版本(ICD-10)确定的伤害分类标准，伤害具体包括运输伤害；跌倒；无生命机械力伤害；有生命机械力伤害；淹溺；窒息；电流、辐射和气温、气压伤害；烟火、火、火焰；接触热和烫物质；接触有毒动、植物；自然力量伤害；中毒；过劳、旅行和贫困；故意自害；加害；意图不确定事件；依法处置和作战行动；医疗和手术的合并症；外因的后遗症导致的疾病和死亡；与分类于他处的疾病和死亡有关的补充因素等。

(三)按伤害的临床表现和发生部位分类

按伤害临床表现可分为：骨折、烧烫伤、内脏损伤和开放性伤害。按伤害的发生部位可分为：头部损伤，颈部、喉部及气管损伤，胸部损伤，腹部、会阴、背及臀部损伤，肩及上肢损伤，下肢损伤和多部位损伤。

第二节　伤害引起的公共卫生问题

全球每年有数以亿计的居民遭受伤害，伤害造成的死亡人数约580万人。伤害引发了一系列公共卫生问题。

一、沉重的疾病负担

全球疾病负担的研究报告显示，2013年全球伤害的死亡总数达479万人(95%不确定区间：451万～507万人)，占全球死亡总数的8.7%。伤害所致的伤残调整寿命年(disability adjusted life years，DALYs)损失达到2.48亿人年(95%不确定区间：2.31亿～2.65亿人年)，占所有疾病所致伤残调整寿命年的10.1%。2013年，我国伤害致死人数已超过传染性疾病等致死人数，分别占中国所有疾病致死人数和全球伤害致死人数的9.6%和15.7%。

二、造成沉重的经济负担

伤害消耗巨大的医疗费用，因伤害卧床休息、停工误工甚至致残的经济损失更是数以亿计。以道路交通伤害为例，全球每年道路交通伤害所致伤残和死亡造成的经济损失高达5180亿美元，约相当于多数国家的国民生产总值的3%，严重制约了全球经济的发展。研究显示，在发展中国家道路交通伤害年均损失占国民生产总值比例约为1%，在经济转型国家的损失所占比例为1.5%，在机动车比较普及的国家的损失约占2%。

三、造成严重的社会影响

伤害不仅给个人和家庭带来痛苦、不幸，而且给社会、政府造成巨大的负担和损失。低收入、中等收入国家的交通伤害和职业伤害死亡率不断上升，自杀事件频发，战争和灾难造成的死亡数也在急剧增加，尤其是过去几年发生的2010年海地大地震、叙利亚冲突和2011年日本地震、海啸等均引起了严重的社会影响。

第三节　伤害的公共卫生策略

一、基本理论

伤害是与人类生存直接相关的公共卫生问题，通过多年来不同学科对伤害的研究分析，人们对于“伤害是不可预防的观点”逐渐改变，有效预防伤害的理论也逐渐建立。关于伤害预防的策略，主要有以下几种预防理论。

(一)Haddon伤害矩阵和10条预防策略

Haddon在Gordon前期对伤害三要素的病因和预防基础上按照流行病学的三因素，即宿主(host)、媒介或者致病因子(agent)、环境(environment，包括物理环境和社会环境)将伤害的发生原因和预防措施概念化，从时间维度分为发生前(prevent)、发生中(event phase)、发生后(post-event)3个阶段，针对不同阶段采取不同的预防、处置策略(表7-1)。

表7-1　Haddon伤害矩阵(以道路交通伤害为例)

阶段	人(宿主)	致病因子	环境	社会经济环境
事前	遴选合格司机	上路前车辆安全检查，特别是车闸、轮胎、灯光	公路的状况及维修	车道的资金投入、城市拥挤的交通状况
事中	司机的应变能力和乘车者的自我保护意识	车辆内部装备(尤其是轮胎)性能	路边状况与路边障碍物	是否负担得起安全保护设施、制定相应法律法规以及公众的态度
事后	防止失血过多，妥善处理骨折	油箱质地的改善与防止漏油	车祸急救、消防、应急系统与措施	对创伤医疗的投入情况、对急诊工作人员的培训
结局	降低伤害严重程度和预防死亡	车辆损坏度评价及修复	公路整治	社会、家庭经济负担

Haddon的10项伤害干预策略：①预防危险因素的形成，如停止生产某些毒物等；②减少危险的因素，如汽车限速等；③预防已有危险因素释放或减少危险物释放的可能，如卫生间地板不宜太滑等；④改变危险的释放率及空间分布，如使用汽车安全带等；⑤在时间、空间上将受保护者与危险因素分开，如行人走人行道，车走车道等；⑥用屏障把危险与受保护者隔开，如用绝缘物把电缆与行人隔开等：⑦改变危险因素的性质，如消除幼儿园内物体的棱角等；⑧加强机体对危险的抵抗力；⑨对已发生的伤害提出有针对性的预防与控制措施，如路边设立报警电话等；⑩使伤害患者保持稳定，采取有效的治疗及康复措施。

(一)5E干预理论

5E干预理论是国内外较为认可的伤害预防综合策略。5E即教育干预策略(education strategy)、环境改善策略(environmental modification strategy)、工程技术干预策略(engineering strategy)强制干预策略(enforcement strategy)和评估策略(evaluation strategy)。

教育干预：指通过健康教育增强人们对伤害危险的认识，改变不良行为方式，不仅能在一般人群中实施，还可以针对高危人群进行干预。

环境改善：是指通过减少环境危险因素减低个体受伤害的可能性。

工程技术干预：是指通过对环境与产品的设计和革新，生产更安全的产品。

强制干预：指国家通过法律和公安部门的措施保证某些行为和规范的实施，也可以对增加伤害危险的行为进行干预禁止。

评估策略：指评估预防和控制伤害干预措施、项目和政策的有效性，以确定最优方法。

(三)PRECEDE-PROCEED模式

PERCEDE-PROCEED模式是由Green等在1991提出的行为群体干预理论，RECEDE是Predisposing，Reinforcing，and Enabling Constnicts in Educational/Environmental Diagnosisand Evaluation的缩写，意为教育、环境诊断和评价中的倾向、强化及促成因素结

构、强调对问题的识别和具有针对性的干预效果，简单来说即诊断期或需求评估期。PROCEED是Policy，Regulatory and Organizational Constructs in Educational and Environmental Development的缩写，意为教育和环境发展中的政策、法规和组织因素结构，强调在行为干预的计划执行与评价过程中运用政策、法规和组织的手段，简单来说即项目执行及评价期。PRECEDE-PROCEED模式前后相互呼应，为方案发展和实施中计划制定、执行和评价过程提供了一个连续的操作模式。

二、策略

此处介绍常见伤害的防控措施。

(一)道路交通伤害

1.高速驾驶相关的干预措施

主要包括针对不同道路功能和道路使用情况设置适宜的行驶速度；推广和加强自动测速照相仪的应用；增加城市人行道、过街天桥、行人地下通道、安全岛和路缘式中央分隔带等。

2.酒驾相关的干预措施

(1)血液酒精浓度的阈值设定：通过建立酒精摄入阈值的法规条文，有效降低酒精相关的死亡，这一阈值通常被设定为20mg/100ml。

(2)法定饮酒年龄：出台限制法定饮酒年龄的法规，对于减少酒精相关的道路交通事故特别是年轻司机来说是非常重要的。美国将这一年龄定为21岁，我国虽无明文规定，但《中华人民共和国未成年人保护法》第十一条提及监护人应预防和制止未成年人酗酒，饮酒年龄应在18岁以后。

(3)大众媒体：利用大众媒体引导关于禁止酒驾的社会舆论与风气，但该活动要在严密计划、强力执行，并与目标暴露人群紧密结合的前提下才能够发挥作用。

(4)基于学校的教育计划：学校教育项目被证实是减少酒驾发生的有效方法。现有研究证明学校干预项目的成功与否与其实施时间长短、项目内容和学生互动情况有很大关系。

3.乘员保护

对交通工具上的乘员直接提供保护设施能降低道路交通事故的严重程度，其中儿童座椅、安全气囊、安全带等保护措施是现有最有效的道路交通伤害预防措施。

(1)儿童安全座椅：是一种系于汽车座位上，有束缚设备，仅供儿童乘坐的特殊座椅。我国于2011年12月30日发布了儿童安全座椅强制国家标准GB27887—2011《机动车儿童乘员用约束系统》，并于2012年7月1日实施。

(2)辅助车座椅：用途是使4～8岁儿童或至少19kg、148cm高的人能更好地适应安全带而设计的，对于帮助儿童使用其他的安全设备，避免因安全设备不合适而造成伤害很有帮助。

(3)安全带、安全气囊、安全头盔：安全带是汽车上最常见的安全装置，我国出台了一系列的法律法规来完善安全带的使用。2008年5月1日开始施行的《中华人民共和国道路交通安全法》第五十一条规定：机动车行驶时，驾驶人、乘坐人员应当按规定使用安全带；摩托车驾驶人及乘坐人员应当按规定戴安全头盔。开车不系安全带的司机会被处以50元人民币罚款和记2分的处罚；乘客不系安全带则会被罚款50元人民币。

（二）跌倒

1.临床跌倒风险评估

能直接降低跌倒的风险。研究表明，临床评估并给予干预能降低18%的跌倒风险和43%的每月跌倒发生率。

2.锻炼

通过加强平衡性、力度、灵活度和耐受能力等方面的锻炼，能有效降低跌倒伤害风险。研究表明，锻炼能减少跌倒风险的12%并降低其风险评分均数的19%。其中平衡性和力量训练都被证实是有效的干预措施，家中实施的锻炼也能起到降低跌倒风险的作用。

3.环境与工程措施

从跌倒发生的角度而言，近一半家中跌倒的发生与环境因素有关。有研究显示，识别、更换或维修家庭环境中不安全的物品，能减少儿童跌倒发生。

（三）溺水

2008年世界卫生组织出版的《世界儿童伤害预防报告》提出了4项有效和2项可能有效的溺水干预措施，包括去除（或遮掩）水害、在游泳池边（四周）设置隔离护栏、穿戴漂浮装置、确保遇险时能获得及时救治；确保游泳场所有救生人员在场、提升人们对溺水的防范意识。

（四）烧烫伤

烧伤或称灼伤的主要预防措施包括限制热水器温度、烟雾报警器、自动喷水灭火系统、适当的建筑结构以及防火服装等。

（五）自杀/自伤

世界卫生组织2014年预防自杀报告提到了3种自杀预防策略。

1.“通用的”预防策略

这是面向全人群的预防策略，旨在提高卫生保健服务可及性、促进心理健康水平提高、减少酒精滥用、限制自杀工具的获取以及促使媒体能更负责任地报道自杀问题。如基于学校的心理健康教育计划、评估筛查高危人群、限制自杀自伤工具药品的贩卖、公众媒体的积极舆论导向以及相关法律政策的颁布实施。

2.“选择性的”预防策略

通过对易感人群即遭受过创伤或虐待者、冲突或灾难受难者、难民和移民及自杀者亲友选择性使用预防策略，根据其不同的特征如年龄、性别、职业和家族史等制订一类人群的干预措施。如经历过同一灾难事件的人群通过选择性的预防措施来预防此人群的自杀行为。

3.“针对性的”预防策略

面向特定易感个体特别是有早期自杀潜在症状或是曾经尝试过自杀者，采取针对性的预防措施，如提供社区支持、对离开医疗机构的人进行随访等。

（六）中毒

2008年世界卫生组织出版的《世界儿童伤害预防报告》提出了4项有效和1项可能有效的中毒干预措施，包括移走有毒物质；对药品和有毒物质的儿童防护式包装进行立法（和执行）；包装里内容物装量不得达到致死剂量；设立中毒控制中心；锁好药品及其他有毒物质。

(七)窒息

低龄儿童和老年人是窒息预防的重点，干预措施主要包括要避免儿童因进食或误食造成气管内异物阻塞、消除儿童睡眠环境中的潜在危险等。

(八)攻击

现已证实有效的干预的方法主要有课程化训练；确立日常行为规范；使用媒体评价系统；按摩、练习传统武术等。

第四节　伤害监测及其评价体系

一、伤害监测

伤害监测是指长期、连续地收集不同人群伤害的发生、死亡、伤残和经济损失等资料，阐明伤害类型、人群时间分布的特点和趋势，用于寻找与环境、人群和成本-效益相关的最优伤害预防与控制手段，并对伤害控制工作效果进行评价，达到减少伤害事件的目的。它是预防伤害的公共卫生方法四步骤(监测、确定危险因素、实施、制定和评估干预措施)中最重要的第一步，通过建立伤害监侧系统，能够了解伤害的流行状况与特征，为制定和评估伤害干预策略和措施提供依据。伤害监测系统有多种形式，但现在各国伤害监测系统多以医院监测为主。

(一)全球伤害监测系统发展

20世纪70～80年代许多国家就开始建立伤害监测系统，目前一些国家已形成了比较完善的伤害监测系统，如美国的全国伤害电子监测系统、加拿大医院伤害报告与预防项目、英国的全国个人交通调查、澳大利亚首都区域伤害监测和预防计划、新西兰运动伤害监测系统、荷兰家庭业余时间事故监测系统等。其中，以始建于1970年的美国全国伤害电子监测系统最具代表性。

(二)我国伤害监测系统的发展

我国伤害监测资料主要有以下4种来源：生命统计资料、医院及其他医疗机构记录、交通部门和公安部门记录、其他机构的数据(如保险公司、政府部门、司法系统及学校)。

1.全国伤害监测系统

2005年，卫生部决定建立全国伤害监测(National Injury Surveillance System，NISS)，该系统于2006年1月1日正式运行，标志着我国卫生部门第一个专门收集伤害信息的监测系统建立。该系统由43个监测点的129家哨点医院构成(现已被调整为127家医院)，覆盖全国31个省(自治区、直辖市)和5个计划单列市。全国伤害监测系统由医院急诊室和伤害相关门诊的医护人员填写《全国伤害监测报告卡》，采取各级疾病预防控制中心逐级上报的方式，由国家疾病预防控制中心慢性非传染性疾病预防与控制中心汇总后形成全国伤害监测数据。2006年以来，国家疾病预防控制中心慢性非传染性疾病预防与控制中心每年出版全国伤害监测系统(NISS)监测数据的汇编资料。由于伤害事件引发死亡、就诊的比例相对不高，还有许多轻微伤害事件不能被医院监测系统识别。因此，常规医院监测系统搜集到的信息相对有限。

为克服医院监测系统的不足，我国于 2008 年建立全国伤害综合监测，抽取 43 个全国伤害医院监测点作为全国伤害综合监测点，其中包括城市点 20 个，农村点 23 个，均以监测医院被诊断为伤害的首诊患者为对象，对伤害的就诊、住院和死亡数据进行长期资料收集，主要包括伤害就诊患者一般信息、伤害事件的基本情况、伤害临床信息、伤害住院患者的一般信息、临床诊断、损伤中毒的外部原因编码、住院花费、死亡日期、死亡地点、最高诊断单位及诊断依据、与死亡有关的疾病诊断项目等。与常规医院监测系统相比，全国伤害综合监测系统能提供伤害病人长期随访的信息。

2.其他伤害监测系统

除上述针对伤害的监测系统之外，我国还有其他数据采集系统涉及伤害信息，如中国行为危险因素监测系统监测了 10 个关于非故意伤害危险因素的知识、态度和行为的指标；青少年健康危险行为监测系统收集了初中、高中、大学学生非故意伤害和故意伤害有关的 7 项行为指标的信息；死因监测系统是我国伤害监测的另一种形式。除此之外，伤害专题调查、企业伤害监测、社区调查也是收集伤害资料的有效途径。

二、伤害监测评估

目前国际上用于伤害监测的评估体系主要有两个：一个是美国疾病预防控制中心发布的公共卫生系统评价指南；另一个是 WHO 与美国 CDC 联合发布的伤害监测指南中的评估方法。

(一) 美国 CDC 公共卫生系统评价指南

1988 年美国 CDC 制定了第一份公共卫生监测系统的评估指南。并于 2001 年对 1988 年版的公共卫生监测系统评价指南进行了修订。一直以来都是公共卫生监测系统的评估标准，同样适用于伤害监测系统。评估指标主要包括系统有用性及以下系统属性，可分为定性指标和定量指标两部分。

1.定性指标

(1) 系统有用性的评价：通过公共卫生监测数据描述、分析和解释后所采取的行动，运用数据所做出决定和采取行动的特征以及数据的其他用途。

(2) 简明性：简明性涉及结构和操作，监测系统在达到目标的前提下应该尽可能的简单。

(3) 适应性：一个灵活的监测系统能够在增加一点时间、人员或者资助的情况下适应改变的信息需要和操作条件，能够进行自我调整。另外，运用标准数据格式的系统应该能易与其他系统结合。

(4) 稳定性：是指公共卫生监测系统收集、管理和及时提供数据的可靠性，以及操作的有效性。

(5) 可接受性：反映参与监测系统人员和组织的意愿，指的是系统内操作系统的人与外部使用系统的人(如被要求报告数据的人)的自发积极性。

(6) 时效性：代表公共卫生监测系统中各步骤之间的信息传递速度。

2.定量指标

(1) 数据质量：数据质量反映公共卫生监测系统收集数据的完整性和可靠性。

(2) 灵敏度：监测系统的灵敏度有两层意思，一是在病例报告方面，是指监测系统发现病例或健康相关事件的比例；二是指发现暴发的能力，包括监测病例数量变化的能力。

(3)阳性预测值：是指监测系统报告案例中真正发生监测健康相关事件所占的比例。

(4)代表性：一个有代表性的公共卫生监测系统是指能够准确描述健康相关事件的发生以及其在人群、空间的分布。

(二)WHO 伤害监测评估指南

世界卫生组织与美国 CDC 于 2001 年共同制定《伤害监测指南》，该指南专门针对伤害监测系统的建立，数据的收集、编码及保存等提出具体要求，旨在帮助那些资源缺少的国家收集伤害信息，减少伤害所造成的危害。一个系统建立和运行后，就应该持续的监测和周期性的评估，以便及时发现问题并解决问题。其中对伤害监测系统的评估方法如下。

1.回顾性评估

可以评估系统是否运行良好，通过系统准确性、阳性预测值、报告卡的正确编码率来反映一个系统的质量。

2.过程评估

主要评估工作人员如何操作监测系统，以及容易漏填的项目和原因等。

3.系统环境评估

主要评估工作人员是否能够很好的操作该系统，包括是否接受培训及存在的困难等。

两者的区别主要为：美国 CDC 的评估指南用于所有公共卫生监测系统，在伤害监测主要针对如发达国家监测系统建立后系统属性的评价，而 who 的评估指南仅限于伤害监测系统，主要用于发展中国家正在建立的伤害监测系统。更侧重于伤害监测整个过程的评估。

第五节　伤害防控取得的成就

世界范围内伤害防控工作的蓬勃发展始于 20 世纪 40 年代后期。进入 90 年代后，伤害防控研究起步较早的各发达国家防控工作模式渐趋成熟，伤害的基本理论、发生机制和干预策略等方面的研究取得了较大进展。

一、国际合作

(一)2015—2030 可持续发展目标

2015 年 9 月，联合国大会通过了名为《改造我们的世界：到 2030 年的可持续发展目标》的决议。自此，由 17 个大目标和 169 个具体目标构建而成的可持续发展目标框架(Sustainable Development Goals，SDGs)将正式取代到 2015 年期满的千年发展目标，在接下来的 15 年中继续引领世界各国在消灭贫困与饥饿，保护地球资源与环境，促进共同繁荣等方面做出努力。在 SDGs 框架提出的 17 个目标中，健康无疑是一大重点话题，如第 3 条目标直接提出“确保人民生命健康，提升各年龄段人群的健康状况”，在其他 16 条目标中也有 10 条出现了与健康有关的关键词，例如：卫生服务、卫生保健、环境、职业、行为等对健康有直接作用的因素，这对全球伤害防控的发展将起到巨大推动作用。

(二)2011—2020 年道路安全行动十年全球计划

在过去几十年期间，联合国及其成员国逐渐认识到道路交通事故是对实现卫生和发展目标提出的一项重大挑战，道路安全问题作为世界上最紧迫的国际卫生和发展关注问题之一首次得到了应有的重视。在 2009 年 11 月由俄罗斯联邦政府作为东道主召开的第一次道路安全问题全球部长级会议获得巨大成功之后，联合国大会在 2010 年 3 月正式宣布 2011—2020 年为“道路安全行动十年”。从新西兰到墨西哥，从俄罗斯联邦到南非，许多国家政府都承诺将采取新的举措以减少其国内道路交通死亡人数。如果“行动十年”计划得到成功实施，实现其目标，即稳定并降低世界各地预计的道路交通死亡人数水平，该十年期间就可拯救累积总数达 500 万的生命，避免 5000 万起严重伤害，节省 5 万亿美元。

二、能力建设

目前，发达国家伤害防控能力水平较高，大多设有专门的伤害防控机构和完备的数据监测系统，但不发达地区和发展中国家的能力仍然很薄弱。

美国伤害防控能力建设处于世界一流水平。与世界大多数国家相似，美国伤害预防与控制机构主要是国家、各州与地方疾病预防控制中心(Centers for Disease Control and Prevention，CDC)。而在 CDC 之外，美国还有一个专门从事伤害及伤害预防工作的联邦机构：全国伤害预防控制中心(National Center for Injury Prevention and Control，NCIPC)。该部门成立于 1992 年，之后该中心组建了暴力和非故意伤害预防处(Divisions of Violence Prevention and Unintentional Injury Prevention)，并开始在各州和区域成立伤害预防主管协会。至 2012 年伤害预防与控制中心包括 3 个部门 4 个办公室，部门下分设不同科室负责具体工作。各州伤害预防工作开展的主要形式是在国家伤害预防控制中心的暴力和伤害预防核心项目(Core Violence and Injury Prevention Program，Core VIPP)基础上，制定相应的地方性伤害预防计划，组建项目组开展日常工作。

我国的伤害防控工作虽然相对于世界发达国家起步晚，但发展速度快，近 30 年间防控机制与能力建设水平已完成了一个质的飞跃。国家层面上，2002 年卫生部明确我国的疾病控制工作包括传染病、慢性病和伤害 3 个部分，伤害暂时归卫生部慢病司管。中国 CDC 慢病中心于 2002 年 1 月在北京成立后，遂将伤害防控接管过来，成为全国伤害预防控制业务技术指导中心。2004 年上海 CDC 率先成立了独立的伤害防制科，中国 CDC 慢病中心随后也成立伤害预防科，使我国的伤害防控部门规，划真正实现了与发达国家接轨。但是，在 2013 年卫生部与人口计划生育委员会合并后，伤害预防并未被继续列入疾病预防与控制局的工作职责之内。

科学研究领域里，中华预防医学会伤害预防与控制分会 2005 年在北京成立，标志着伤害控制这一学科的诞生。目前，国内已举办了 6 届全国伤害预防与控制学术会议：第 1 届在广东汕头(1999)，第 2 届在宁夏银川(2001)，第 3 届在广东广州(2004)，第 4 届在安徽合肥(2007)，第 5 届在湖北武汉(2010)，第 6 届在河北秦皇岛(2013)。另一方面，尽管我国伤害防控能力建设取得辉煌成就，但科研能力相对落后于发达国家。国内一篇针对 2001—2010 年的十年间我国伤害预防病例对照研究及队列研究文献质量评价结果显示，尽管 2001—2010 年我国伤害预防病例对照研究和队列研究文献质量均相对较高，但研究文献数量少，随机对照试验研究数量更少，大多数文章并未报告很多关键质量问题。

三、防控实践

为判断伤害领域创新性实践的防控效果和预防特征强弱，学者 Cohen 和 Swift 在 1999 年提出了著名的预防谱(The Spectrum of Prevention)，组成该谱的 6 个要素分别是：①增强个人伤害防控能力；②提升群体伤害认知水平；③培训教育人员；④培养壮大伤害防控团体；⑤调整组织实践，归纳总结，形成准则和规范；⑥推进有关政策、法律法规的制定。Cohen 和 Swift 认为，伤害与暴力的防控工作是综合性极强的社会生态学问题，有效的防控策略在实施过程中，将不可避免的涉及预防谱中的这 6 个要素。

在经典预防谱的基础上，2012 年美国疾病预防控制中心(Centers for Disease Control and Prevention，CDC)与美国国立伤害预防控制中心(National Center for Injury Prevention and Control，NCIPC)补充了“数据监测系统及组织能力等基础设施”作为第 7 要素，并将此作为主要依据评选出 1992—2012 年，在伤害防控领域的创新性实践前 20 位(表 7-2)。

表 7-2　美国伤害防控 20 项最突出成就(1992—2012 年)

编号	防控措施
1	脑震荡救护知识普及“抬头行动”
2	伤害现场分流与先进的自动化通报
3	从业者在线联络与培训
4	烟雾报警器安装计划
5	城市青年保护网
6	性暴力与家庭暴力防控重点向一级预防转移
7	利用男性预防针对女性的暴力伤害
8	普遍以学校为基础的暴力防控项目
9	正向教养项目(3P)
10	建立“经济社区”减少暴力伤害
11	对最高容许血液酒精浓度(0.08g/dL)立法
12	酒驾抽查站
13	车内酒精检测器
14	乘员约束系统(安全气囊、安全带等)
15	儿童安全座椅
16	驾驶执照分级
17	安全头盔立法
18	伤害的分类标准和编码(ICD-10)
19	基于网络的伤害统计数据查询和报告系统(WISQARS)
20	伤害控制研究中心

在评选出的这 20 项创新措施中，表中第 1～3 项主要体现了依赖于通信技术的科学理论向实践的转化，在信息传播方式上不仅使用了传统的纸质媒体，还联合网页媒体、博客、智能手机应用等新媒体平台；第 4～10 项为直接雇用相关人员实施干预的项目；第 11～17 项

为道路交通伤害防控方面降低死伤率的有效措施；第18～19项涉及数据采集与使用及民众对伤害的认知方式；第20项则与从业人员培训和研究调查的开展有关。

（一）脑震荡救护知识普及“抬头行动”

“抬头行动”是旨在使全美运动员、教练以及相关医护人员树立对脑震荡伤的认识及掌握急救处理技能的知识普及项目。自2010年开展后，“抬头行动”通过在学校、各大网站以及包括Twitter和Face Book等社交网络上的公开宣传，已经有超过85个组织与地方CDC在全国范围内开展合作。

（二）伤害现场分流与先进的自动化通报

在伤害发生现场，急救人员必须立即对伤害的类型和严重程度做出判断，从而决定其最佳救护方式和医疗机构，这个过程即伤害现场分流。快速而准确的现场分流对降低严重伤害死亡率起着至关重要的作用。美国CDC在2009年曾与美国国家公路交通安全管理局、美国外科医师学会共同推出《现场分流专家建议使用的伤者现场分流指南》（简称《指南》），并于2011年再版。该《指南》的发布，使得I级创伤病房的危重患者死亡率下降了25%。与《指南》同样重要的，还有连接了急救中心的先进自动化通报系统，该系统大大缩短急救人员反应时间的同时，加强了现场分流的准确性，对降低处置不当造成患者伤亡率居功至伟。

（三）从业者在线联络与培训

美国伤害预防与控制中心（NCIPC）在2009年开辟了名为“反暴力（vetoviolence）”的网站项目，该网站致力于为从事暴力伤害防控工作或对此项目感兴趣的人提供教育课程、培训以及所需的工具支持。由于网站信息内容多以图表、动画、视频等多媒体形式呈现，点击量空前，社会反响很好，甚至因此获得2011年国际视觉艺术学院传播类金奖。

（四）烟雾报警器安装计划

从1998年开始，美国CDC陆续在烧伤死亡率高于本州或全国平均水平且家庭收入处于贫困线以下的高危社区开展了烟雾报警器安装计划，同时对有5岁及以下年龄儿童、65岁及以上年龄老人的家庭开展火警安全教育。截至2012年，大约有来自278500个火灾高危家庭的553000起火灾事故被通报，3755个生命获救，这数据有力地证明了该计划的有效性。

（五）城市青年保护网

城市青年保护网（Urban Networks to Improve Thriving Youth，UNITY）是一个全国性的暴力预防项目，目的是保证各项复杂伤害防控策略均有效的落实在具体城区，整体上提升城市暴力防控水平，从而在源头上防止暴力伤害的发生。

（六）性暴力与家庭暴力防控重点向一级预防转移

2002—2012年，美国CDC将一部分预防强奸教育项目（Rape Prevention Education Program，RPEP）资金投给卫生部门，以建立各级性暴力预防联盟和相关职能部门。与此同时，国内暴力预防联盟领军计划（the domestic violence prevention enhancement and leadership through alliances program，DELTA）资助了14个州以建立家庭暴力一级防控的社区责任单元。2008—2011年间，在罗伯特伍德基金的帮助下，另19个州的暴力预防联盟得以开展相关一级干预策略。

（七）利用男性预防针对女性的暴力伤害

在大量的实践中，男性经过专业培训作为预防针对女性的性暴力或家庭暴力的成员，被证实是切实有效的手段。

（八）普遍以学校为基础的暴力防控项目

研究者系统回顾了53个学校暴力行为预防研究项目，发现所有项目均显著降低了暴力行为的发生率，并且这种作用似乎适用于各类学校，而与社会经济状况及当地犯罪率无关，这提示了暴力倾向及暴力行为预防项目可在全国学校普遍开展的可能。

（九）正向教养项目（3P）

普遍认为，儿童虐待的主要防控对策是增强儿童与其监护人之间安全、稳定的养育关系；同时，有研究表明，家长获得更多的正确育儿知识和支持有助于儿童虐待发生率的下降。正向教养项目（Positive Parenting Program，3P）是一个综合性的家长教育和家庭支持项目，目前3P项目在家长积极教养方式的形成和问题少年行为修正等方面的有效性已经得到确认。

（十）建立“经济社区”以减少暴力伤害

“经济社区”是指在社区内建立基层的，自我经营的经济开发区项目的研究。此类“经济社区”招揽来自商人企业家或房产业主的资金和工程，投入到本社区地段提升、街道美化、公共安全工作等方面，同时为失业者提供工作机会。有关研究显示，“经济社区”的建立可以使抢劫发生率下降12%，暴力犯罪下降8%，警方出警次数减少32%。

（十一）对最高血液酒精浓度（0.08g/dL）立法

通过设定机动车司机血液酒精最高允许浓度的法规条文，能有效降低酒驾相关的道路交通死亡数。美国将机动车驾驶员血液酒精最高允许浓度从0.1g/dL下调为0.08g/dL后，Shults等研究者发现，机动车道路交通死亡率因此而下降了7%，对比美国道路交通伤害数据，相当于每年挽救了400～600人的生命。

（十二）酒驾检查站

酒驾检查站的设置能有效提高发现违规酒驾司机的比例，同时具备高度警示作用，从而达到降低道路交通伤害的目的。研究显示，高宣传度、高可见度、高出现频度的道路酒驾检查站能减少约18%～24%道路交通伤害事故的发生。

（十三）车内酒精检测器

车内酒精检测器系统核心是一个酒精浓度测试仪，如果检测的结果呈阳性，即司机血液内的酒精浓度超标，该装置就会发出警告，或者将汽车的发动机锁定。具体采取两种措施中的哪一个，则取决于酒精浓度的具体值。该自动熄火功能通过酒精传感器、单片机和语音传输技术等多项技术融合实现。此项技术将来如能推广，将有效改善酒驾情况。

（十四）乘员约束系统（安全气囊、安全带等）

安全带对各年龄段机动车驾、乘人员的保护作用已被很多研究证实。据估算，若使用安全带，可减少美国60%的机动车事故死亡人数和严重受伤者，即可避免1.8万人死亡，减少170亿美元以上的经济损失。Rutledge等人的研究显示，未使用安全带和使用安全带的驾乘人员死亡率分别为7%和3%，头部严重受伤比例分别为50.0%和32.9%。

（十五）儿童安全座椅

儿童安全座椅是减少机动车儿童乘客伤害和死亡最重要的预防措施。符合要求的儿童安全座椅若能被正确安装和使用，将对机动车内儿童起到很好的保护作用，可减少0～4岁儿童乘客69%入院救治的机会，使道路事故死亡危险下降70%；1～4岁儿童道路交通事故死亡危险将下降 54%；与单独使用安全带相比，同时使用安全带与儿童安全座椅的 4～7 岁儿童道路交通伤害风险可减少 59%。

(十六)驾驶执照分级

尽管美国 15～24 岁的青少年仅占到全部人口的 14%，但男、女性分别占到机动车事故负担总数的 30%和 28%。为了减少相对缺乏驾驶经验的青少年道路交通伤害事故发生率，有学者建议将驾驶执照分为 3 级，1 级为学员行车许可，2 级为临时执照，3 级为正式执照。持 1～2 级执照的青少年将被允许开车上路，但将限制夜间行车或进入高速公路等高危路段，以减少不安全因素暴露。多方研究讨论认为，驾驶执照分级制度将大大减低青少年交通安全事故的发生。

(十七)安全头盔立法

摩托车伤害事故致死、致残的主要原因是头颈部创伤。大量证据显示，佩戴安全头盔能显著减少摩托车伤亡事故。在摩托车交通事故中，不戴头盔者头部受伤率是戴头盔者头部受伤率的 2.19 倍。当安全头盔使用被立法规范后，Rogers 研究发现，16 岁以下人群安全头盔佩戴率提高了大约 18.4%。这说明加强立法将对安全头盔的推广产生巨大的影响，进而降低摩托车伤亡事故发生率。

(十八)伤害的分类标准和编码(ICD-10)

国际疾病分类(International classification of disease，ICD)第十次修订版本(ICD-10)确定的伤害分类是国际上较为公认的伤害分类方法。ICD-10 包括按伤害发生的部位(S00-T97)和外部原因(V01-Y98)两种分类标准。为方便实际工作，美国 CDC 在 ICD-10 的基础上，结合伤害的发生意图和外部原因，制订了伤害外部原因分类表，并按伤害的临床表现和部位制定了伤害诊断矩阵，用于伤害的分类。

(十九)基于网络的伤害统计数据查询和报告系统(WISQARS)

美国 CDC 伤害预防控制中心建立了基于网络的伤害统计数据查询报告系统 WISQARS(Web-based Injury Statistics Query and Reporting System)，并于 2000 年将美国消费者产品安全委员会的 NEISS-All(National Electronic Injury Surveillance System-All Injury Pro-gram)伤害项目的数据纳入 WISQARS 系统。2002 年建立的国家暴力死亡报告系统 NVDRS(National Violent Death Reporting System)是一个以州为基础的监测系统，数据来源包括：死亡证明、警察局数据、刑事审判报告、尸检报告、住院报告以及犯罪实验室报告等。2003 年开始利用医院未发表的数据开展伤害监测。2010 年开展了全国范围内亲密伴侣间性暴力的调查收集相关暴力数据。至 2012 年，WISQARS 系统已纳入国家人口统计系统(National Vital Statistics System)、全国医院出院调查(National Hospital Discharge Survey)、国家门诊患者医疗护理调查(National Hospital Ambulatory Medical Care Survey)，急诊监测中心(E-mergency Department Visit Data)等数据库，成为全美范围内监测致死性伤害、非致死性伤害、暴力死亡以及伤害成本估算的伤害数据库。

(二十)伤害控制研究中心

美国 CDC 创办了伤害控制研究中心(Injury Control Research Centers，ICRCs)，推动伤害防控领域横向和纵向的拓展，开展培训以及调查研究。这个中心致力于通过整合地方、各州乃至全国的资源，加强伤害防控的基础设施建设。从 1992 年开始，ICRCs 已经累计培训数以千计的研究工作者，他们完成了4600多份同行评议、论文以及图书出版物，渐渐成为一支不容忽视的伤害防控力量。

第六节 伤害防控的经济和社会效益

卫生经济学观点认为，从广义角度看，健康首先是财富的一种存在形式。早在1909年，Irving Fisher就在其提交给国会的“国民健康报告”中，界定了疾病给个体造成的经济损失包括：①因为早亡而丧失的未来收益的净现值；②因为疾病而丧失的工作时间；③花费在治疗上的费用。如果不罹患疾病，健康将作为一种财富形式，给个人和社会带来一定的收益。个体的健康一方面能够获得更长的有效工作时间，增加自己的经济收入；另一方面健康的劳动者通过生产劳动，可以创造出更多的财富，满足自己和家人的消费需求之外，会有一个更大的余额以税收、捐款等形式回到社会。由提升个体健康水平，减少死伤率获得的此部分经济社会效益不容小觑。Denision曾在规模收益不变的假设下，估算出如果美国的人口死亡率在1960—1970年间下降10个百分点，则经济增长率将提高0.02个百分点。世界银行前行长詹米逊在研究中国经济发展时，比较中国和印度的成年人生存率，发现印度劳动力人口死亡率比中国高出16%，如果中国按照印度的成年人死亡率，则中国经济发展应该比目前低15%～20%。

伤害作为人们生活中较为常见的疾病，死亡率和致残率都非常高。据全球疾病负担课题组估计，2010年全球约有510万人死于伤害，大于因HIV-AIDS、肺结核与疟疾死亡人数的总和(380万)。我国每年发生的各类伤害约2亿人次，伤害造成死亡数70万～75万人，因伤害致残的有1000多万人，每年伤害的直接医疗费用高达450亿元。因此，尽快推广成功的伤害防控措施，将会取得显著的经济和社会效益。例如，美国在安全带立法之前，曾对其进行相关评估。据估算，若使用安全带，可减少美国60%的机动车事故死亡人数和严重受伤者，即可避免1.8万人死亡，减少170亿美元以上的经济损失。

国内学者也开展了类似研究。山东省滕州市和广东省江门市曾先后于1998年、1999年进行以安全教育和消除隐患为中心的干预试验研究。江门市中小学生伤害干预措施评价显示，干预组伤害发生率由50.55%降至11.78%，而对照组仅由52.67%降至49.00%。干预组与对照组伤害下降的比值为11.02，获得净效益125136元，费用效益比为1∶13.90，使学生总缺课天数减少11620天，相当于31.8人年教学时数。

第七节 伤害防控面临的挑战和展望

一、挑战

世界范围内来看，伤害防控工作的开展将不可避免的受到当前政治、经济、文化和自然环境等多方面因素的干扰和影响。

(一)地区政治冲突和局部战争不断，造成大量伤亡和难民危机

虽然和平与发展是时代的主流，但部分国家和地区由于领土争端、海洋权益纷争、民族

矛盾和宗教冲突激化，恐怖组织活跃等原因，依旧战火频繁。尤其是中东地区，从海湾战争、科索沃战争、阿富汗战争，到利比亚武装冲突、叙利亚冲突，中东局势持续动荡，近年来更是多点地区冲突同时爆发，互相呼应，互相影响。战争与动乱摧毁了战地原有经济生态，造成了大量平民伤亡。以叙利亚冲突为例，叙利亚冲突由 2011 年至今，超过 25 万人丧生，100 多万人受伤，叙利亚民众的预期寿命从 2010 年的 70.5 岁骤减至 2015 年的 55.4 岁。据估计，战争给叙利亚造成的整体经济损失约为 2550 亿美元，叙利亚的人均国内生产总值要恢复至动乱前水平，将需要 10～15 年时间。

除了平民伤亡，长期战乱还带来另一个严重问题——难民危机。联合国难民署 2016 年 6 月 20 日在日内瓦发布了《2015 年难民问题全球趋势》的报告。报告显示，截至 2015 年年底，世界范围内流离失所的人数达 6530 万，比上一年增加了 580 万人，比 10 年前几乎增加了一倍。从本国出逃后，大部分难民选择去往欧洲，仅 2014—2015 年即有近 32 万人穿越地中海偷渡到欧洲。一场第二次世界大战以来最为严重的难民危机正在席卷欧洲大陆，且愈演愈烈。难民偷渡意外死亡的悲剧频频传来，伴随着越来越多的难民蜂拥而至，使整个欧洲措手不及。而很多难民无法得到妥善安置，随之而来的是暴力犯罪率的上升。在全球化不断发展的今天，难民问题对伤害与暴力防控工作构成了不小的挑战。

(二)世界各国经济发展严重不平衡，阻碍公共卫生资源平等分配

在当今全球经济一体化失衡体制下，马太郊应得到充分的显现，各国经济走向极端化的局面，富者愈富，穷者愈穷。受此影响，各国伤害防控水平也呈现巨大差别。美国、加拿大、瑞典、英国等发达国家的伤害防控工作起步早，运营机制完善，经费来源充足，科研实力雄厚。但很多发展中国家，尤其是中东地区和一些非洲国家，不仅伤害防控体系不健全，而且技术水平非常有限。这无疑为公共卫生资源的平等分配、伤害防控先进技术和经验的推广加大了难度。由于落后的防控水平和医疗卫生条件，大约 90%的致死性伤害发生在中低等收入水平的国家和地区。

以道路交通伤害为例，2013 年不同地区的道路交通死亡率之间有很大差距，经济欠发达的非洲地区道路交通死亡率居全球最高，经济发达的欧洲死亡率则远低于世界平均水平。

(三)气候变化导致极端天气、气候灾害频发，威胁公众生命安全

据世界气象组织宣布，过去的 1998—2007 年是有记载以来最暖和的 10 年。特别是近几年来，全球气候变化威力渐显，带来各种形式的气象灾难：致命热浪、洪涝干旱、台风雷暴，火山地震。所有的气候灾害中，地震的破坏力最强，造成的死伤率最高。曾引发强烈社会关注的 2008 年汶川大地震，据统计造成 69227 人死亡，374643 人受伤，17923 人失踪；2010 年海地大地震，造成 22.25 万人死亡，19.6 万人受伤；2011 年日本福岛地震海啸，造成 13130 人死亡，13718 人失踪，并引发举世震惊的核电泄漏事故；2015 年智利大地震，造成约 2 万人死亡，200 万人无家可归。如何在全球气候变化的大背景下，探讨伤害的特征变化，将灾难紧急救援与伤害预防有机结合起来，最大限度的保障居民生命健康，减少死伤，已成为伤害防控领域亟待考虑的新课题。

(四)社会经济快速发展增加了某些伤害的风险

随着全球工业化和城市化进程的不断加快，全球机动车数量的逐年上升，道路交通伤害已经上升为一个重要的公共卫生问题。2015 年世界卫生组织发布的《2015 年全球道路安全

现状报告》指出，每年约有125万人死于道路交通事故。而在部分国家和地区，盲目的城市规划以及朝令夕改的政绩性道路建设，都预示着未来道路交通伤害还将对人们的健康造成更恶劣的影响。全球人口数量增长和老龄化加速，增加了伤害防控压力。有文献预测，我国未来65岁以上老年人数将以每年3%的速度递增，2025年老龄人口将达到2.8亿，占总人口的17%；到2050年将达到4亿，占总人口的27%。此外，智能手机和移动多媒体的出现，导致了越来越多的分心相关的伤害，如分心驾驶、摔伤。有研究证据显示，驾车过程中的分心行为(包括使用手机登录社交媒体网站Facebook和Twitter，利用移动客户端观看视频，收发短信)都会增加致死性交通事故的风险。

二、展望

为应对上述挑战，全球伤害防控可考虑以下对策。

(一)协调国家、地区间冲突与争端，减少战争造成的伤亡

维持稳定是地区和平与发展的最高利益，是一切工作开展的前提。因此，应大力倡导维护地区和平稳定，对于有冲突和争端的国家、地区，呼吁争端各方保持克制，反对一切将争端升级的行为。争取在联合国安理会的框架内，推动局势向着对话、谈判和协商的轨道发展。同时，应严厉打击恐怖主义，妥善解决难民危机，提升国际安全大环境，保障人民生命健康，减少不必要的伤亡。

(二)寻求各国政府间战略合作，形成全球合力

多层次、多角度、多方位的国际合作是解决全球性的资源配置差异的根本出路。多个国家形成合力，统一计划，统一步调，就能从总体上提升伤害防控水平。各国自身也应加快伤害防控能力建设速度，并通过资助高层次论坛、政策促进项目等尽快在国家层面建立有效的伤害防控机制，将伤害预防纳入政府的工作职责，保证各方面资金、人力投入。

(三)动员民间组织力量，加强民众对伤害防控的关注与认识

伤害防控工作仅停留在政府行为层面是远远不够的，应该动员更多的民间组织加入伤害防控工作者的行列中来，吸引民间资本投入，与政府密切配合，开展丰富多彩的伤害防控宣传与干预活动，提高伤害防控知识的普及面与关注度。

(四)加强科研能力建设，加强学术交流，促进共同繁荣

各研究单位间应更广泛的加强交流合作，通过整合、统筹，充分利用全球科技资源，提供国际科技合作与交流平台，支持开展高质量伤害防控项目，包括利用新技术开发成本低廉、可信度高的伤害干预，将防控纳入已有公共卫生项目的政策可行性分析，多途径伤害数据监测及综合利用方法探讨，优化伤害干预策略的卫生经济学理论等。

(五)充分重视高新通信技术，开创伤害防控大数据时代

进入2012年之后，大数据(big data)一词被越来越多地提及，人们用它来描述和定义信息爆炸时代产生的海量信息，并据此命名相关技术发展与创新。伤害防控工作者应敏锐地察觉到这一趋势，充分重视高新通信技术，利用大数据为伤害预防策略的制定和实施提供新方向和思路，开创伤害防控新纪元。

第八节　伤害防控相关法律法规

立法干预属于强制干预手段。作为国家最高干预级别手段，其具有最强的公众警示性和干预执行力。目前，伤害防控领域在世界范围内公认有效的立法干预，主要见于道路交通伤害(限速、遏制酒驾、使用安全头盔、使用安全带、使用机动车内儿童约束装置5项措施)，烧烫伤(烟雾报警器，自来水热度规定)，跌落伤(高大的建筑物要求安装防护窗)，中毒(药品、危险品“儿童安全包装”的标准规定)。值得注意的是，包括我国在内的广大发展中国家，伤害领域大多的立法工作未得到足够重视，很多被证实有效的法规政策尚不能全面施行，如儿童安全座椅、自行车头盔、高楼层防护窗、儿童药品安全包装。本节以当前立法干预效果较好的道路交通伤害和儿童非故意伤害为例介绍相关情况。

一、道路交通伤害立法现状

道路交通法律法规通过改变道路使用者的不安全行为降低道路交通伤害事故的发生率、伤残及死亡率。目前，世界卫生组织建议各成员国纳入立法的干预措施有5条：限速、遏制酒驾、使用安全头盔、使用安全带、使用机动车内儿童约束装置。根据2015年世界卫生组织发布的《道路交通安全现状报告》，2008—2011年，有35个国家的法律至少将上述5项干预的一项纳入其中。2011—2014年，另外17个国家也据此修改和完善了本国立法。

(一)限速

限速对减少道路交通事故伤亡的作用非常明显。有研究显示，平均驾驶速度降低5%，致死性碰撞的数量将减少30%。但目前很多国家的法律法规尚未纳入全面的限速要求。截至2015年，全世界180个国家和地区中仅有97个实施了≤50km/h的城市道路限速，其中只有47个(人口总计约9.5亿)还允许地方当局酌情进一步降低速度限制。

(二)酒驾

酒驾立法干预主要体现在提高法定饮酒年龄和设定驾驶员血液酒精最高允许浓度，且后者的效果更为显著。通过设定机动车司机血液酒精最高允许浓度的法规条文，能有效降低酒驾相关的道路交通死亡数。截至2015年，全世界180个国家和地区中已有176个有酒驾相关立法，其中有134个是基于血液酒精含量临界值(BAC)。目前，不同国家针对酒驾司机血液酒精最高允许浓度的规定不尽相同，但相对而言，0.05g/dL的血液酒精最高允许浓度基本得到公认，现已有44个国家要求BAC小于等于0.05g/dL。其中，有34个国家使用0.02g/dL这一标准或更低浓度作为年轻司机和新司机血液酒精含量限制。

(三)安全头盔

摩托车伤害事故致死、致残的主要原因是头颈部创伤。大量证据显示，佩戴安全头盔能显著减少摩托车伤亡事故。目前，169个国家拥有安全头盔立法，其中151个要求所有道路交通使用者(驾驶员和乘客)在所有道路类型和所有发动机类型上，均需佩戴安全头盔，其中70个国家和地区还实施了国家或国际头盔佩戴标准要求。

(四)安全带

安全带对各年龄段机动车驾、乘人员的保护作用已被很多研究证实。目前，全球有161个国家和地区拥有安全带全面立法，其中105个(约合人口48亿)要求包括机动车驾驶员和所有乘客均使用安全带。

（五）儿童安全座椅

儿童安全座椅是减少机动车儿童乘客伤害和死亡最重要的预防措施。有96个国家立法要求使用儿童约束装置，绝大多数高收入国家有儿童约束装置的立法，而低收入和中等收入国家对此立法的比例较低。

二、我国儿童非故意伤害立法现状

国内李黎等人针对6种常见的儿童非故意伤害：溺水、道路交通伤害、跌落、中毒、烧烫伤和窒息进行了法律法规的定量文本分析。在联合国儿童基金会、世界卫生组织和欧洲儿童安全联盟推荐的27种干预措施中，国内有7项国家法律、9项行政法规和46项部门规章至少涉及一项。有10种措施未被当前任何法律或法规涵盖。按照不同伤害原因来看，有23项法规涉及道路交通伤害预防，14项涉及跌落预防，10项涉及中毒预防，10项涉及溺水预防。此外，无国家法律涵盖溺水和跌落相关干预措施。11部法律法规文件未明确特定的部门负责执行和实施有效干预措施，20部法规文件被分派给多个政府部门。

研究充分说明，我国的法律法规中，儿童非故意伤害的干预措施并未得到充分体现，相关实施责任常常界定不清。我国应加强非故意伤害预防方面的立法工作，并将责任指派到具体的政府部门。

第八章　精神疾病与公共卫生

第一节　精神疾病概述

1997 年，世界精神病学协会(WPA)指出：人类已从“躯体疾病时代”进入“精神疾病时代”，越来越高发的精神心理障碍已成为 21 世纪的“世纪病”。世界卫生组织(WHO)欧洲区卫生部长大会于 2005 年提出“没有精神健康就没有健康”。随后，这一新观点得到 WHO 及世界心理卫生协会(WFMH)的认同，并作为 2006 年和 2007 年世界精神卫生日的主题。精神卫生是影响经济社会发展的公共卫生问题，与人民群众健康福祉息息相关，与经济社会发展紧密相连。

一、精神障碍

精神障碍是指各种原因导致的认知、情感和思维等精神活动的紊乱或异常，导致患者明显的心理痛苦或者社会适应等功能损害。精神障碍按国际通用标准《国际疾病与健康相关问题分类第 10 版》(ICD-10)诊断，ICD-10 将之归类为编码 F，共分为十大类。可理解为广义的精神疾病的同义词。

二、精神疾病

精神疾病又常常狭义的称为精神病性障碍，是精神障碍中最严重的类别之一。其特点：一是有幻觉、妄想、严重思维障碍等精神病性症状；二是丧失现实检验能力，因而影响认识或控制能力。精神分裂症为本组的代表性疾病。

三、严重精神障碍

严重精神障碍是指疾病症状严重，导致患者社会适应等功能严重损害、对自身健康状况或者客观现实不能完整认识，或者不能处理自身事务的精神障碍。严重精神障碍是一个法律上的概念。

四、重性精神疾病

重性精神疾病是指严重影响患者功能的一组精神疾病，主要包括精神分裂症、分裂情感性障碍、偏执型精神病、双相(情感)障碍、癫痫所致精神障碍、精神发育迟滞所致精神障碍 6 种疾病。重性精神疾病病人发病时，患者丧失对疾病的自知力或者对行为的控制力，并可能导致危害公共安全、自身或他人人身安全的行为，长期患病会严重损害患者的社会功能。重性精神疾病是一个管理上的概念。

第二节　精神疾病引起的公共卫生问题

一、精神疾病患病率高

国外研究表明，25%～30%的急诊患者是由于精神方面的问题而就诊。在美国，每 10

个人中就有 1 个人在其一生某个时段中住进精神病院。WHO 组织的一次有 26 个国家参加的世界精神卫生调查(WMHS)结果显示，精神障碍的患病率相当高，多数国家患病率为 9.1%～31.2%。费立鹏在浙江、山东、青海、甘肃天水四省市开展的流行病学调查显示，各类精神疾病的时点患病率为 17.5%，据此推算，全国精神障碍患者总数超过 1 亿。据中国以往的流行病学调查资料推算，全国重性精神疾病患者约有 1600 万。湖南省 2016 年 10 月公布的 6 种重性精神疾病(精神分裂症、双相障碍、分裂情感性障碍、偏执性精神病、癫痫所致的精神障碍、精神发育退滞伴发的精神障碍)流行病学调查结果显示，全省 6 种重性精神疾病患病率为 9.35‰。

二、精神疾病负担重

精神疾病患病率高，病期长，患者患病期间不能正常工作、学习，从而造成沉重的疾病负担。为评估全球的疾病负担，WHO 引入了伤残调整生命年(DALY)来量化疾病负担。根据 WHO 的估计，1999 年全球疾病负担中，神经精神疾病(主要是精神障碍)占 10.5%，居各类疾病首位，到 2020 年将上升到 14.7%。如果单以非传染病性疾病计算，2005 年 DALY 中，占总负担 2%以上的高负担性精神障碍有抑郁症、酒精和药物使用障碍、精神分裂症、双相(情感)障碍和痴呆(表 8-1)。从中国不同精神障碍的疾病负担分析来看，中国最重要的精神障碍分别是抑郁症、双相(情感)障碍、精神分裂症、强迫症、酒精滥用和痴呆。有学者认为，随着医疗保健水平的提高，人均寿命的延长，精神障碍患者的寿命也会延长；另外，随着人口老龄化的到来，与老年人有关的精神障碍(如痴呆等)也会增多，这些因素提示我们，精神障碍的疾病负担在未来还将继续增加。

表 8-1　2005 年全球非感染性疾病负担(DALY)

系统	DALY	神经精神	DALY
神经精神	28%	抑郁症	10%
心血管	22%	精神分裂症	2%
恶性肿瘤	11%	双相障碍	2%
感觉器官	10%	痴呆	2%
呼吸	8%	酒精/药物使用	4%
消化	6%	其他精神障碍	3%
肌肉骨骼	4%	癫痫	1%
其他	7%	其他神经疾病	2%
		其他神经精神疾病	3%

三、精神疾病具有社会危害性

与其他疾病相比，精神疾病有一定特殊性。精神疾病患者，尤其是重性精神疾病病人，往往由于幻觉、妄想等症状直接支配而出现暴力攻击行为，造成不良的社会影响。世界各地大量研究表明，某些精神疾病与违法犯罪之间存在密切联系。例如，20%的精神分裂症患者入院前有过暴力行为，20%～30%的精神分裂症患者在急性住院期间有暴力行为。精神分裂症患者凶杀作案的风险约为一般人群的4倍，而重性精神疾病患者伴有人格障碍或酒精、药物依赖问题时，凶杀作案风险会增加10倍。

近几年来，精神疾病患者肇事肇祸事件时有报道，引起社会的广泛关注。如2016年9月22日下午，广西兴业县秧塘村发生一起精神病患者突然发病用铁棍伤人事件，共造成4人死亡6人重伤。又如，2014年3月7日，北京市怀柔区王化村发生持刀伤人事件，一精神病患者砍伤十多名路人，并造成6人死亡。诸如此类事件的发生，给社会的和谐安全稳定造成了严重的影响。如何减少精神病患者危害社会事件的发生，成为政府和社会共同关注的问题。

第三节 精神疾病防控的公共卫生策略

基于目前医学上对大部分精神疾病的致病因素并没有完全弄清楚，所以给精神疾病的防控带来很大难度，现行所采取的治疗大部分是对症治疗（消除症状）而非对因治疗。但医学科技工作者一直在积极研究与探索，比如目前提出对部分精神疾病的精准治疗，虽然暂时还达不到人们所期望的程度，但使精神疾病的防治提升到一个新高度。精神疾病作为一个公共卫生问题，同时现阶段还作为一个社会问题，已受到全社会的重视。因此无论是从全局性还是个体性等角度，都应该采取积极的对策与措施来加强精神疾病的防控工作，并取得明显的成效。

精神疾病的预防不外乎三级预防模式。一级预防主要是指增强预防精神疾病发生的保护因素，消除或者减少精神疾病致病因素，防止或减少精神疾病的发生。这是最积极、最主动地预防措施。这些措施可通过个人和社会的共同努力来进行。这方面可采取的措施包括养成健全的人格、增加受教育的机会、减少各种不安全感、培养稳定良好的家庭氛围、广泛开展心理卫生健康教育、发展个人技能、提高心理应激能力等。

二级预防是通过早发现、早诊断、早治疗，控制疾病，降低危害。为此，需要建立以精神卫生专业机构（精神专科医院、综合医院精神科或心理科）为骨干、综合医院为辅助、基层医疗卫生机构（社区卫生服务中心、社区卫生服务站和乡镇卫生院、村卫生室）和精神疾病社区康复机构为依托的精神卫生防治服务网络，做到防治结合。

三级预防主要是消除或者减少精神疾病所致的残疾。通过对精神疾病病人进行生活自理能力、社会适应能力、职业技能等方面的训练以及疾病治疗常识的教育，以减少残疾和社会功能损害、促进康复、防止疾病复发，提高生活质量。为此，需要开展“社会化、综合性、开放式”的精神疾病康复工作。

从精神疾病的三级预防模式可以看出，精神疾病的防控实际上是一个预防、治疗、康复等“全程式”服务的过程，所以从全局性、整体性方面考虑，采取及时有效的策略与措施，对精神疾病的防控更为重要。基于精神疾病防控的需要，应重点做好以下几个方面。

一、加强政府领导，建立健全精神疾病防控的领导协调机制

精神疾病的防控涉及多部门，工作能否顺利开展必须有各级政府部门的主导和社会各级力量的参与。省、市、县三级要建立由各级政府主管领导牵头，卫生计生、公安、民政、财

政、人力资源与社会保障、综治、教育等多部门参与的精神卫生工作政府领导与部门协调机制。乡镇(街道)建立由综治、卫生计生、公安、民政、司法行政、残联、老龄等单位参与的精神卫生综合管理小组。普遍形成政府组织领导、各部门齐抓共管、社会组织广泛参与、家庭和单位尽力尽责、全社会积极配合的精神卫生综合服务管理机制，以保障精神疾病防控工作的落实。

二、全面健全精神卫生服务体系和防控网络

规范与完善省、市、县三级精神卫生服务体系，实现服务全覆盖。不断加强对精神卫生专业服务机构的投入和建设，使其服务能力和水平不断提高，且明确其应承担的公共精神卫生服务职能。积极探索通过政府购买服务方式鼓励社会力量参与相关工作。通过多种方式来构建与完善精神疾病防控所需的服务体系，从而为防控工作的开展提供技术支撑。

三、加强防控队伍建设

整体而言，因多方面原因导致精神疾病防控人员数量不足、素质参差不齐、构成类别不能适应工作的需求等现状。因此建立健全精神卫生专业队伍，合理配置精神科医师、护士、心理治疗师，探索并逐步推广康复师、社会工作者和志愿者参与精神卫生服务的工作模式迫在眉睫。因此，按照《全国精神卫生工作规划(2015—2020年)》的部署与要求，各级精神卫生专业机构要按照区域内人口数及承担的精神卫生防治任务配置公共卫生人员，确保防治工作落实。每个基层医疗卫生机构至少配备1名专职或兼职人员承担严重精神障碍患者服务管理任务。教育部门要加强精神医学、应用心理学、社会工作学等精神卫生相关专业的人才培养工作；鼓励有条件的地区和高等院校举办精神医学本科专业；在医学教育中保证精神病学、医学心理学等相关课程的课时。卫生计生部门要加强精神科住院医师规范化培训、精神科护士培训；开展在精神科从业但执业范围为非精神卫生专业医师的变更执业范围培训，以及县级综合医院和乡镇卫生院(社区卫生服务中心)中临床类别执业医师或全科医师增加精神卫生执业范围的上岗培训；开展中医类别医师精神障碍防治培训，鼓励基层符合条件的精神卫生防治人员取得精神卫生执业资格。制定支持心理学专业人员在医疗机构从事心理治疗工作的政策。落实精神卫生工作人员的待遇补助政策，提高其待遇水平，稳定精神卫生专业队伍。

四、积极推进严重精神障碍管理及救治救助

精神疾病因其高患病率、高复发率、高致残率、治疗康复周期长等疾病特征，因病致贫、因病返贫的现象十分普遍。因此，全面落实精神疾病患者的发现、管理、救治救助等工作，对构建和谐社会、体现党和政府关注民生都具有重要的意义。在推动患者管理和救治救助方面，在未来一段时间，主要做好如下几项工作。

(一)加强患者登记报告

各级卫生计生、综治、公安、民政、司法行政、残联等单位要加强协作，全方位、多渠道开展严重精神障碍患者日常发现登记和发病报告。村(居)民委员会要积极发现辖区内的疑似精神障碍病人，可应其家属请求协助其就医。具有精神障碍诊疗资质的医疗机构要落实严重精神障碍发病报告管理制度，按要求报告确诊的严重精神障碍患者。基层医疗卫生机构发

现辖区内的确诊严重精神障碍患者要及时登记，并录入国家严重精神障碍信息管理系统。

(二)做好患者服务管理

积极推行“病重治疗在医院，康复管理在社区”的服务模式，对于急性期和病情不稳定的患者，基层医疗卫生机构要及时转诊到精神卫生专业机构进行规范治疗，病情稳定后回到村(社区)接受精神科基本药物维持治疗，形成精神卫生医疗机构、精防机构、基层医疗卫生机构三位一体的精神卫生服务网络；建立以双向转诊、点对点技术支持等措施为支撑的工作运转机制；推动乡镇(街道)建立精神卫生综合管理小组，动员社区组织、患者家属参与居家病人管理；建立严重精神障碍患者监护责任落实制度和肇事肇祸精神障碍患者收治管理机制。

(三)落实救治救助政策

做好基本医疗保险、城乡居民大病保险、医疗救助、疾病应急救助等制度的衔接，发挥整合效应，逐步提高精神障碍患者医疗保障水平。民政、卫生计生、人力资源与社会保障、财政等部门要研究完善符合精神障碍诊疗特点的社会救助制度，做好贫困患者的社会救助工作。使精神疾病患者看得起病，能得到及时有效的治疗，获得最低生活保障，提高其生活质量。

(四)加强康复体系建设

在精神疾病的全程防控中，康复比治疗有时更重要。因此，必须逐步建立健全精神障碍社区康复服务体系，大力推广社会化、综合性、开放式的精神障碍和精神残疾康复工作模式，建立完善医疗康复和社区康复相衔接的服务机制。不仅要在精神卫生专业机构中大力发展康复科(室)，更要在社区建立起日间病床、工疗、农疗、职业技能训练等社会化、综合性、开放式的康复体系，逐渐形成医院-社区-家庭相衔接的康复服务模式。通过精神卫生专业机构加强对社区康复机构的技术指导，研究制定加快精神卫生康复服务发展的政策意见，加强复员退伍军人、特困人员、低收入人员、被监管人员等特殊群体中精神障碍患者的康复服务保障，精神障碍治疗性康复服务项目纳入基本医疗保险支付范围，开展精神障碍社区康复机构示范性项目建设，政府购买服务鼓励和引导社会资源提供精神障碍社区康复服务等举措，促进精神障碍患者回归社会。

(五)积极开展精神卫生知识宣传，普及精神卫生知识

各级政府协调宣传等部门切实加大对精神卫生法的宣贯力度，多渠道、多形式、多层次开展精神卫生知识宣传和健康促进活动，提高社会公众对精神疾病的认识，减少社会歧视，动员全社会关心和参与精神卫生工作，营造了良好的精神卫生工作氛围。同时，通过普及精神卫生知识，提高民众及综合医院医务人员识别精神疾病的能力，达到对精神疾病患者早发现、早干预、早治疗的目的。

第四节　精神疾病的监测、督导与考核

一、精神疾病的监测

精神疾病监测是精神疾病防控的重要内容之一。精神疾病监测是指系统地、连续地收集和分析人群精神疾病、影响精神疾病的因素和相关的精神疾病服务信息的活动。美国在1999

年开始将精神卫生监测逐渐融入公共卫生监测中；加拿大在1999年的一次精神疾病监测研讨会上提出，在整合已有数据的基础上发展精神疾病监测系统；欧盟在2006年以MINDFUL项目成果的形式，提出建立欧洲精神卫生信息系统。中国原卫生部于2011年8月启动国家重性精神疾病基本数据收集分析系统，将精神分裂症、分裂情感性障碍、偏执型精神病、双相(情感)障碍、癫痫所致精神障碍、精神发育迟滞伴发精神障碍等6种确诊的重性精神疾病纳入网络直报和监测，患者基本信息采集内容共计24条，主要包括人口学资料(如性别、职业、婚姻，经济状况等)、用于患者管理的信息(如身份证号、监护人联系方式、参加管理的知情同意等)以及疾病、诊疗相关信息三大块，并建立了国家-省-市-县-乡5级管理架构，每级均有专人负责信息系统的管理，基本信息采集、患者随访及信息录入由乡镇卫生院/社区卫生服务中心的精神疾病防治专干人员完成。2015年1月，该系统升级并更名为国家严重精神障碍信息系统，升级后的系统功能更为完善，监测病种由6种重性精神疾病扩展到所有严重精神障碍；同时，制定了《严重精神障碍发病报告管理办法》，将精神卫生专业机构纳入了严重精神障碍监测的责任报告单位。截至2015年底，全国2774个县的5.2万个用户利用国家严重精神障碍信息系统进行数据录入和随访管理。截至2016年8月，国家严重精神障碍信息系统中已录入在册患者516万余名。除卫生计生部门外，公安，民政等部门也根据各自需要建立了精神疾病相关信息管理系统。

二、精神疾病的督导

(一)督导组织

督导是上级卫生计生行政部门组织或者委托同级精防机构组织，对下级卫生计生行政部门工作情况进行个别检查和指导的一种方式。通过督导，促进下级提高工作质量，改进工作方式，总结成绩和发掘典型事例，发现问题并提出改进意见。精神疾病的督导一般由卫生计生行政部门组织，执行人员通常由卫生计生行政管理人员和精神卫生专业人员组成，根据需要，也可邀请民政、公安、残联等部门的人员共同参与。

(二)督导程序

精神疾病的督导分为准备、现场检查与指导、总结3个阶段。在准备阶段，要制定督导计划，明确督导目的和内容，准备被督导地区或单位既往工作情况和相关资料，确定督导人员，拟定好督导日程安排。现场检查与督导主要采取汇报座谈会、查看资料、现场检查、电话核实和入户核查方式，现场检查结束后，督导组成员要集体讨论和分析，总结被督导单位的成绩和亮点，找出主要问题，分析问题产生的原因，并提出解决问题的建议，形成督导意见，并召开督导反馈交流会，向被督导单位反馈督导结果及改进建议等。督导组在督导结束后，要向组织实施督导的单位提交督导总结报告和记录表格。

(三)督导内容

针对重性精神疾病的督导，原卫生部在《重性精神疾病管理治疗工作规范(2012年版)》中制定了统一的督导内容和表格。重性精神疾病的督导对象分为卫生计生行政部门和业务部门，督导内容也不一样。针对卫生计生行政部门的督导，主要检查其组织管理和工作管理。针对业务部门的督导，督导内容涉及组织管理、经费情况、工作开展情况、培训情况、技术质量和信息系统管理等。

三、精神疾病的考核

精神疾病的考核是上级卫生计生行政部门对照已经下达的工作目标、指标和要求，全面检查下级部门和单位工作绩效的一种方式，考核一般与奖惩措施、绩效工资制度等挂钩。重性精神疾病管理治疗工作作为国家基本公共卫生服务项目之一，被纳入国家基本公共卫生服务绩效考核内容。根据2015年国家卫生计生委印发的《国家基本公共卫生服务项目绩效考核指导方案》，重性精神疾病主要考核指标为患者管理率、规范管理率和病情稳定率(考核指标数据来源于国家严重精神障碍信息系统)。

第五节　精神疾病防控取得的成就

一、建立了较为完善的重性精神疾病防控体系

精神疾病的防控目前以重性精神疾病防控为主。经过十多年的发展，重性精神疾病管理治疗项目(原686项目)由点到面，全面铺开，现已建立了国家-省-市-县重性精神疾病防控体系，国家-省-市-县成立了精神卫生防治办公室并配备专职人员，乡镇卫生院/社区卫生服务中心有专(兼)职人员从事精神卫生防治工作。截至2015年底，全国31个省份328个市州(98.5%)2774个县区(97.2%)参与重性精神疾病管理治疗项目。现已形成“患者发现、救治救助、随访管理、医院-社区防治一体化”的管理模式。2016年1～8月，全国共随访管理在册重性精神疾病患者434万名，患者管理率达到84.14%，重性精神疾病患者逐步实现了“应收尽收、应治尽治、应管尽管”。

二、建立了多部门齐抓共管的协同机制

精神卫生是重大的公共卫生问题和严重的社会问题，需要多部门共同参与。目前，精神疾病由卫生、综合治理、公安、人社、民政、残联等多部门协同共管的机制正在形成。2006年11月，经国务院同意，以原卫生部牵头，建立了精神卫生工作部际联席会议制度(简称联席会议)，联席会议由卫生部、中宣部、发展改革委、教育部、公安部、民政部、司法部、财政部、人事部、劳动保障部、食品药品监管局、法制办、全国总工会、共青团中央、全国妇联、中国残联、全国老龄办等17个部门和单位组成。随后，各省(市、区)、部分地市和县区参照国家精神卫生部际联席会议制度，陆续建立了地方的精神卫生联席会议制度。联席会议每年召开一次例会，各成员单位按照各自的职责分工，研究加强精神卫生工作的有关问题，通过联席会议，成员单位得以互通信息，相互配合、相互支持，从而形成精神卫生防控工作的合力。

三、精神卫生专业机构和人才建设不断加强

精神病医院在中国的发展只有一百多年的历史。1898年，美国医生约翰•克尔(John Kerr)在广州芳村创办“惠爱医癫院”(今广州市惠爱医院)，成为中国第一家精神病医院。改革开放后，精神卫生专业机构在数量、硬件设施等方面均取得了较快发展。据《2013年卫生统计年鉴》显示，2012年全国有各级精神病医院728家。值得注意的是，随着新医改提出鼓励和引导社会资本举办医疗机构，民营资本创办的精神卫生专业机构近几年呈迅速增长趋势。

精神卫生专业机构的增加，提高了精神疾病患者就医的可及性。

随着精神卫生专业机构的增加，精神卫生人才也随之增加。数据显示，2003 年全国精神病医院执业医师数为 1.07/10 万人，注册护士数为 1.93/10 万人；到 2014 年，全国精神病医院执业医师数达到了 1.67/10 万人，注册护士数达到了 3.77/10 万人，精神病医院的执业医师和注册护士数均呈逐年上升趋势。截至 2014 年底，精神卫生专业机构精神科执业(助理)医师达到 25617 人。从 2015 年开始，国家卫生计生委开展精神科医师转岗培训，计划每年培训 1680 名非精神卫生专业临床医师，培训完成后，将符合条件的医师变更或加注精神科执业范围。此外，全国开设精神医学专业的院校由最初的 4 家增加到 18 家，且有进一步增加的趋势。

四、精神疾病防治模式的探讨与实践

随着重性精神疾病管理治疗项目的全面开展，各级政府对精神疾病防治的重视程度不断提高，财政投入不断增加，一些地区根据本地实际情况，积极探索精神疾病防治的新模式。最近几年，湖南省积极创新、探索了精神疾病防治的“湖南模式”。

2013 年，湖南省委第 42 次常委会上，湖南省委书记亲自提出要设立为民办实事精神疾病患者救治救助项目，得到了省长、副省长等省政府主要领导的支持和响应。该项目在征询了卫生、综合治理、财政、公安、人社、民政、残联等相关部门意见后，最终确定为“重性精神疾病患者救治救助工程”，成为湖南省 2014 年 15 个为民办实事项目之一。该项目第一年投入 8500 万元，用于改扩建 20 家精神卫生专业机构和免费救治救助 5000 名重性精神疾病病人(5000 元/人)，2015 年为民办实事项目更名为重点民生实事项目，2015 年和 2016 年又分别投入 1.1 亿元，每年改扩建精神卫生专业机构 20 家，救治救助患者数为 11000 名/年。

在该项目的推动下，各级政府层层签订责任状，项目完成情况纳入政府绩效考核内容，各级政府对精神卫生工作的重视程度提升到前所未有的高度，各部门合作日趋频繁，默契程度不断提高，使精神卫生工作“政府领导、部门协作、全社会共同参与”的机制不断完善。纳入救治救助的绝大部分患者实现了免费住院治疗，解除了贫困患者住院治疗的后顾之忧，精神疾病患者关锁和流浪现象得到明显改善，肇事肇祸事(案)件减少，患者、家属和社会给予了广泛好评。连续三年每年改扩建 20 家精神卫生专业机构，同时，委托湖南省脑科医院对这些改扩建精神卫生机构的精神科医师进行培训，使全省精神疾病防治网络进一步完善，精神疾病防治服务能力进一步提升。2015 年全国两会期间，全国政协委员、湖南省卫生计生委主任张健同志提出了重性精神疾病救治救助的“湖南模式”：一是领导高度重视，加大财政投入；二是突出群众需求，解除患者疾苦；三是加强基础建设，改善就医环境；四是加强人才培训，完善精防网络。该模式得到了国家卫生计生委相关领导的认可，并认为可进一步推广。

第六节　精神卫生防控面临的挑战与展望

随着经济发展和社会转型，精神卫生工作涉及面越来越广，敏感度越来越高，精神心理问题与社会安全稳定、与公众幸福感受等问题交织叠加日益凸显。精神卫生既是重大的公共

卫生问题，更是重要的民生问题，现阶段还是较为严重的社会问题。

一、精神卫生防控面临的形势与挑战

近年来，党中央高度重视精神卫生工作，我国精神卫生工作取得了长足发展。但是精神卫生工作面临的形势与挑战依然严峻。一是患者数量多，疾病负担重。患者病程长且易反复，需终身服药。统计发现，目前有55.85%的患者生活在贫困线以下，严重精神障碍家庭“因病致贫”现象较为普遍。尽管各地都在探索患者救治保障措施，但由于缺乏针对性保障措施，普惠性医疗保障的水平低，医保、贫困救助、财政投入等政策间缺乏衔接，患者经济负担重的问题没有根本解决。二是诊治能力严重不足。目前全国精神卫生专业机构主要集中在省级和地市级，近2/3的县级没有精神卫生专业机构，全国精神科病床总数22.8万张，平均每万人口1.71张，远远低于全球平均4.36张的水平。同时，专业人才短缺问题十分突出，全国仅有2万余名精神科医师，绝大多数专业机构都缺乏医护人员。基层开展严重精神障碍患者随访管理，几乎全部由兼职人员承担，社区精神卫生人员极度缺乏。三是精神障碍的社区康复工作严重滞后。社区康复是精神障碍病人回归家庭、回归社会的必经之路，也是稳定病人病情、维护社会稳定的重要措施。根据中国残联的统计数据，全国仅有近5万精神残疾人接受了托养和日间照料等社区康复服务。由于精神障碍患者家庭无力或不愿监管，社区康复机构缺乏，患者出院难、回家难、回家后监护难的情况普遍存在。四是精神卫生工作涉及部门多，情况复杂，工作难度大。基层患者信息不畅通、患者监护不落实等问题仍然普遍存在。由于监护不力、社区康复体系缺位、部门协同管理机制不落实等原因，严重精神障碍患者肇事肇祸案事件仍时有发生，危害公共安全和社会安定。

这些问题的存在是长期积累的结果，有着复杂社会影响因素和历史原因。总的来看，精神卫生资源增加缓慢，政策调整周期长，管理思路和服务模式不适应复杂的社会需要。

二、“十三五”期间精神卫生工作展望

2015年，国家卫生计生委、中央综合治理办公室、发展改革委、教育部、公安部、民政部、司法部、财政部、人力资源社会保障部、中国残联十部门制定了《全国精神卫生工作规划(2015～2020年)》(以下简称《规划》)，2015年6月国务院办公厅转发了此《规划》。《规划》围绕完善机制、健全体系、完善救治救助制度和促进公众心理健康四个方面提出总体目标。到2020年，普遍形成政府组织领导、各部门齐抓共管、社会组织广泛参与、家庭和单位尽力尽责的精神卫生综合服务管理机制。健全完善与经济社会发展水平相适应的精神卫生预防、治疗、康复服务体系，基本满足人民群众的精神卫生服务需求。健全精神障碍患者救治救助保障制度，显著减少患者重大肇事肇祸案(事)件发生。积极营造理解、接纳、关爱精神障碍患者的社会氛围，提高全社会对精神卫生重要性的认识，促进公众心理健康，推动社会和谐发展。

《规划》明确提出要进一步完善各级精神卫生综合管理协调机制，要求70%以上的乡镇(街道)都要建立精神卫生综合管理小组，确保各项工作落实到基层。《规划》将健全服务体系、提高服务能力摆在十分重要的位置，提出健全省、市、县三级精神卫生专业机构，在符合条件的县级综合性医院设立精神科的要求，提高精神卫生服务可及性。针对精神卫生专业人员紧缺的状况，提出全国精神科执业(助理)医师数量增加到4万名，其中东部地区每10

万人口不低于3.8名，中西部地区每10万人口不低于2.8名。同时要健全基层精神卫生防治人员、心理治疗师、社会工作师等精神卫生服务队伍。有效落实严重精神障碍救治管理任务，登记在册的严重精神障碍患者管理率和精神分裂症患者治疗率均达到80%以上，显著减少患者肇事肇祸案(事)件。精神障碍康复工作初具规模，70%以上的县(市、区)设有精神障碍康复机构，50%以上的居家患者接受康复服务。要努力提高常见精神障碍和心理行为问题防治能力，使公众对抑郁症等常见精神障碍的认识和主动就医意识普遍提高。精神卫生工作的社会氛围显著改善，普遍开展精神卫生宣传和心理卫生保健，使人群心理健康知识知晓率明显提高等。

围绕目标实现，《规划》提出了6项重点策略与措施：一是要全面推进严重精神障碍的救治救助工作。二是开展常见精神障碍防治。三是开展心理健康促进。四是着力提高精神卫生服务能力。五是完善信息系统。六是大力开展宣传教育。

第七节　精神卫生与法律

精神卫生与法律(mental health and law)也称精神病学与法律(psychiatry and law)。精神病学与法律和司法实践之间具有特殊的联系。这种联系甚至可以追溯到作为医学学科的精神病学出现之前。了解精神卫生和精神病学实践中的法律问题，不仅是司法精神病学专业的任务，也是临床和公共精神卫生领域面临的日益重要的课题。

一、司法精神病学相关内容

司法精神病学(forensic psychiatry)是精神医学的分支学科，主要研究与法律相关的精神医学和精神卫生问题，包括对各种法律问题的精神病学咨询(如精神疾病司法鉴定、法医学咨询等)和对罪犯、犯罪受害人等特殊人群的临床服务等。

虽然大多数精神疾病患者具有对影响其生活的重要事物做出合理选择与决定的能力，但在一些严重精神疾病患者中或者在疾病的某一阶段中，精神疾病症状可能使患者行使法律权利和承担法定义务的行为或资格能力(法律能力)受损，如精神病性障碍往往由于幻觉、妄想等症状直接支配而出现暴力、凶杀等危害行为，而病人并不能理智地理解和判断该行为的性质及后果。为保障患者和公众的利益、需要针对这些问题进行相应的法律规范。我国的《刑法》《民法通则》等法律对精神疾病患者有关的法律能力均作了明确规定。在司法精神病学领域传统上受到密切关注的主要法律能力包括刑事责任能力、民事行为能力、受审能力、服刑能力、性自我防卫能力、作证能力等。随着《侵权责任法》、《精神卫生法》的出台，患者在接受医疗服务中的决策能力(或知情同意能力)评定，也成了该领域重要的工作内容。

二、精神疾病与违法行为

世界各地大量研究均表明，某些精神疾病与违法犯罪之间存在密切联系。欧美国家刑事司法系统的患者中，33%有针对他人的攻击行为。此外，患精神疾病的凶杀罪犯中，83%有酒精滥用或依赖历史，64%有药物滥用或依赖历史；定罪罪犯中反社会人格障碍终身患病率为50.1%，酒精滥用或依赖为46.5%。危害行为也常见于曾经非自愿住院的患者，因为他们对治疗依从性差的风险更高，其中出院1年内有27.5%的患者出现暴力攻击。既往暴力史往往是预测精神疾病患者暴力行为最好的指标，10%～20%反复暴力者可能导致 50%～70%的暴力事件。

《中华人民共和国刑法》第十八条有关责任能力的规定如下："精神病人在不能辨认或者不能控制自己行为的时候造成危害结果，经法定程序鉴定确认的，不负刑事责任，但是应当责令他的家属或者监护人严加看管和医疗；在必要的时候，由政府强制医疗。""间歇性的精神病人在精神正常的时候犯罪，应当负刑事责任。""尚未完全丧失辨认或者控制自己行为能力的精神患者犯罪的，应当负刑事责任，但是可以从轻或者减轻处罚。""醉酒的人犯罪，应当负刑事责任"。

三、精神障碍违法患者的处置

精神障碍违法者的处置，在手段上不仅仅涉及强制性住院治疗，也涉及其他可能的限制人身自由措施；在时机上不仅仅涉及法庭审理以后，也涉及侦查阶段甚至患者行为当时。广义的"处置"概念，甚至还包含对患者将来可能发生危害行为的预测和防范。

精神障碍者出现违法行为并经法定程序鉴定后，通常有 3 种可能的处理方式：(1)不追究法律责任，责令其家属或监护人严加看管和医疗；(2)追究刑事责任，判处刑罚；(3)追究部分刑事责任，减轻刑罚，或者判处缓刑、监外执行、保外就医等。这些处理的目的既是为了维护社会安全和大众利益不受病人暴力行为侵害，同时也兼顾到精神障碍患者的合法权益，给予其恰当的医疗和保护，减少其因疾病因素而再次产生危害行为。

"强制住院"主要针对肇事肇祸甚至有犯罪行为的精神疾病患者。我国《刑法》第十八条第一款规定："精神患者在不能辨认或者不能控制自己行为的时候造成危害结果，经法定程序鉴定确认的，不负刑事责任，但是应当责令他的家属或者监护人严加看管和医疗；在必要的时候，由政府强制医疗。"我国《刑事诉讼法修正案》第四章对这类患者的强制医疗程序做了详细规定，如明确指出强制医疗的决定由人民法院做出、医疗机构应当定期对被强制医疗的人进行诊断评估等。而未触犯刑法或者治安处罚法的精神障碍患者的"非自愿医疗"，则通过《精神卫生法》相关条款进行程序规范。

四、世界各国精神卫生立法的历史

精神卫生立法体现着国家政治、经济、文化、医疗卫生和人权保障等诸多方面的现状。1890 年英国颁布的《疯人法(The Lunacy Act)》首次通过立法提出要保护精神疾病患者的权利和财产，不得非法拘禁精神疾病患者。1915 年其议会通过了一项法令，准许精神疾病患者自愿住入精神病院。1930 年英国颁布了《精神病治疗法》，规定凡能够而且自愿签名住院者，可自愿住入精神病院，为期 1 年。1938 年法国颁布了世界上第一部正式命名的《精神卫生法》，以后许多欧美国家及其殖民地也相继制定或修改了各自的精神卫生立法。

世界卫生组织(WHO)在 2001 年对 160 个成员国进行调查发现已有 3/4 的国家和地区有了《精神卫生法》，其中近一半是在过去 10 年里制定和颁布的。在亚洲，日本早在 1950 年代就有了《精神卫生法)，1992 年在 WHO 指导下修订成了《精神保健法》，1995 年修订实施《精神保健与福利法》；韩国也在 WHO 指导下于 1992 年颁布了《精神卫生法》。为敦促和指导各国的立法，自 20 世纪 70 年代以来，联合国和许多国际性的精神卫生专业团体发表了一系列原则和宣言，如《精神发育迟滞者权利宣言》(联合国，1971)、《残疾人权利宣言》

(联合国，1975)、《夏威夷宣言》(世界精神病学协会，1983)、《精神病患者人权宣言》(世界心理卫生联合会，1989)等。1991 年第 46 届联大 75 次全体会议通过了《保护精神疾病患者和改善精神保健》的第 119 号决议，并以决议附件的形式对精神卫生立法提出了 25 项原则，WHO 据此于 1996 年归纳为 10 项基本原则：①应保证精神障碍者能享受到精神卫生服务；②应使用与国际通行的原则相一致的精神卫生服务；③应保证所提供的精神卫生服务具有恰当的质量；④应在最少限制的环境中为患者提供精神卫生服务；⑤对患者采取的任何干预措施必须征得其本人或代理人同意；⑥在患者自行决策时有权得到他人帮助；⑦对采取的任何措施应有复查或复核的程序；⑧代替患者做出决策的法官或法定代理人应该是合格的、能真正维护患者权益的；⑨对做出的决策应有自动的定期审查程序；⑩法律条文不应与各国现行的法律法规发生冲突。这些都对推动各国当代的立法发挥了重要作用。

五、我国精神卫生法的立法进程

根据精神卫生法立法推进的主体部门不同，将我国精神卫生立法进程分为四个阶段：第一阶段为立法前酝酿准备阶段(1985—2000 年)。本阶段始于 1985 年卫生部委托四川省卫生厅和湖南省卫生厅组织专家调研论证并起草精神卫生法初稿。第二阶段为卫生部起草阶段(2000—2007 年)。2000 年卫生部将《精神卫生法》列入部门立法计划。全国人大科教文卫委、全国人大常委会法工委和国务院法制办多次参加立法调研工作。2007 年年底卫生部将《精神卫生法(送审稿)》上报国务院。第三阶段为国务院推进阶段(2007—2011 年)。2007 年《精神卫生法》被列入国务院立法工作二类立法项目。2010 年被列为一类立法项目。2011 年 9 月，国务院第 172 次常务会议审议并原则通过《精神卫生法(草案)》，随即提请十一届全国人大常委会审议。第四阶段为全国人大常委会推进阶段(2011—2012 年)。期间，十一届全国人大常委会全体会议分别于 2011 年 10 月 28 日、2012 年 8 月 28 日和 10 月 26 日 3 次审议《精神卫生法(草案)》。2012 年 10 月 26 日，十一届全国人大常委会第 29 次会议审议并通过了《中华人民共和国精神卫生法》，此法从酝酿、准备至最终出台，历时 27 年，堪称中国法律草案孕育时间最长的一个。

精神卫生法的出台，有利于解决精神障碍病人救治救助、服务管理中的薄弱环节以及非自愿住院治疗制度缺失等突出问题，也是当前加强和创新社会管理的重要举措之一。对于规范精神卫生服务，保障患者合法权益，发展精神卫生事业，增进公众身心健康，保障我国经济社会全面、协调和可持续发展具有重要意义。

六、我国精神卫生政策发展过程

1958 年 6 月，卫生部、民政部、公安部在南京主持召开第一次全国精神病防治现场工作会议，提出“积极防治、就地管理、重点收容、开放治疗”的工作指导原则，确定了卫生部门负责社会精神患者的治疗，民政部门负责治疗“三无”人员、复退军人中的精神病患者，公安部门负责管理肇事肇祸精神患者的职责分工。此分工沿用至今。

1986 年 10 月，卫生部、民政部、公安部在上海联合召开第二次全国精神卫生工作会议，提出积极抓好精神疾病防治工作、有计划培训精神卫生机构领导班子建设等要求，使改革开放后我国精神卫生在服务形式、疾病诊断、治疗和康复方法、基础与临床科研、人力资源培训等方面，全面而迅速地跟上国际发展的潮流。

2001 年 10 月，卫生部、民政部、公安部、中国残联在北京召开第三次全国精神卫生工作会议，提出“预防为主、防治结合、重点干预、广泛覆盖、依法管理”的精神卫生工作指导原则。

2002 年 4 月，卫生部、民政部、公安部、中国残联印发《中国精神卫生工作规划(2002—2010 年)》，提出“我国精神卫生工作既包括防治各类精神疾病，也包括减少和预防各类不良心理及行为问题的发生”，确立了精神卫生工作涵盖范围。

2004 年 9 月，国务院办公厅转发《关于进一步加强精神卫生工作的指导意见》，提出加强组织领导、重点人群心理行为干预、精神疾病治疗与康复、工作队伍建设、科研与监测、患者权益保护等要求，同时要求各级政府“要按照精神卫生机构为主体，综合性医院精神科为辅助，基层医疗卫生机构和精神疾病社区康复机构为依托的原则，建立健全精神卫生服务体系和网络”。

2006 年 11 月，经国务院批准，成立由卫生部牵头，中宣部、国家发改委、教育部、公安部、民政部、司法部、财政部、人力资源和社会保障部、文化部、国家食品药品监管局、国务院法制办、中国科学院、全国总工会、共青团中央、全国妇联、全国残联、全国老龄办等 18 个部门和组织参加的精神卫生工作部际联席会议制度。

2008 年 1 月，卫生部等 17 个精神卫生工作部际联席会议成员单位联合印发《全国精神卫生工作体系发展指导纲要(2008—2015 年)》，提出要“建立与‘政府领导、部门合作、社会参与’工作机制相适应的精神卫生工作体系”，明确了联席会议各成员单位在精神卫生工作中的职责。

2009 年 11 月，卫生部印发《重性精神疾病管理治疗工作规范》(2012 年修订)，建立重性精神疾病管理治疗制度。在全国推动“以精神卫生专业机构、社区卫生服务机构和农村医疗卫生机构等基层医疗机构为基础，建设重性精神疾病管理治疗网络，设立重性精神疾病登记和报告制度，建立精神卫生专业机构与其他医疗机构之间的工作衔接机制，开展重性精神疾病随访、病情监测等社区管理工作。”

2010 年 9 月，国家发改委、卫生部、民政部印发《精神卫生防治体系建设与发展规划》，明确了精神卫生专业机构、基层医疗卫生机构、精神疾病社区康复机构、疾病预防控制机构以及一般综合医院在精神卫生防治体系中的功能定位和任务，启动了 2010—2012 年精神卫生防治机构建设。

2012 年 10 月《中华人民共和国精神卫生法》颁布，并于 2013 年 5 月 1 日实施。该法律对于规范精神卫生服务，保障患者的合法权益，发展精神卫生事业，增进公众身心健康，保障我国经济社会全面、协调和可持续发展具有重要意义。

2015 年 4 月，国家卫计委、中央中治办、公安部、民政部、人力资源社会保障部、中国残联印发了《关于开展全国精神卫生综合管理试点工作的通知》。明确各省、自治区、直辖市和新疆建设兵团确定一个精神卫生综合试点地区，目的在于进一步健全和完善精神障碍预防、治疗、康复工作体系和服务网络，探索和创新精神卫生工作模式，为精神障碍病人提供规范的基本医疗、康复和心理健康服务，完善严重精神障碍患者救治救助保障体系，减少严重精神障碍患者肇事肇祸事件发生。

2015 年 6 月，国务院办公厅转发了卫生计生委、中央综治办、发展改革委、教育部、公安部、民政部、司法部、财政部、人力资源社会保障部、中国残联联合拟定的《全国精神卫生工作规划(2015—2020年)》。该规划是为了深入贯彻实施《中华人民共和国精神卫生法》和《中共中央国务院关于深化医药卫生体制改革的意见》，全面推进依法治国、创新社会治理，促进社会和谐稳定，解决当前精神生活工作中面临的突出问题而制定的，对于加强精神障碍的预防、治疗和康复工作，推动精神卫生事业全面发展，具有十分重要的指导意义。

第九章 妇幼保健与公共卫生

第一节 妇幼保健工作的意义、工作对象和工作任务

所谓妇幼保健，顾名思义就是保护妇女儿童的生命，维护妇女儿童的身心健康。妇女儿童是两个脆弱的人群，妇女与儿童之间又有着特殊的依存关系，要维护他们的身心健康，不仅需要妇产科、儿科的临床服务，使有病的个体能得到及时的治疗，还要使妇女在一生各阶段和各特殊生理时期以及儿童各阶段的保健需求得到满足。它既可预防疾病的发生，又能促进健康。所以，妇幼保健既重视面向群体，又注重落实到个人；属预防医学的范畴，又必须有临床与保健的结合，从而弥合公共卫生与临床医学间裂痕。妇幼保健以预防为主，防治结合，群体保健干预和个体保健服务相结合，包括一、二级预防和部分三级预防的内容，关注妇女一生的健康和儿童的整体发展。妇幼保健横跨健康与疾病，整合了多项临床二级学科服务于妇幼人群，是具有公共卫生理念的临床医学。

妇幼保健又分为妇女保健和儿童保健。妇女保健主要是针对妇女生命周期中不同时期的生殖系统变化、生殖生理、心理及行为特点在正常和异常情况下的保健需求提供保健服务，针对危害妇女健康的各种常见病、多发病的流行病学特征实施预防、筛查和治疗，以达到在生命所有阶段维护好生殖系统及其功能的完好状态的目的。儿童保健主要根据儿童各年龄期生长发育的规律及其影响因素，依据促进健康、预防为主、防治结合的原则，通过对儿童群体和个体采取有效的干预措施，提高儿童的生命质量，减少发病率，降低死亡率，以达到保护和促进儿童身心健康与社会适应能力，保障儿童权利的目标。

一、妇幼保健工作的意义

妇女保健和儿童保健之所以各自能形成一个独立的学科，是因为妇女儿童在数量上占了我国人口总数的2/3，妇女儿童健康状况反映了全民健康水平、生活质量和社会文明程度。加快妇幼卫生事业发展，对于提高全民族健康素质、促进经济发展、构建和谐社会具有重要意义。

（一）妇女保健工作的重要性

1.妇女是人类的母亲

妇女承担着人类繁衍的重要使命，她的健康直接关系到子代的健康和出生人口的素质，而人体生长发育的每一阶段都是以前一阶段为基础，同时又影响着下一阶段。出生人口的素质与母亲受孕前及受孕后的健康是密切相关的。因此，不仅要从生命开始形成的最初阶段就要对胚胎进行保护，在整个孕产期内要实施对母子进行统一管理的围生保健，还应进行女童、青春期少女及女性婚前、孕前等保健，使妇女从孩提时起就能得到卫生保健，预防疾病，才能健康地成长为未来的母亲。

2.妇女是脆弱人群

女子由于生殖器官的解剖、生理特点，易受感染和损伤，妇女的体质及生理上与男子不同，需要加以保护。更重要的是妇女一生中生殖系统和生殖功能变化复杂，青春期和更年期

是两个重大的变化时期，除涉及生殖系统和生殖功能外，心理和社会适应能力也发生巨变，在上述两期之间的生育期持续30年左右，要经历结婚、怀孕、生育、产褥、哺乳和生育调节等特殊生理过程。在这一系列过程中，若忽视了保健，不仅会导致妇女伤残，还会影响胎婴儿的健康和生命安全。

3.妇女是社会的基本资源

家庭是社会的最基本单位，妇女是家庭的核心，在家庭生活中，是主妇、是妻子也是母亲，要养育子女、安排全家人的衣食起居，是家庭健康的监护者。她的健康直接关系到家庭及整个社会的卫生健康水平。妇女也是社会的劳动者，是促进社会发展的重要力量，环境中的有害物质和执业毒物都可能损害妇女的健康，导致生殖损伤，从而影响胚胎和胎儿的正常生长发育，严重者可导致出生缺陷，影响出生人口素质。

保护和促进妇女生殖健康，落实“母亲安全”，并使妊娠更安全是国际社会对人类的承诺，也是高效地减少贫困和推动社会发展的基本保障。

（二）儿童保健工作的重要性

儿童是人类的未来和希望，其身心健康关系到民族的兴衰和国家的前途。新中国成立后，我国政府十分重视儿童保健事业，从第一部宪法开始，每部都有保护母亲和儿童的专门条款。我国政府还制定了许多相关的法律和政策。国际上通常将人口平均期望寿命作为评价一个国家和地区政治、经济、文化教育的综合指标，婴儿死亡率直接影响到人均期望寿命。从这个意义上来讲，儿童保健工作的质量直接关系到国家的综合实力。

“儿童优先、母亲安全”正在成为全世界维护人类健康和发展的新准则。

二、妇幼保健的服务对象和工作任务

（一）服务对象

妇女保健是对妇女全生命周期的保健，服务对象包括个体和群体两个方面：对个体而言，主要是采用临床医学的方法使妇女一生各阶段和特殊生理时期的保健需求得到满足，并对疾病进行筛查和早期诊治。对群体而言，主要采用预防医学的方法来研究影响妇女健康的因素，并提出干预措施，达到既预防疾病的发生，又能促进健康的目的。

儿童保健的服务对象在20世纪通常是指0～14岁的儿童；21世纪以来儿童保健的对象已延伸到胎儿和青春期。因此，目前儿童保健的对象是从胎儿到18周岁的青少年，但重点是7岁以下儿童。

（二）主要工作任务

1.制定规划并组织实施

掌握妇女儿童群体的健康状况、健康问题、常见疾病、发病率和死亡率，主要疾病和主要死因及其变化趋势，有针对性地制订防治规划，确定目标、对策，采取必要的干预措施。

2.对妇女儿童进行分级分类保健

妇女保健按工作规范的要求，对妇女从女童期、青春期、生育期、更年期和老年期进行常规保健，重点是保障孕产妇的安全，开展宫颈癌和乳腺癌等常见病的查治。儿童保健则自围产保健开始，包括胎儿期、新生儿期、婴儿期、幼儿期、学龄前期及学龄期保健，重点是减少出生缺陷的发生，开展儿童营养性疾病、肺炎、腹泻等常见病和传染病的防治，对托幼机构卫生保健给予业务指导，会同教育等有关部门做好婴幼儿早期教养等工作。

3.开展健康教育

采用各种宣传方式实施妇女儿童保健的健康教育，通过健康促进和健康教育提高妇女及儿童家长的自我保健意识，自觉改变不卫生的生活方式，控制或消除致病因素。同时动员家庭参与乃至全社会的参与，激发保健需求，提高保健能力。

4.开展妇女儿童保健的科学研究

在妇女保健方面主要开展的研究内容包括：①生命周期中不同时期的生殖系统变化、生殖生理、心理及行为特点在正常和异常情况下的保健需求；②影响妇女健康的生物、心理、社会等方面的各种危险因素及其与生殖健康之间的相互关系；③危害妇女健康的各种常见病、多发病的流行病学特征、早期诊断、预防措施和治疗原则；④有利于提高防治水平和监护质量的适宜技术；⑤妇女保健服务的监督和评价方法；⑥有利于促进妇女健康的保障对策和管理方法。在儿童保健方面主要开展的研究内容包括：①儿童生长发育的规律，不断提高儿童体格生长、智能发育和社会适应能力。②儿童营养和营养障碍性疾病，提高儿童的营养水平。③研究儿童心理发育规律、识别儿童发育和行为的偏离与异常。④研究各种儿科疾病的预防措施，包括预防接种、先天性疾病的筛查、健康促进与健康教育。⑤研究儿童各种疾病康复的可能性和具体方法，尽可能地帮助这些儿童提高他们的生活质量乃至完全恢复健康。⑥加强对肺炎、腹泻、贫血、维生素 D 缺乏性佝偻病等常见病的防治研究，降低常见病的发病率和死亡率。

5.收集信息并为决策提供依据

通过常规报告，抽样调查、监测及各种综合相关资料的统计分析，全面了解妇女儿童健康水平的指标，妇幼保健工作的各项指标以及反映妇女儿童保健服务能力的指标，及时掌握国际上妇幼保健状况的最新信息，为决策提供依据。

附：妇幼健康服务机构的功能与任务

1.妇幼健康服务机构的功能定位

各级妇幼健康服务机构是具有公共卫生性质、不以营利为目的的公益性事业单位，包括各级妇幼保健机构和妇幼保健计划生育服务机构。妇幼健康服务机构按照全生命周期和三级预防的理念，以一级和二级预防为重点，为妇女儿童提供从出生到老年、内容涵盖生理和心理的主动、连续的服务与管理。应当加强内部业务规划，规范科室设置，强化公共卫生责任，突出群体保健功能。

2.妇幼健康服务机构的工作任务

妇幼健康服务机构为妇女儿童提供妇幼健康服务，并承担辖区妇幼卫生和计划生育技术服务业务管理和技术支持工作。

(1)妇幼健康服务：妇幼健康服务机构以孕产保健、儿童保健、妇女保健和计划生育技术服务为中心，以必要的临床诊疗技术为支撑提供妇幼健康服务。孕产保健主要包括婚前、孕前、孕期、分娩期、产褥期保健服务等；儿童保健主要包括新生儿保健、儿童生长发育、营养、心理卫生、五官保健、儿童康复、儿童常见病诊治和中医儿童保健等；妇女保健主要包括青春期保健、更年期保健、老年期保健、心理卫生、营养、乳腺保健、妇女常见病诊治、生殖保健和中医妇女保健等；计划生育技术服务主要包括宣传教育、技术服务、优生指导、药具发放、信息咨询、随访服务、生殖保健和人员培训等。

(2)辖区业务管理：妇幼健康服务机构承担辖区妇幼健康工作业务管理，主要包括：掌握本辖区妇女儿童健康状况及影响因素，组织对辖区内提供妇幼保健和计划生育技术服务的各级各类医疗卫生机构进行技术指导、业务培训、监督考核等，重点加强对基层医疗卫生机构的指导和考核。组织开展辖区妇幼卫生健康教育、适宜保健技术开发和推广。负责辖区托幼机构卫生保健工作业务指导。

各级妇幼健康服务机构应当按照职能提供服务并实行上下联动、分级管理。县区级侧重辖区管理、人群服务和基层指导；地市级根据区域卫生规划承担妇幼保健技术分中心任务；省级除承担妇幼保健技术中心任务外，还应当协助卫生计生行政部门开展区域业务规划、科研培训、信息分析利用、技术推广及对下级机构的指导、监督和评价等工作。妇幼健康服务机构应当与辖区内基层医疗卫生机构建立稳定的业务指导和双向转诊关系，与其他医疗卫生机构和相关科研教学机构建立技术协作机制。

注：摘自国卫妇幼发《国家卫生计生委关于妇幼健康服务机构标准化建设与规范化管理的指导意见》[2015]54 号

第二节　妇幼卫生的发生与发展

一、国际妇幼卫生的发生与发展

据 1750 年史料记载，当时世界人口约为 8 亿，但产妇死亡率高达 2400/10 万，胎儿死亡率为 29‰，新生儿死亡率为 58‰，婴儿死亡率为 100‰，数据十分惊人。

从 19 世纪初叶至 20 世纪中期，产科发展迅速。1817 年欧洲开始将产科学开辟为独立的学科；1847 年 Semmelweis 对产褥感染发表划时代的病因假说，并提出预防措施，数年后微生物学家发现了细菌，证实了该理论；1910 年 Marshall 编写的《生殖生理学》问世，这是历史上最早关于生殖生理的专著。据世界卫生组织(WHO)统计，1930 年产妇死亡率降为 600/10 万，1948 年胎儿死亡率为 23‰，新生儿死亡率为 20‰，婴儿死亡率为 34‰。当时世界人口为 25 亿，发达国家女性期望寿命 70 岁，为维持人口稳定，每个家庭需要 2.2 个小孩。虽然此时期孕产妇死亡率下降较明显，但围产儿死亡率下降缓慢。

19 世纪末 20 世纪初，关注妇女儿童两个脆弱人群的妇幼卫生已被列入公共卫生的内容。欧美一些国家妇幼卫生工作进展很快，三四十年就达到了较好地水平。

20 世纪 50 年代初，围产医学(perinatal medicine)开始崛起，这是由于生产力和科学的发展，人们认识到健康的含义在于提高生命的质量，为此必须开展全面的卫生保健，于是围产保健就应运而生，而且在一些发达国家发展很快，已成为一门独立的学科。美国是由产科和新生儿科方面的专家共同负责管理。新生儿科医师从孕期即开始对高危儿进行管理，直到学龄前期，并对高危儿的生长发育、智能发育等进行监测与评价。日本广泛实行母子系统保健，每一个怀孕妇女都能得到一本《母子保健手册》。该手册能使孕妇了解自己和胎儿发展情况，以便发现问题及时到保健部门进行咨询，并参加举办的孕妇学习班，进一步获得有关养育儿童的基础知识。当胎儿出生后，该手册还记录婴儿出生时的体重、计划免疫、生长监测图、生理和心理发育检查记录，以及有关5岁前的儿童营养和健康保护方面的知识。

20世纪60年代末，WHO将改进母婴保健工作列为重要项目之一，决定设立孕产妇服务机构，进行产前、产时及产后保健，设立儿童出生后的连续监护机构。一些工业化国家在大城市中建立围产监护中心、产前诊断中心、新生儿抢救中心，备有各种现代化医疗仪器设备，接受各级医疗单位转来的高危孕产妇及高危新生儿，从而能及早检出遗传性疾病和先天性畸形的胎儿，此期不仅孕产妇死亡率大大降低，而且明显降低了围产儿死亡率及残病儿发生率。

20世纪90年代，国际组织提出“母亲安全”、“儿童优先”的口号成为国际公认的准则。同时，为解决各国政府面临的共同的妇幼卫生问题还召开会议进行研究、讨论和协调。90年代初，孕产妇死亡率进一步下降，但各国差距极大(2/10万～1100/10万)。妇女占世界人口的半数，但是妇女的地位和保护始终被忽视，即使在发达国家，妇女的生理特点及特殊的保健要求尚未引起应有的重视。据联合国有关组织报道，全世界文盲中2/3是妇女，非洲地区有文化的妇女只占15%。因此，非洲某些国家至今孕产妇死亡率仍高达640/10万；围产儿死亡率≥50‰，属末级水平。

发达国家，如瑞典、日本等儿童保健系统完善，孕妇、儿童实行免费保健，使5岁以下儿童死亡率低于4‰，其中日本2001年婴儿死亡率已降为3‰。如全球平均每天有1.8万名5岁以下儿童死亡，几乎都生活在发展中国家，多死于痢疾、肺炎、疟疾、严重营养不良等可以防治的疾病。在婴儿死亡人数中，近1/2的死亡发生在出生后24小时之内，多因无法获取必要的保健服务死于家中。撒哈拉南部非洲地区生活着不到全球1/4的5岁以下儿童，但死亡人数约为全球儿童死亡的1/2。南亚的儿童死亡率居全球第二，全球约1/4的新生儿死亡在印度。UNICEF资料显示全球平均儿童死亡率为48‰，前3位儿童死亡率最高的国家依次是塞拉利昂(182‰)、安哥拉(164‰)、乍得(150‰)。在联合国儿童基金会和WHO的支持下，61个发展中国家自1990年以来采取多种措施使儿童死亡率下降了1/2。

世界各国为维护妇女儿童的权益都做出了努力，国际组织也为实现全球妇女儿童的健康进行了大量的工作。在国际妇幼保健工作的发展史上，下列重大活动是不容忽视的：

(1)20世纪60年代，妇女生殖健康起源于西方妇女团体，强调妇女的社会地位和生殖权利。至70年代，发展中国家的妇女团体已建立起自己的妇女健康的原则。1975年，在墨西哥第一届世界妇女大会和随后的“联合国妇女十年(1975—1985年)”，妇女生殖健康都得到了大会的重视。1991年，在第七届世界人类生殖会议上，生殖健康的概念由世界卫生组织高级顾问Dr.Fathalla首次提出；1994年9月在开罗召开国际人口与发展大会，经各与会国反复磋商和辩论，正式确定了生殖健康的定义与内涵，并与妇女权利一起列入该会通过的开罗宣言中，会议还提出2015年“人人享有生殖保健服务”的行动目标。

(2)1978年，国际初级保健会议在阿拉木图召开，妇女保健和计划生育列为初级保健八大任务之一。

(3)在发展中国家，出生后4～6个月没有母乳喂养婴儿的死亡危险性比母乳喂养的高10～15倍。为保护母乳喂养，1981年第34届世界卫生大会通过了《国际母乳代用品销售守则》，不少国家根据该守则制定了本国的法规、规章。

(4)1987 年，在肯尼亚首都内罗毕召开国际母亲安全研讨会，第一次向世界提出“母亲安全”的倡议，以此引起各国政府和国际社会对妇女健康的重视，倡议得到了世界卫生组织、人口基金和世界银行的积极响应。同年，还召开了通过计划生育提高妇女儿童健康的会议。

(5)20 世纪 90 年代 WHO 向发展中国家推荐小儿生长发育监测、母乳喂养、计划免疫、口服补液疗法四大适宜技术，要求各国政府能推广应用这些适宜技术。通过开展培训、健康教育，使广大医务人员和群众都能了解这些知识和措施，以减少儿童营养不良的发生和儿童疾病引起的死亡。

(6)1990 年，各国首脑齐聚联合国总部纽约，就儿童生存与权力问题进行讨论，提出了 2000 年的工作指标，明确把 2000 年将孕产妇死亡率减少一半的条款列入行动计划。

(7)1995 年，第四届世界妇女大会在中国北京召开，妇女健康是会议的主题之一。会上提出了到 2000 年与妇女发展关系密切的 12 个优先领域的战略目标和行动要求，国际社会和各国政府再次对降低孕产妇死亡率、保证母亲安全做出庄严承诺，强调了要加强妇幼卫生工作，保护母婴健康。

(8)1997 年，国际母亲安全技术磋商会议在斯里兰卡首都科隆坡举行，会上对提高母亲安全技术服务质量进行了研讨，认识到母亲安全的长期、可负担的发展的重要性。

(9)1998 年，世界卫生组织成立 50 周年纪念活动上提出“妊娠人生大事，务使母婴平安”的口号，进一步强调了对母亲安全的重视和投入。

(10)1999 年联合国大会特别会议，即国际人口与发展大会 5 年回顾，确认了青少年获得能够达到的最高标准健康的权利，并能通过有效的、方便的、特定的服务，满足青少年对生殖健康和性健康知识、信息的需求，强调了青少年生殖健康对后代的重要性。

(11)2000 年 9 月联合国公布了引领全球 2015 年发展进程的千年发展目标共 8 个，均直接或间接地与妇女保健有关。WHO 在全球推广纯母乳喂养、预防接种、驱虫蚊帐以及服用大量维生素 A 等简便、低成本的措施，同时，改善发展中国家保健体系，为母亲和婴儿提供社区一级基本保健服务，对有效降低 5 岁以下儿童死亡率至关重要。

(12)2001 年，世界卫生组织欧洲区办事处根据欧洲地区妇女人群的健康状况与妇女保健服务提供的实际情况，组织编制了《欧洲妇女健康战略行动计划》，以此指导欧洲各国从战略高度把握妇女健康问题、识别影响因素、制定干预策略、营造促进妇女健康的社会环境，从而实现妇女的健康目标。

(13)2002 年 5 月第 55 届世界卫生大会通过了“婴幼儿营养”、“儿童营养和《国际母乳代用品销售守则》实施进展情况”及“婴幼儿喂养全球战略”3 个文件。并提出通过以下措施减少婴幼儿死亡率：改善育龄妇女的营养状况，尤其是在妊娠期间，在出生后最初 6 个月进行完全母乳喂养，并通过提供安全和数量足够的本土食物和当地食品给予营养充足和安全的补充喂养，同时使母乳喂养持续到 2 岁或 2 岁以上。

(14)《2005 年世界卫生报告——珍爱每一个母亲和儿童》呼吁通过更广泛地利用主要干预措施以及对母亲和儿童采用从妊娠之前开始并通过分挽延续至婴儿儿童期的“照护连续统一体”方法来拯救母亲和儿童的生命，实现产妇、新生儿和儿童卫生干预的普遍覆盖。

(15)2005 年，联合国妇女地位委员会第 49 届会议在联合国总部纽约召开，这是联合国有关妇女问题的又一次重要的评估与纪念会议。会议坚持和重申了《北京行动纲领》的立场，并顺利通过了"第49届妇女地位委员会宣言"。这次会议也使妇女的健康权利和地位得到进一步保障。

(16)2006年4月，由中华预防医学会儿童保健分会和妇女保健分会、美国强生儿科研究院等联合主办的"第二届国际妇幼保健学术大会"在北京召开。此次会议的主题是：妇女儿童的生存、健康与发展"。大会邀请了国内外妇幼保健领域的权威专家做学术报告，介绍最新的学术成果和学科发展动向，还就国内外本领域的重点问题进行探讨和交流。

(17)2006年4月27日，世界卫生组织发表了婴幼儿新的国际儿童生长标准，第一次就全世界每一个儿童应怎样生长提供证据和指导。新标准对个体和群体层次上评估儿童的生长和发育至关重要。

(18)2007年，世界卫生组织颁布描述儿童和青少年健康状况的新标准。《儿童和青少年国际功能、残疾和健康分类》(《儿童功能分类》)旨在评估不同环境和发育阶段中的儿童和青少年健康状况，用分类代码来描述几百种身体功能和结构、活动和参加情况以及限制或允许青少年在种种日常活动中发挥功能的各项环境因素，这将使儿童健康评估更具准确性，儿童保健工作更具针对性。

(19)美国儿科学会(AAP)和美国心脏病学会(AHA)在1985年成立了联合会，开发了旨在教授新生儿复苏原则的培训课程，委员会致力于为教程制定恰当的工作形式，Ron Bloom和Cathy Cropley编写的教程被选为新的新生儿复苏教程(NRP)教材的模板。儿科界的领导者共同建立了推广NRP教程的工作策略。到2010年底，美国已有超过290万名医疗卫生保健人员接受了新生儿复苏技能培训，以使美国大约5000个产房中至少有一位经过NRP培训的人员在场。这一初级评定指标评价，培训相当成功。NRP项目已被全球92个国家采用，并按NRP相同的模式开展培训。我国卫生部妇幼卫生司与强生儿科研究院、美国儿科学会合作，开展了新生儿复苏培训项目，并于2003年7月成立了项目工作组。将AAP和AHA编写的《新生儿窒息复苏教材(第5版)》翻译成中文，作为本项目的培训教材，本教材在世界范围的新生儿窒息培训中广泛应用。教程中有关的科学内容在不断地发展、完善中，2012年又出了《新生儿复苏教程(第6版)》。这一项目的开展，为降低新生儿死亡做出了巨大的贡献。

(二)中国妇幼卫生的发生与发展

19世纪后期，西方医学有关妇产科和妇女保健思想传入我国。1884年Reifsnyder在上海创办妇孺医院。20世纪20年代初期，我国的妇幼卫生工作在先驱杨崇瑞博士(1891—1983)的实践和推动下艰难起步，经历了一个曲折的发展过程。

1.新中国成立以前

我国国弱民贫，妇女生孩子除在大城市极少数有钱并受过新式教育者外，都是由所谓产婆或自家婆婆、亲戚邻里接生，称之为旧法接生。广大妇女遭受早婚、多产、高死亡率的残害。

1917年毕业于协和医学堂的我国最早的一名女医学博士杨崇瑞在目睹了无数妇女、婴儿被产褥热、破伤风夺去了生命后，学识超群而又充满爱心的她选择了充满荆棘和坎坷的妇幼卫生事业。1921年她在协和医院进修后留在妇产科。1925年到美国霍普金斯大学医学院进修，1926—1927年，她找机会参观访问美、英、德、法、加拿大、丹麦、奥地利等国的公共卫生、妇产科和助产教育。1927—1937年末任协和医学院公共卫生科讲师、教授，并兼卫生部及北平市的妇婴卫生工作。任职期间，1928年开办了第一个产婆培训班，首批招收了30名平均年龄54岁的接生婆，教给他们消毒和脐带处理的新方法。1929年她创办北平国立第一助产学校及附设产院，确定这所学校以培养助产师资为宗旨，并以“牺牲精神，造福人群”为校训。同时，她四处奔走，在全国开展兴办助产教育的活动。直至1937年抗日战争爆发前，中央各省、市立案的助产学校已有54所，其中十几所有附设产院。此外还有私立助产学校14所，未立案的多所，为普及新法接生做出了巨大的贡献。短短4年时间，使孕产妇死亡率得到了大幅度的下降。之后杨崇瑞博士在1940年出版了《妇婴卫生纲要》，1945年出版了《妇婴卫生学》，篇幅虽然不长，内容却已包括孕产期保健、婚前保健和节制生育。其后林巧稚、王淑贞、金问淇等为妇产科和妇女保健事业做出重要贡献。解放区在国内革命战争时期、抗日战争时期，尽管条件艰难，但对妇女健康问题十分重视。19世纪至20世纪末儿童死亡的首要原因是传染病和营养不良。1943年我国现代儿科学的奠基人诸福棠教授主编的《实用儿科学》首版问世，成为我国第一部大型的儿科医学参考书，标志着我国现代儿科学的建立。《实用儿科学》中有很多儿童保健的内容，尤其是关于营养不良和传染病的防治。多种传染病疫苗的研制成功，使得儿童的常见传染病明显下降，婴儿死亡率逐年降低。

2.新中国成立后至今

半个世纪以来，我国妇幼卫生工作在党和政府的领导下，充分发挥社会主义的优越性，逐步有计划地开展。随着全国政治、经济形势的变化，虽发展过程曲折，但成就举世瞩目。

(1)1949—1957年：这一时期是我国妇幼卫生工作发展较快的几年。中华人民共和国成立时，时任世界卫生组织妇幼卫生组副组长的杨崇瑞，应卫生部李德全部长之邀，毅然辞去待遇很高的国际组织的高级职务，回到祖国担任卫生部第一任妇幼卫生局局长。卫生部召开了第一次全国妇幼卫生工作座谈会，确定当时的基本任务是推广新法接生，团结、改造旧产婆，培训新法接生员，减少产褥热和新生儿破伤风的发病与死亡。新中国成立后在北京、上海、天津等全国各地大中小城市迅速采取有力措施禁娼，将妓女集中起来加以教育，同时为她们医治性病。这也是新中国成立初期在妇幼卫生方面开展的一项重要工作。

(2)1958—1965年：这一时期妇幼卫生工作起伏变化。1959年后，我国发生三年自然灾害，妇女闭经、子宫脱垂的发病率有所增加。1960年8月，卫生部印发《进一步防治子宫脱垂的通知》，以妇产科医师和妇幼卫生工作者为主的医疗队深入农村，开展了以防治子宫脱垂、闭经和小儿营养不良为中心的普查普治工作。1960—1962年，国家颁发了《关于女工劳动保护工作的报告》、《关于女学生经期卫生与劳动几项原则规定》等文件。1963年6月，卫生部印发《关于当前妇幼卫生工作若干问题的意见》，1964年12月，卫生部印发《关于加强新法接生工作，消灭新生儿破伤风，降低产妇感染率的通知》。1965年11月，中华医学会召开全国妇产科学术会议，周恩来总理接见会议代表并指示：计划生育和妇幼卫生工作要面向农村、面向多数，基层卫生人员要会接生，能治妇女病。从此，妇幼保健专业机构又逐步恢复。妇女儿童的健康状况逐步有所好转和提高。

(3)1966—1976年：“十年动乱”中，原有的卫生管理体制和一些卫生机构受到严重破坏，卫生人才的培养一度停顿，卫生装备条件和服务能力有所下降，卫生服务的供需矛盾日趋尖锐，一些计划经济时期形成的积弊也困扰着卫生事业的发展。在广大农村，新法接生率普遍下降；在城市，医疗质量下降，工作混乱。1967年大批医疗队下乡时，周恩来总理指示，“医疗队下乡时必须有妇产科医生”，“农村生产大队要有会接生的女赤脚医生”。做出了“各级医疗卫生单位和农村巡回医疗队，都要积极宣传计划生育知识，做好技术指导，提高节育手术质量”；“在开展计划生育工作的同时，还应积极推广新法接生，做好妇幼保健工作”等一系列重要提示。在当时特定的历史条件下，只有个别地区的妇幼保健机构，克服困难继续工作。1974年卫生部发出了《关于认真搞好新法接生的通知》，1975年国务院批转了卫生部《关于全国卫生工作会议的报告》，强调了对赤脚医生、卫生员、接生员的培训，提出要把计划生育、妇幼卫生工作提到重要日程，要加强领导等。同年11月在湖北省应城县召开了全国新法接生现场座谈会，提出了恢复各级妇幼卫生机构，充实加强妇幼卫生队伍，同时提出了普及新法接生的标准和推广新法接生的要求。从1971年国务院批转《关于做好计划生育工作的报告》到1976年间，随着计划生育工作的推行，带动了妇幼保健工作的开展。

(4) 1977—1989年：妇幼卫生工作贯彻“预防为主，防治结合，面向基层”的方针，以农村为重点，城乡兼顾，以保健为中心，普及与提高相结合，分类要求，努力降低孕产妇、婴儿的死亡率，做好计划生育技术指导工作，摸索适合我国特点的、有效的妇幼保健和计划生育技术服务方法。加强妇幼保健机构建设，扩大妇幼保健服务的内容和推动优生优育工作的进一步开展。1978年3月，国务院批转了卫生部《关于普及新法接生的报告》。1980年卫生部制定了《妇幼卫生工作条例(试行草案)》。1985年卫生部下达了《全国城乡孕产期保健质量标准和要求》。“七五”期间，妇幼卫生的任务主要以围生保健为重点。据不完全统计，1986年全国150多个30万人口以上的城市普遍开展了孕产妇系统管理，2/3的城市开展了围生保健，上海、天津、苏州等城市围产儿死亡率已降到150‰～120‰，孕产妇死亡率下降到40/10万～20/10万，同时农村围生保健试点也不断扩大。1987年建立了由18个城市参加的“围产保健信息网”。1988年，卫生部妇幼卫生司在杭州召开了全国农村孕产妇保健管理经验交流会，讨论修改了《农村孕产妇系统管理办法》、《农村各级医疗保健机构产科设置装备基本要求》、《农村助产人员管理条例》和《家庭接生常规》等制度和管理办法。同年，妇幼保健学会成立。1989年分开成立妇女保健和儿童保健两个学会。这一时期，儿童保健系统管理工作已起步。

在妇科病防治方面，1978年以来，我国在城乡建立了妇女病预防性普查制度。在计划生育技术指导方面，卫生部与国家计划生育领导小组、国家计划生育委员会合作，进行了大量的计划生育技术指导和科学研究工作，先后召开了4次全国性的节育技术经验交流会，修订了《节育手术常规》，制定了《计划生育技术管理工作条例(试行)》和《计划生育技术人员考核标准》。这些对我国的节育技术水平不断提高起到了促进作用。

为准确及时地掌握全国妇幼卫生信息，我国的儿童死亡、孕产妇死亡和出生缺陷3个监测网在这一时期建立起来。此外，1979年以来，卫生部与世界卫生组织、联合国人口基金、儿童基金会、世界银行等国际组织合作，从开展妇幼保健技术协作和学术交流，发展到后来与这些国际组织在妇幼卫生领域中的合作范围日益扩大，项目效益逐步提高。在与联合国儿童基金会和联合国人口基金1985～1989年的合作周期中，实施了妇幼卫生人才培训、围生期保健、妇幼卫生示范县和扩展县等合作项目。

总之，在这一时期，我国经历了历史性的转折，对外开放和“母婴安全”、“儿童优先”的世界潮流为我国妇幼卫生在自力更生基础上的发展带来了契机。

(5) 1990—1999年：我国妇幼卫生工作步入法制管理新阶段。1991年3月18日，我国政府签署了世界儿童问题首脑会议通过的《儿童生存、保护和发展世界宣言》及《九十年代行动计划》。为积极履行对国际社会的庄严承诺，我国根据中国的实际，制定了《九十年代中国儿童发展规划纲要》和《中国妇女发展纲要(1995—2000)》(简称“两纲”)。对妇女儿童卫生保健的主要目标、提高人口素质、孕产妇安全分娩、降低婴儿和5岁以下儿童死亡率、提高儿童营养水平、加强儿童卫生保健教育、改善生活环境、提高妇女健康水平等工作提出了具体要求。

《中华人民共和国母婴保健法》于1994年10月27日召开的第八届全国人大常委会第十次会议上审议通过，从1995年6月1日起实施。1995年8月相继以中华人民共和国卫生部第44号、第45号部长令颁布了《母婴保健法实施办法》和《母婴保健监督行政处罚程序》，然后又下发了《母婴保健监督员管理办法 X 母婴保健专项技术服务许可及人员资格管理办法》《母婴保健医学技术鉴定管理办法》《母婴保健专项技术服务基本标准》4部配套法规，为各地执法奠定了基础。同年，卫生部和公安部联合颁发了《关于统一规范出生医学证明》的文件。此后，还制订了《婚前保健工作规范》和《爱婴医院管理办法》。

在良好的国际国内大环境下，这一时期的妇幼卫生工作开创了前所未有的新局面。1990年，由联合国儿童基金会和联合国人口基金会资助、世界卫生组织参与执行的《加强中国基层妇幼卫生/计划生育服务》合作项目开始实施。该项目涉及27个省、自治区中的300个老少边穷县，得到了6所部属医科大学的技术支持，妇幼卫生专业人才的培养步入正轨。1991年，我国第一个高等医学院校妇幼卫生系在同济医科大学成立。此后，西安、华西、白求恩、北京和上海等医科大学也相继建立了妇幼卫生系。一些省属医学院创办了妇幼卫生大专班，许多地方加强了中专和在职教育。利用项目提供的条件，在全国范围内开展了大规模的岗位培训，把贫困地区急需的救命知识与以问题为中心的参与式培训方法、人际交流和咨询技巧相结合。1992年启动了全国性的创建爱婴医院的活动，有21所医院、妇幼保健院被评为首批“爱婴医院”。此后，创建爱婴医院活动持续展开，1997年5月，卫生部下发了《爱婴市(区、县)评估标准》和《评估方法》。

此阶段儿童保健系统管理也在全国各地陆续开展，并由单纯的儿童体检逐步扩张到儿童营养指导、新生儿疾病筛查、儿童眼保健、口腔保健、听力保健及儿童心理行为、智力发展研究等。肺炎是我国农村儿童死亡的重要原因，1991年我国与WHO建立的儿童急性呼吸道感染(ARI)标准病例管理和临床管理合作项目有效降低了肺炎死亡率。在抓散居儿童管理的同时，集体儿童卫生保健工作也在全国城市和部分农村开展，1994年卫生部和国家教委联合颁发了《托儿所幼儿园卫生保健管理办法》，有力地促进了集体儿童卫生保健工作的规范与发展。

与此同时，妇幼卫生信息管理系统的建设也进一步加强。1995年再次修改妇幼卫生年报，并经国家统计局正式批准，全国妇幼卫生年报信息系统在全国30个省、市、自治区得到了广泛的应用和发展。1996年开始，全国妇幼卫生年报的技术性支持工作由北京医科大学妇幼系承担。全国5岁以下儿童死亡、孕产妇死亡和出生缺陷三网监测，经过各级妇幼行政部门和监测人员的共同努力，获得了非常宝贵的资料，为我国妇幼卫生决策和深入的科学研究提供了依据。1996年卫生部对三网的监测点实行合一，监测点扩大为116个市(县)的部分地区，覆盖1200余万人口。1998年在华西医科大学成立了“全国妇幼卫生监测办公室”，对监测工作进行统一的业务管理。

(6)2000年后：2000年是实施“两纲”的最后一年，这一年主要落实《中国妇女发展纲要》、《中国儿童发展纲要》提出的各项妇幼保健工作任务。2001年6月，修改后的《母婴保健法实施办法》以国务院第308号总理令的形式颁布实施。2002年底卫生部颁布了《产前诊断技术管理办法》。2001—2002年在调查研究的基础上再次修订了《婚前保健工作规范》。2001年，颁发了(2001—2010年中国妇女儿童发展纲要实施方案》。2002年卫生部制定了《常用计划生育技术常规》，2002年卫生部与其它一些部门共同制定或发布的涉及妇幼卫生领域的法规有《关于禁止胎儿性别鉴定和选择性别人工终止妊娠手术的规定》《关于综合治理出生人口性别比升高问题的意见》《中国提高出生人口素质，减少出生缺陷和残疾行动计划》。

2003年，将1998年以来我国推广的WHO提出的儿童疾病综合管理项目扩展到11个省(自治区)的46个县。经过几年的项目实施，项目地区婴儿及5岁以下儿童的发病率、死亡率明显下降。7月卫生部启动实施预防艾滋病母婴传播试点项目，率先在5省的8个试点地区开展了综合预防艾滋病母婴传播工作。

2004年印发了《卫生部关于免费开展婚前保健咨询和指导的通知》《卫生部办公厅关于在全国艾滋病综合防治示范区开展预防艾滋病母婴传播工作的通知》《新生儿疾病筛查技术规范》。2005年相继印发《卫生部关于认真做好“降消”项目工作的通知》、《预防艾滋病母婴传播技术指导手册》。2006年印发《卫生部关于加强预防艾滋病母婴传播工作的指导意见》。2007年印发《卫生部关于进一步加强妇幼卫生工作的指导意见》《妇幼保健机构管理办法》《孕前保健服务工作规范(试行)》等、为进一步加强妇幼卫生工作，规范妇女保健服务提供了有力的政策支撑。同年8月，还印发了《生殖道感染防治技术指南》《生殖道感染防治培训手册》，为我国规范、有效地预防诊治生殖道感染工作提供了技术蓝本。

2009开始实行基本公共卫生均等化政策，印发了《国家基本公共卫生服务规范(2009版)》，孕产妇健康管理和儿童健康管理纳入其中。农村妇女宫颈癌乳腺癌检查，农村妇女孕前和孕早期补服叶酸，农村孕产妇住院分娩补助项目，预防艾滋病、梅毒和乙肝母婴传播等重大公共卫生服务中妇幼卫生项目启动。同年，卫生部发布了《新生儿疾病筛查管理办法》，印发了《全国儿童保健工作规范(试行)》，《宫颈癌检查技术操作手册》。

2010年，在2000年启动降消项目历经11年的基础上，中央财政安排专项资金继续实施妇幼卫生综合项目，其中包括实施降低孕产妇死亡和消除新生儿破伤风项目及国家妇幼卫生监测项目。卫生部印发了《新生儿疾病筛查技术规范(2010年版)》。2011年卫生部印发了《孕产期保健工作管理办法》、《孕产期保健工作规范》，《国家基本公共卫生服务规范(2011版)》。

2012年2月17日，卫生部印发了《贯彻2011—2020年中国妇女儿童发展纲要实施方案》(简称《实施方案》)，明确了今后一段时间妇幼卫生工作的指导思想、目标原则、主要任务和保障措施等，描绘了妇幼卫生改革与发展蓝图。《实施方案》提出实施四大妇女儿童健康行动：即实施母婴安全行动、实施出生缺陷综合防治行动、实施妇女儿童疾病防治行动、实施妇幼卫生服务体系建设行动，妇幼公共卫生项目不断增加，妇幼保健院建设逐步提上日程。

2013 年为落实《全国儿童保健工作规范（试行）》（卫妇社发[2009]235 号），提高儿童保健工作质量，进一步规范相关领域儿童保健服务的内容、方法、流程和考核评估，国家卫生计生委制定了儿童眼及视力保健、儿童耳及听力保健、儿童口腔保健和儿童心理保健四个方面的儿童保健技术规范，并予印发。此外，从 2010 年开始每年主办一次中国妇幼保健发展论坛，2014 年启动了"妇幼健康中国行"活动等等。

新世纪妇幼卫生的发展步伐日新月异，妇女儿童健康水平得到了明显的提高。2014 年孕产妇死亡率继续下降，由 2010 年的 30/10 万下降到 21.7/10 万。2009—2014 年，农村妇女"两癌"项目共为近 4300 万农村妇女进行了宫颈癌检查，为 600 余万名农村妇女进行了乳腺癌检查。儿童的生命质量待续提高，婴儿死亡率为 8.9‰，5 岁以下儿童死亡率为 11.7‰，分别比 2010 年下降 4.2 个和 4.7 个千分点，5 岁以下儿童低体重率为 1.48%，18 岁以下儿童伤害死亡率为 17.74/10 万。

第三节　妇幼卫生的公共卫生策略

随着社会经济的发展及妇女儿童健康需求的不断增加，越来越多地显示出妇女儿童的健康与社会、经济、文化、教育、环境、生活方式等多种因素密切相连。对于影响妇女儿童健康因素的干预仅仅限于生物医学领域是远远不够的，还应探索综合性社会卫生保健措施和干预办法，落实《中华人民共和国母婴保健法》（简称《母婴保健法》），加大妇幼卫生工作力度，调动政府各部门、社区、个人各个层面共同努力，使妇女儿童健康水平不断提高。

一、加大妇幼卫生经费投入

《母婴保健法》第三条规定"各级人民政府领导母婴保健工作。母婴保健事业应当纳入国民经济和社会发展计划"。《母婴保健法实施办法》第六条更进一步地明确要求"各级人民政府应当将母婴保健工作纳入本级国民经济和社会发展计划，为母婴保健事业的发展提供必要的经济、技术和物质条件，并对少数民族地区、贫困地区的母婴保健事业给予特殊支持。县级以上地方人民政府根据本地区的实际情况和需要，可以设立母婴保健事业发展专项资金"。国家规范对妇幼保健机构的财政补助范围和方式，建立科学、稳定的妇幼保健机构经费补偿机制。随着国民经济的增长和财政收入的增加，加大对妇女儿童卫生保健的投入，优化卫生资源配置，合理安排重大公共卫生服务项目所需资金，针对严重危害妇女儿童健康的问题，扩大实施妇幼重大公共卫生项目。加大中央财政对中西部地区转移支付力度，逐步增加农村和老少边穷地区妇幼卫生经费投入。探索建立流动妇女儿童公共卫生服务经费补偿机制，促进城乡妇女儿童享有均等化的卫生保健服务。

二、促进全社会的共同参与

将妇幼卫生纳入社会大系统中。县级以上各级人民政府财政、公安、民政、教育、劳动保障、计划生育等部门应当在各自职责范围内，配合同级卫生行政部门做好母婴保健工作。除此之外，还必须动员全社会各界力量来共同参与妇幼社会保障工作。社会各部门包括各种政治组织、经济组织、文教科学组织及共青团、妇女联合会等群众组织和其他宗教组织。尽管部门不同，但对妇女儿童保健来说都应从各自的特点中找到共同的义务。

三、加快妇幼卫生服务体系建设

完善妇幼卫生服务体系，提高妇幼保健服务能力是适应新的人口政策的挑战，做好新形势下的妇幼健康服务，满足妇女儿童日益增长的健康需求的需要。一是要加强各级妇幼保健机构建设，省、市、县三级均有一所政府举办、标准化建设的、坚持公益性质的妇幼保健机构。二是妇幼保健机构和二级以上综合医院设置妇产科和儿科。扩充产科床位，加强儿童医疗保健服务网络建设，增加儿童医院数量，规范新生儿病室建设。同时做好基层医疗卫生机构妇幼卫生设施设备和人员配置，使其达到建设标准。三是要协调建立高危孕产妇、危重儿童，尤其是危重新生儿的救治、转诊机制。四是要加快妇幼卫生人才培养，加强妇女保健、儿童保健重点专科建设，培养重点学科带头人。通过高等教育、临床进修、集中培训、岗位培训、继续教育、远程教育等方式培养妇幼卫生专业人才，特别是儿童卫生人才、助产士、社区妇幼保健人才的培养，按人口比例配备各级妇幼保健专业队伍，健全妇幼卫生服务网络。

四、加强适宜技术的研发和推广

加强对妇女儿童健康主要影响因素及干预措施等的研究，加强生殖保健科学研究。加快妇女儿童疾病防治技术研发，成果转化推广，促进妇女儿童健康新技术和适宜技术的应用。推行科学有效的妇幼保健技术服务，狠抓产科质量，减少不必要的医学干预，降低剖宫产率。提高对高危孕产妇的筛查能力，建立预警报告制度，提高对高危孕产妇的救治能力，降低孕产妇死亡率。继续推广和应用计划免疫、口服补液疗法、新生儿窒息复苏、儿童疾病综合管理、母乳喂养、婴幼儿科学喂养、食盐加碘、儿童生长发育监测等行之有效的措施，重点降低新生儿窒息、肺炎、早产及低出生体重儿的发生。研究新生儿疾病、儿童营养不良、儿童意外死亡艾滋病母婴传播等预防措施，降低儿童死亡率。

五、完善社区妇幼卫生服务

社区卫生服务的重点是以预防保健为主，以人群为对象，以社区及家庭为基础的综合服务形式，特别是支持社区成员自己确定自己的卫生保健需求，帮助人们根据本社区情况解决自己的健康问题。就妇女儿童而言，要落实好国家基本公共卫生服务项目中的孕产妇健康管理和儿童健康管理，提高孕产妇和儿童两个系统管理的质量，建立以居住地为主的妇幼保健管理模式，将流动人口的妇幼保健纳入流入地社区进行管理。

六、做好宣传教育

妇幼卫生健康教育的对象不能局限于妇女、儿童和其家人，而是社会人群，包括政府领导、社会各界，也包括所有的卫生工作者。其任务是针对危害人体健康的社会、环境、心理、生物因素，充分运用电视、广播、报刊、微博、微信等大众传媒和其他群众喜闻乐见的形式，对不同人群进行相关政策的宣传和解读，开展预防危害因素和促进健康的教育和训练，接受妇女儿童保健相关问题的咨询并给予相应的指导，使人们掌握保健知识和技能，加深对妇幼卫生工作的认识、理解和支持，提高自我保健的意识和能力，自觉养成良好的行为和生活习惯，以达到健康促进的目的。

七、推进妇幼卫生信息化建设

健全各级妇幼卫生信息网络，加强妇幼卫生信息规范化建设。重点加快妇幼卫生与区域卫生信息平台之间互联互通的步伐。继续做好全国妇幼卫生信息监测、妇幼卫生统计年报、全国妇幼保健机构监测工作，推进危重症孕产妇监测、儿童营养与健康监测，妇幼卫生信息网络直报，不断丰富妇幼卫生信息工作内涵。完善妇幼卫生信息收集、统计和管理制度，不断提高妇幼卫生信息管理和利用水平，为妇幼卫生事业发展和两纲监测评估提供有力的信息支撑。

八、强化制度建设

制度是要求大家共同遵守的办事规程或行动准则，是科学管理、规范管理的依据。它保证了良好的秩序，是各项事业成功的重要保证。科学、积极的制度的建立，能降低“风险”、促进“发展”。为了保障妇幼保健事业的健康发展，须强化妇幼卫生工作的制度建设。包括建立健全公共卫生管理制度、人才培养制度、绩效考核制度、信息管理制度、质量安全管理制度、监督管理制度等。

(一)建立健全公共卫生管理制度

包括基层业务指导、人员培训、工作例会、信息管理、危重孕产妇评审、孕产妇死亡评审、儿童死亡评审、妇幼保健和计划生育技术服务工作质量定期检查、托幼机构卫生保健管理和健康教育等制度。

(二)建立人才培养制度

积极创造条件，吸引高素质人才，培养复合型人才和学科带头人。完善人员聘用、岗位培训和继续教育制度。强化业务人员轮岗制度，在孕产保健部、儿童保健部、妇女保健部和计划生育技术服务部内，设置相应岗位专职负责辖区管理工作，建立辖区管理人员和妇幼保健、计划生育技术服务人员定期轮岗机制，并纳入绩效考核。

(三)建立绩效考核制度

加强对妇幼健康服务机构的绩效考核，建立以履行公共卫生职能、服务质量及安全、服务数量和群众满意度为核心的考核制度。妇幼健康服务机构应当开展机构内部门和人员绩效考核，将辖区妇幼健康工作指标和《医疗机构从业人员行为规范》落实情况等纳入考核指标，建立有效激励机制。

(四)建立信息管理制度

加强信息化建设，健全妇幼健康服务信息网络，提升辖区内妇幼健康服务和管理水平。应当将妇幼健康服务信息系统纳入区域人口健康信息化规划，加强与其他信息系统的互联互通和数据共享，为卫生计生行政部门决策和监管提供信息支持。

(五)落实质量安全管理制度

妇幼健康服务机构开展医疗服务应当符合《医疗机构管理条例》等相关要求。加强诊疗活动质量监管，纳入医疗服务监管体系。严格执行医疗质量管理相关工作制度和技术规范，并根据工作开展情况不断完善、细化质量管理及评价制度。建立岗位责任制，明确岗位职责，保证服务质量及安全。

（六）落实监督管理制度

各级卫生计生行政部门负责对辖区内妇幼健康服务机构实施监督与管理，加强妇幼健康服务机构的标准化建设和规范化管理，建立健全妇幼健康服务机构监督评价和信息公开制度，推动妇幼健康服务机构持续健康发展。

九、强化服务监管

要依法开展母婴保健各项服务，建立完善的监督和执法体系。依法查处各类危害妇女儿童身体健康的违法行为，坚决打击无证行医、无证接生等非法医疗行为。强化母婴保健和计划生育监督执法，严格机构、人员准入，规范与妇幼健康相关的医疗保健服务。以助产技术、人类辅助生殖技术和儿童医疗保健服务管理为重点，建立定期巡查和不定期抽查制度。医疗机构要落实医疗质量安全核心制度，健全医疗质量管理与控制体系，严格规范诊疗服务行为。认真落实《加强产科安全管理的相关十项规定》《医疗机构新生儿安全工作管理制度》《进一步规范母乳代用品宣传和销售行为的通知》等要求，严格控制剖宫产率，积极倡导母乳喂养、严格禁止非医学需要的胎儿性别鉴定和选择性别的人工终止妊娠。

第四节　妇幼卫生的综合性评价体系

妇幼卫生服务评价是通过一定的方法，对妇幼卫生服务活动中的治疗、保健、预防和管理服务等方面的过程和效果进行分析与评价，是妇幼卫生管理中的一项重要内容。妇幼卫生服务评价的目的在于了解妇女和儿童的健康状况，医疗保健服务需要，探讨卫生资源配置和妇幼卫生服务利用等问题，对实现妇幼卫生服务的公平性，提高妇幼卫生服务质量，充分利用有限资源，提高妇幼卫生服务的经济效益和社会效益起到十分重要的作用。

一、评价的内容

（一）妇幼卫生系统的组织结构与发展

妇幼卫生服务系统是卫生大系统中的一个子系统，主要担负妇女和儿童的医疗、预防和保健方面的工作，是妇幼卫生服务的主要提供者。妇幼卫生服务的提供主要是通过城乡、县乡、村三级妇幼卫生保健网（城区为区、街两级）来实现的。尤其是第一级，直接向广大妇女和儿童提供系统的妇幼卫生管理服务，是妇幼卫生服务系统的核心。因此，如何健全和发展妇幼卫生服务系统，是我国妇幼卫生服务评价的一个重要内容。

（二）妇幼卫生服务制度

妇幼卫生服务制度包括妇幼卫生机构所有制形式和妇幼卫生费用的筹集和负担形式。各个国家根据本国实际情况，选择适合国情的妇幼卫生服务制度。在我国妇幼卫生服务中，妇幼保健保偿制是一项正在发展的妇幼卫生制度。它将有偿服务与保健制度有机地结合在一起，形成了具有一定社会保障功能的妇幼健康保障制度。评价妇幼卫生制度的目的，在于根据我国妇幼卫生的实际状况与发展趋势，和不同地区经济发展的水平，分析和评价各种保健制度的优缺点，从而发展和建立适宜的妇幼卫生服务制度。

（三）妇幼卫生服务需要

妇幼卫生服务需要是在对妇女和儿童健康状况调查研究的基础上，提出对妇幼卫生服务的客观需要。人口特征、地理交通条件、受教育水平、妇幼卫生资源的配置、妇幼卫生制度、疾病的流行与严重程度等因素，对妇幼卫生需要均有不同程度的影响。而随着这些因素的变化，居民的妇幼保健需求也会随之发生变化；妇幼卫生服务的基本任务是最大限度地满足妇女和儿童的保健需要。因此，分析和评价妇幼卫生服务需要不仅是制定卫生计划的重要依据和进行科学管理和预测的信息来源，也是妇幼卫生服务评价的重要内容。

(四)妇幼卫生服务利用

妇幼卫生服务利用是根据妇女和儿童的卫生需要量，由卫生部门分配卫生资源，为妇女和儿童提供各种卫生服务数量和质量的统称。包括医疗服务利用、预防服务利用、保健服务利用、康复服务利用、健康教育服务利用以及计划生育技术指导服务利用。它是描述妇幼卫生工作的客观指标，并直接受到妇幼卫生须要与妇幼卫生资源的制约。卫生服务利用的程度是检验妇幼卫生服务的效率和潜力的常用手段。结合资源分析妇幼卫生服务利用，可以了解妇幼卫生设施是否充分发挥作用；结合居民健康状况分析妇幼卫生服务利用，可以评价妇幼卫生服对人群健康状况的影响；结合医疗需要评价卫生服务利用，可以了解人群妇幼卫生服务需求得到满足的程度。

(五)妇幼卫生服务的社会效益和经济效益

合理安排妇幼卫生服务可以给社会和妇幼卫生服务本身带来多方面的效益，从经济学角度来看，则集中表现为妇幼卫生服务经济效益的提高；从社会发展的角度来看，则表现为居民健康水平的提高以及居民健康给社会带来的收益。因此，评价妇幼卫生服务的经济效益和社会效益也就成为当今妇幼卫生服务评价中的重要内容。

二、妇幼卫生服务评价的指标体系

一系列经综合评价后的指标集合即为指标体系，用来评价某一特定问题的系列状况。对妇幼卫生服务工作综合评价的指标体系，可以包括妇幼卫生资源指标、妇幼卫生保健利用指标、妇幼健康状况指标、妇幼卫生服务需要指标和妇幼卫生服务利用指标等构成综合的评价指标体系。

(一)指标体系的建立应遵循的原则

1.客观性

指标体系的设计应客观地评价总体目标，能反映目标整体存在的情况，要求每项指标都与总体目标保持一致，使每项指标都能反映客体的本质。

2.独立性

要求指标体系中同一层次的各项指标是互相独立的，不互相包含，不存在因果关系，即指标间无线性关系，不能由一项指标导出另一项指标的结果，并注意指标间不存在相互矛盾现象。指标独立性要求可以避免指标的重复，提高指标评价的科学性。

3.可测性

为提高指标评价的准确性，凡可以量化的指标应尽量直接测量取得，凡不能量化的指标则应尽量有明确的观察结论，为定量分析奠定基础。

4.可比性

妇幼卫生服务计划评价是对计划客体价值的判断，要能做出正确的判断，必须保证质的一致性。因此，当设计指标时，应注意从计划客体选取具有质的一致性内容，并使其具有客体的共同属性，以保证指标具有可比性。

5.简易可行性

要求指标使用时便于实施，易于测量或取得结论。为了信息的收集方便，保证信息的准确可靠，尽量简化指标体系，凡不符合要求的指标，应该从体系中剔除。

(二)妇幼卫生服务评价的指标

1.妇幼卫生资源指标

妇幼卫生资源是指妇幼卫生人力、卫生费用、卫生设备、卫生技术和卫生信息，反映在一定的社会经济条件下，国家、集体和个人对妇幼卫生服务综合投入的客观指标。以下为我国常用的几个指标：

(1)人均妇幼卫生费用：反映一个人 1 年内在妇幼卫生服务方面的全部费用。

人均妇幼卫生费用=年内妇幼卫生费用合计数(元)/年平均人口数

妇幼卫生费用指研究范围内的妇幼卫生机构和其他卫生机构中的妇幼卫生科室及与妇幼卫生有关的卫生事业费、卫生基建费和个人在妇幼卫生服务方面的支出总和。个人支出部分可通过抽样调查推算。

(2)妇幼卫生经费占该地区卫生经费的比例：可以反映政策部门对妇幼卫生工作的支持情况。

妇幼卫生经费占该地区卫生经费的比例=妇幼卫生经费合计数/年内卫生经费合计数×100%。

(3)年内新增妇幼卫生经费的比例：通过该指标得到妇幼卫生发展情况的信息。

年内新增妇幼卫生经费的比例=(本年妇幼卫生经费的合计数-上一年妇幼卫生经费合计数)/上一年妇幼卫生经费合计数×100%。

(4)每万人口妇幼卫生技术人员数：反映妇幼卫生技术人员的数量。

每万人口妇幼卫生技术人员数=卫生机构中每万人口妇幼卫生技术人员合计数/年内平均人口数×1000%。

(5)大专(或中专)以上妇幼卫生技术人员的比例：反映妇幼卫生技术人员的质量。

大专(或中专)以上妇幼卫生技术人员的比例=大专(或中专)以上妇幼卫生技术人员的合计数/年内妇幼卫生技术人员的合计数×100%。

(6)年内新增妇幼卫生技术人员占新增卫生技术人员的比例：该指标同时结合其他有关指标可得到妇幼卫生人员动态发展情况。

年内新增妇幼卫生技术人员占新增卫生技术人员的比例=新增妇幼卫生技术人员合计数/年内新增卫生技术人员合计数×100%。

(7)妇幼卫生必备设备装备率：反映本地区妇幼卫生在仪器设备装备方面存在的问题。

妇幼卫生必备设备装备率=实际已装备的妇幼卫生设备数/应装备的妇幼卫生设备数×100%。

妇幼卫生必备设备装备指由国家卫生计生委统一指定的不同级别的妇幼卫生机构装备标准。

(8)每千人口妇幼卫生床位数：妇幼卫生床位指医院妇科、产科和儿科及妇幼卫生机构的床位总和。

每千人口妇幼卫生床位数=妇幼卫生床位合计数/年平均人口数×1000%。

2.妇幼卫生服务利用指标

包括孕期建册率、早孕建册率、产前检查率、孕早期检查率、孕妇健康管理率、产后访视率、产后42天检查率、孕产妇保健系统管理率、孕前叶酸增补率、孕妇服用叶酸依从率、孕产妇艾滋病病毒检测率、孕产妇梅毒检测率、孕产妇产前筛查率、孕产妇产前诊断率、住院分娩率、剖宫产率、非住院分娩中新法接生率、新法接生率、高危孕产妇管理率、高危孕产妇住院分娩率、新生儿访视率、6个月内婴儿母乳喂养率、6个月内纯母乳喂养率、新生儿苯丙酮尿病筛查率、新生儿甲状腺功能减低症筛查率、新生儿听力筛查率、7岁以下儿童保健覆盖率(儿童保健管理率)、3岁以下儿童保健系统管理率、妇女病普查率、某项计划生育技术服务的构成比、婚前医学检查率、婚前卫生指导率、婚前卫生咨询率、孕前优生健康检查率等指标。

3.妇幼健康状况指标

包括孕产妇死亡率、孕产妇死于产科出血的比例、5岁以下儿童死亡率、婴儿死亡率、新生儿死亡率、围产儿死亡率、计划生育死亡率、孕产妇中度贫血率、孕产妇艾滋病病毒阳性率、孕产妇梅毒感染率、孕产妇产前诊断确诊率、高危产妇占总产妇数的百分比、低出生体重儿百分比、新生儿破伤风发生率、新生儿破伤风死亡率、5岁以下儿童中重度营养不良患病率、儿童中重度贫血患病率、妇女病患病率、某妇科病患病率、某项计划生育手术合并症发生率、婚检检出疾病率、指定传染病占检出疾病的比例、严重遗传性疾病占检出疾病的比例、建议不宜结婚人数占对影响婚育疾病的医学意见总人数的比例等指标。

4.妇幼卫生服务需要的指标

妇幼卫生服务需要是指妇女和儿童因疾病影响健康，引起人体正常活动的障碍，需要接受各种妇幼卫生服务(如治疗、预防保健和康复)。妇幼卫生服务需要量的指标是根据妇女和儿童患病的频率和患病的严重程度提出对医疗需求的综合指标包括：每千妇女2周患病人数、每千儿童2周患病人数、每千妇女2周患病日数、每千儿童2周患病日数、每个妇女每年因病伤休工天数、每个儿童每年因病伤休学天数等指标。

5.妇幼卫生服务利用的指标

妇幼卫生服务利用反映妇幼卫生服务系统的工作，是评价妇幼卫生服务社会效益和经济效益的手段。妇幼卫生服务利用指标反映妇幼卫生服务系统为妇女和儿童提供卫生服务的数量，间接反映妇幼卫生机构通过提供卫生服务对妇女和儿童健康状况的影响。包括：2周每千妇女就诊人数、2周每千儿童就诊人数、每年每千妇女住院次数、每年每千儿童住院次数、每年每千妇女住院日数、每年每千儿童住院日数、每个妇女每年就诊次数、每个儿童每年就诊次数、每个妇女每年住院日数、每个儿童每年住院日数、妇幼卫生必备设备使用率、妇幼卫生床位使用率等指标。

三、妇幼卫生服务评价程序

妇幼卫生服务评价程序主要由以下6个步骤组成，即制订评价的计划，进行预评价，实施评价，资料收集，资料的整理、分析、给出评价结果。

（一）评价的计划

首先要确定评价的问题，从总体上阐明评价工作应达到的目标。在问题的前提下，对评价工作进行详尽的安排，写出评价方案。主要包括以下几个方面：确定评价主题；收集被评价主题的背景材料（为什么进行评价）；确定评价的目标，主要包括：who（说明评价的对象）、where（在什么地方进行评价）、when（计划发生在什么时间）、what（用什么样的卫生资源）、how（开展哪些工作）、what extent（可能取得什么成效），即5W1H；评价方案的设计（评价方法、评价指标、评价内容等）；评价的组织与管理（包括评价的组织、人员、管理方式、工作方式、经费来源与使用等）；疏通与评价有关的部门和渠道。

（二）进行预评价

其目的是检查所选择的方法和指标是否合理，证实评价研究在组织上和技术上是否可行，时间安排是否适宜，各个管理机构和执行部门是否尽到了自己的责任。

（三）实施评价

通过示范性预评价对方案进行修改后，就可以开始进行正式评价工作。正式评价工作要注意质量控制，保证数据正确可靠，所有参与评价的人员对评价的内容要有一致地理解和认识。

（四）资料收集

一是日常工作资料；二是进行专门调查取得的资料。前者资料来之不易，但缺乏卫生服务要进行研究方案的针对性；后者进行现场调查需要花费一定的人力、物力和财力，但得到的资料有针对性，非常有效。

（五）资料的整理和分析

（六）给出评价结果

评价结果以报告的形式给出。主要包栝评价的过程、评价的主要发现和结论、对结论的解释、本评价的缺陷和提供改进的建议。

四、妇幼卫生服务评价的方法

妇幼卫生服务的评价方法包括流行病学的评价方法、统计学评价方法、系统分析法、综合评价法、投入产出分析法、发展预测法。

（一）流行病学的评价方法

1.描述性评价

用以阐明疾病、健康和妇幼卫生服务在人群中的客观分布、趋势及其规律性。主要形式为现场调查和收集各种常规登记报告和报表。主要运用在以下3个方面：

(1) 考察妇幼卫生服务发展的变动趋势，找出妇幼卫生发展的规律性。

(2) 评价不同地区妇幼卫生服务状况及水平。

(3) 评价妇幼卫生服务的效益与效果。

描述性研究有4种方法，在妇幼卫生服务评价中发挥着各自不同的作用：即横断面研究（现况研究）、历史回顾法（历史资料分析法）、纵向研究、生态学研究。

2.分析性评价

对疾病现象和妇幼卫生服务的频率进行影响因素评价时，可采用单因素和多因素分析方法，以说明哪些因素具有重要影响作用。分析性研究的特征是：分析性研究是观察性研究的较高层次研究，一般事先均有周密的设计和比较严格的对照，能进行比较分析，可以探讨疾病的病因和卫生问题的原因。分析性研究包括病例对照研究、队列研究。

3.试验研究

也叫干预研究，以一定范围人群作为试验视察对象，考察和评价妇幼卫生服务和预防保健的效果。即在人群中增加某些措施或限制某些因素后，观察效果。如在实施农村妇女“两癌”检查、贫困地区儿童营养改善等项目后，评价服务人群对妇幼卫生服务利用发生的变化。试验研究包括在医院内进行的临床试验和社区进行的现场试验。

(二)统计学评价方法

利用妇幼卫生服务的各类原始资料，特别是定性资料的数量化，以便资料的统计处理。同时建立各种数学模型，用数学模型反映妇幼卫生服务发展的规律，定量的反映各种因素与妇幼卫生服务工作内容的关系。从理论上阐明妇幼卫生服务与有关因素的联系及规律性，并用于预测。

(三)系统分析法

系统分析是运用一种系统思想去分析评价和解决问题的方法。运用系统分析技术，描述妇幼卫生系统时各要素之间互相联系的特征，采用定量技术将各要素之间的关系用分析评价的方法提供若干备选方案，实行最优化的选择和可行性评价。

(四)综合评价法

1.确立综合评价指标的方法主要有专家评分法和数量统计法。

2.标准化各评价指标值。

3.确定各评价指标的权重系数。

4.相应的综合评价模型。

(五)投入产出分析法

投入产出分析法是利用卫生经济的基础理论，对妇幼卫生服务的投入和产出之间的关系进行研究，用以评价妇幼卫生资源的使用效益。常用的有成本-效益分析和成本-效果分析。

(六)发展预测法

根据卫生服务过去发展进程与现状，采用多种数学模型来预测未来的变化趋势，提出不同阶段的策略目标、规划、计划及相应指标，以发展的眼光来评价妇幼卫生服务的发展状况。

五、妇幼卫生综合性评价的形式

目前我国妇幼卫生服务综合性评价主要贯穿在妇幼卫生目标管理、妇幼卫生信息的收集和利用等日常工作中。就评价工作而言，目标管理中有全面质量管理(含督导)、考评，信息的收集整理和分析主要有常规统计报表、妇幼卫生监测等内容。

(一)妇幼卫生目标管理

1.妇幼卫生目标管理的概念

目标管理(management by objectives，MBO)又称“成果管理”或“标的管理”。妇幼卫生目标管理是指妇幼卫生行政或业务机构在一定时期通过确定目标、制定方针、分解目标、落实措施、安排进度、具体实施、取得效益、严格考核的组织内部自我控制以达到管理目的的一种科学管理方法。妇幼卫生目标管理最本质的内容就是要求妇幼卫生系统内的各机构，或院所内各科室和所有人员都要把一定时期内应当完成的主要工作任务转化为目标，并且必须遵循既定的目标进行工作；各级负责人都应当围绕自己管辖范围内所涉及的各项目标进行管理；最后，通过每个成员和每个科室的努力，在实现各自的具体目标中，来确保总目标的实现。

2.我国妇幼卫生总体目标

我国发布的《九十年代中国儿童发展规划纲要》和《中国妇女发展纲要(1995—2000年)》简称“两纲”,“两纲”的目标是根据《中华人民共和国国民经济和社会发展计划纲要》的总体要求确定的，每10年调整1次，“两纲”中提出的妇女、儿童健康的目标就是我国妇幼卫生工作的总体目标。

(1)在“妇女与健康”领域提出的主要目标是：①妇女在整个生命周期享有卫生保健服务，提高妇女的预期寿命。②提高妇女生殖健康水平。③保障妇女享有计划生育的权利。④流动人口中的妇女享有与户籍所在地妇女同等的卫生保健服务。⑤将妇女艾滋病病毒感染率控制在较低水平。⑥提高妇女的健身意识，增强妇女身体素质。

2010—2020年妇女健康的主要的具体目标：

1)妇女在整个生命周期享有良好的基本医疗卫生服务，妇女的人均预期寿命延长。

2)孕产妇死亡率控制在20/10万以下。逐步缩小城乡区域差距，降低流动人口孕产妇死亡率。

3)妇女常见病定期筛查率达到80%以上。提高宫颈癌和乳腺癌的早诊早治率，降低死亡率。

4)妇女艾滋病感染率和性病感染率得到控制。

5)降低孕产妇中重度贫血患病率。

6)提高妇女心理健康知识和精神疾病预防知识知晓率。

7)保障妇女享有避孕节育知情选择权，减少非意愿妊娠，降低人工流产率。

8)提高妇女经常参加体育锻炼的人数比例。

(2)在“儿童与健康”领域提出的主要目标有：①提高出生人口素质。②保障孕产妇安全分娩。③降低婴儿和5岁以下儿童死亡率。④提高儿童营养水平，增强儿童体质。⑤加强儿童卫生保健教育。

2010—2020年儿童健康的主要的具体目标：

1)严重多发致残的出生缺陷发生率逐步下降，减少出生缺陷所致残疾。

2)婴儿和5岁以下儿童死亡率分别控制在10‰和13‰以下，降低流动人口中婴儿和5岁以下儿童死亡率。

3)减少儿童伤害所致死亡和残疾，18岁以下儿童伤害死亡率以2010年为基数下降1/6。

4)控制儿童常见疾病和艾滋病、梅毒、结核病、乙肝等重大传染性疾病。

5)纳入国家免疫规划的疫苗接种率以乡(镇)为单位达到95%以上。

6)新生儿破伤风发病率以县为单位降低到1‰以下。

7)低出生体重发生率控制在4%以下。

8)0～6个月婴儿纯母乳喂养率达到50%以上。

9)5岁以下儿童贫血患病率控制在12%以下，中小学生贫血患病率以2010年为基数下降1/3。

10)5岁以下儿童生长迟缓率控制在7%以下，低体重率降低到5%以下。

11)提高中小学生《国家学生体质健康标准》达标率，控制中小学生视力不良、龋齿、超重/肥胖、营养不良发生率。

12)降低儿童心理行为问题发生率和儿童精神疾病患病率。

13)提高适龄儿童性与生殖健康知识普及率。

14)减少环境污染对儿童的伤害。

15)发展0～3岁儿童的早期教育，加强儿童潜能开发。

3.妇幼卫生目标的确定

(1)确定妇幼卫生目标的依据：一是必须以党和国家的方针政策为依据，必须与国家计划目标相一致，根据党和国家各个时期的要求，结合工作的实际，从现有的主客观条件出发来确定。二是要以客观规律为依据，不能靠主管臆断或凭经验办事。三是要以科学预测为依据确定目标的未来发展趋势，勾画出未来事物发展变化的轮廓，使目标具有预见性。

(2)制定妇幼卫生目标的原则：所制定的目标越是明确化、具体化和定量化，在管理的过程中就越容易掌握和控制，对成果的测定和评价也越容易进行。所以目标的制定原则上要遵循其整体性、关键性、激励性、动态平衡性、先进可行性和数量适中性。

4.妇幼卫生全面质量管理

全面质量管理(total quality control，TQC)是指管理对象、管理范围、参加管理人员的管理方法是全面的，即全员、全面、全过程的质量管理。其特点可概括为"三全一多样"。及全面性(也叫全方位性)、全员性(也叫群众性)、全过程(即始终如一性)以及管理多样化。实现全面质量管理的标志是，全体人员都能坚持质量第一的宗旨，把专业技术、经营管理、数理统计、职工教育等各项工作都统筹起来，建立一整套质量和保证体系，以预防为主抓好每个环节及各项指标的质量管理，从而用最科学的手段和最短的时间解决质量问题，提供优质高效的服务。

全面质量管理的方法包括3种方法：

(1)PDCA循环法：20世纪50年代初，美国的管理学家D.E.Deming博士从管理产品质量的角度提出了"PDCA"管理工作方法，即"管理循环"，又称"戴明循环(Deming cycle)"。PDCA循环是在一切管理活动中，提高管理质量和效益所进行计划实施、检查和处理等工作的循环过程。他形象地把有目的、有步骤的活动比喻成车轮的转动，不断循环向前。PDCA循环认为，任何工作必须经过4个阶段，8个步骤。在全面质量管理中具体表现为：

计划(plan)阶段：根据卫生服务的需要，通过调查、计划制定卫生服务的技术指标和质量指标，以及达到这些指标的方法措施。这个阶段包括四个步骤：一是提出卫生服务质量问题，收集资料，进行调查分析和预测；二是找出质量存在的问题及原因；三是确定质量目标；四是根据目标制定计划、对策和实施方案。

实施(do)阶段：即步骤五，按计划实施。按照制定的计划，进行组织工作，将具体工作(时间、数量、质量要求)落实到各个部门及人员。

检查(check)阶段：即步骤六，对照计划检查实施情况和效果。主要是根据原始记录和统计资料，找出存在的和潜在的问题以及引起这些问题的因素。目前我国的做法不是单纯的检查，更确切的讲是督导。即在实施过程中进行督促和现场指导，以保障工作进度和及时纠正工作中的偏差，解决工作中的疑难问题。

处理(action)阶段：步骤七，根据检查结果采取下一步的措施，肯定已有的成果，制定有关制度，采取相应措施，防止类似问题的发生。步骤八：对于这一循环中尚未解决的遗留问题，移给下一个循环进行解决。

四个阶段的循环，环环相扣，不得中断，是一个完整地管理过程，而且每一个循环也是紧密衔接，周而复始。但是，PDCA 循环不是那种简单的周而复始，不是同一水平上的循环，而是螺旋式上升的。每循环一次，都会解决一批问题，使管理循环前进一步，管理工作上一个台阶。

(2)排列图法：又称主次图或巴列特图(Pareto)，是从影响卫生服务质量的许多因素中，找出主要因素的一种有效方法。本法是对影响质量的因素进行合理分类，排列作图，以直观的方法来表明影响卫生服务质量的关键所在。具体方法是，首先收集一定时期的某一卫生服务质量问题的资料，如产后出血的问题，将其影响因素分类，从大到小依次排列；其次，以左边纵坐标表示产后出血的发生次数，右边纵坐标表示累计百分比，横坐标表示产后出血原因分类，在方格坐标中绘制直方图。然后根据累计百分比找出影响的主要因素。该方法主要用于找出主要因素，解决工作质量问题，检查质量改进措施的效果等。

(3)因果图法：又称特性因素图、树枝图、鱼刺图等。包括“原因”和“结果”两个内容，如“结果”为产后出血发生率高，为什么？影响产后出血发生率的原因是多种多样的，将所有原因由粗到细逐级分类，并对应地以大、中、小原因表示出来，绘制成一张树枝状或鱼刺状图，借此找出影响产后出血率的各种原因及各种原因之间的关系。确定主要原因，然后采取对策，解决质量问题。

5.妇幼卫生目标的考评

考评是妇幼卫生目标管理的最后一个阶段。当目标实施活动已经按照预定的要求结束时，必须按照规定的标准对完成的成果做出评价，并及时反馈信息。通过评价和反馈信息，使目标执行者和部门了解自己的工作状况，当达到或超过目标的标准之后，可增强向更高目标前进的信心；没有达到，也可鞭策自己总结经验教训，找到前进方向。对整个组织来说，评价和反馈信息可作为组织对个人考核的依据，更为重要的是对每一个循环周期做出评价，成为下一循环周期设立目标、制定措施的依据。妇幼卫生目标考评，全面总结本期妇幼卫生目标管理的经验教训，发扬成绩，克服缺点，为开展长期妇幼卫生目标管理打下基础。妇幼卫生目标考评应坚持实事求是、奖罚分明、奖优罚劣的原则。妇幼卫生目标考评主要包括：

(1)考评成果：按照妇幼卫生目标计划和要求，对妇幼卫生目标实施的结果进行考核，评价管理绩效。考评包括以下几种：

1)个人自评：根据个人实际完成情况和个人所制定的目标值进行对比，做出自我评定，并检查有关因素对完成目标的影响和自己努力程度。通过自我总结经验教训，弥补不足，做好今后工作。

2)考评小组评定：由部门相关人员和群众代表组成考评小组，根据本部门的情况对职工自评材料进行逐一评定。当考评小组意见与自评结果有差异时，应本着实事求是精神与其充分交换意见，以减少评定工作中认识上的差距。

3)上级对评定工作的指导：在整个评定过程中总会产生各种问题，作为上层管理者要与当事人做好沟通工作，充分听取下级意见并进行协商和说服工作，尽可能做到心服口服，在意见交换中要指出不足之处，对其进行积极引导和热情帮助。

成果考评是目标管理重要环节。这项工作做得好，能产生正诱导，反之则产生负诱导；所以，在评定工作中必须实事求是、公正、客观、民主，充分发挥群众参与的积极性。

(2)实施奖惩：按妇幼卫生目标成果和奖惩条件，对各自目标责任者(集体或个人)，实施奖励或处罚，做到奖惩兑现，以达到激励的目的。

(3)总结：把妇幼卫生目标实施过程中存在的问题和经验找出来，为今后工作积累资料，提供经验，以提高实际管理水平。

(二)妇幼卫生统计信息的收集和应用

妇幼卫生统计信息的收集整理和分析，是管理者制定卫生事业发展计划以及疾病防治对策的依据，是监督和评价卫生事业发展战略目标和卫生计划实施的重要手段，是反映妇幼人群健康水平的科学依据。

1.妇幼卫生信息的资料分类

妇幼卫生信息的资料通常包括人口资料、健康资料、卫生服务资料、卫生资源和支持性资料几大类。

(1)人口资料：例如总人口数、活产数、孕产妇数、0～7岁儿童数、育龄妇女数等。

(2)健康资料：包括死亡资料和疾病资料。例如死亡资料中有儿童死亡率、孕产妇死亡率等；疾病资料包括发病数和患病数等。

(3)卫生服务资料：①孕产妇保健服务，如产前检查人数、产后访视人数、住院分娩产妇数等；②儿童保健服务，婴幼儿系统管理人数等；③计划生育技术指导服务，上环、人工流产人数等。

(4)卫生资源和支持性资料：卫生资源包括妇幼卫生人员、房屋、设备、经费等。支持性资料(如健康促进、健康教育资料等)。

2.妇幼卫生信息的收集

(1)日常工作记录：一是日常医疗卫生工作的原始记录，如门诊、住院、接生、临床化验、健康检查等的记录。二是专门内容的报告单，如出生、死亡等的报告单。妇幼卫生统计信息作为卫生统计信息系统中医院系统的组成部分，与其他医院统计信息相同。围绕医疗服务医院管理信息应当包括以下几个部分，即工作量、医疗质量、疾病分类、药品管理、经费管理、门诊患者和出院患者费用管理、医学实验、医疗器械和设备管理、后勤管理、人事管理等。

(2)统计报表：是定期取得的、系统的、全面的统计资料的主要形式。目前使用的妇幼卫生统计报表分常规统计报表和重大公共卫生项目统计报表。常规统计报表包括“7岁以下儿童保健工作年报表”“孕产妇保健年报表”“非户籍儿童孕产妇健康状况年报表”“妇女病查治工作年报表”“节育手术数量和质量年报表”“婚前医学检查报表”。这些报表是卫生部和国家统计局制定的全国统一使用的统计报表。为了方便工作，有些地方结合当地实际，制定了简单、方便的月报表、季报表和半年报表，供乡(镇)村填报后再汇总上报。其中，婚检报表只在婚检单位填报。2014年年报系统由单机版改为网络直报。国家重大公共卫生项目统计报表有："重大公共卫生项目月报""农村孕产妇住院分挽补助项目季度统计表""增补叶酸预防神经管缺陷项目季度统计表""农村妇女宫颈癌检查项目季度统计表""农村妇女乳腺癌免费检查项目季度报表"。

(3)妇幼卫生监测：随着国际上对妇女和儿童健康关注程度的提高，越来越多的国家开展了孕产妇死亡监测和5岁以下儿童死亡监测。我国20世纪80年代在妇幼卫生领域先后建立了孕产妇死亡监测、儿童死亡监测和出生缺陷监测，监测数据和妇幼卫生年报系统是我国妇幼卫生信息系统的主要组成部分。为了更好地利用监测资料，便于资料横向比较，我国卫生行政管理部门本着经济有效的原则，于1996年对这3个独立的监测网进行了统一(三网合一)，简称"三网监测"。2006年开展了出生缺陷人群监测。

孕产妇死亡监测系统：全国孕产妇死亡监测(maternal surveillance)开始于1989年，由北京妇女保健所负责，1989—1995年该项目由全国247个监测市(县)参加，覆盖人群1亿。监测对象为监测地区内有正式户口的孕产妇，包栝计划外的孕产妇。凡监测对象从妊娠开始至产后42天内死亡者，不论妊娠各期和部位，凡与妊娠有关或因妊娠病情加重及治疗原因造成的死亡均报告孕产妇死亡，但妊娠各期的意外死亡者不计其内。

5岁以下儿童死亡监测系统：全国5岁以下儿童死亡监测(children under 5 years surveillance)系统是以人群为基础的方案，由首都儿科研究所负责，开始于1991年，全国81个市(县)参加了监测项目，覆盖人口达855万。其监测对象为监测地区全部0～4岁儿童(常驻户口或在监测地区居住1年以上)。在监测对象中，凡孕满28周(或出生体重达1000克及其以上)，娩出后有心搏、呼吸、脐带搏动、随意肌收缩4项生命体征之一，而后死亡的5岁以下儿童均报告儿童死亡和原因。

出生缺陷监测系统：全国出生缺陷监测(birth defect surveillance)项目始于1986年启动的国家"七五"科学技术攻关课题——《中国围生儿出生缺陷监测及高危高发出生缺陷的病因学探讨》，由原华西医科大学中国出生缺陷监测中心负责，是一项以监测地区的县级以上医院(包括妇幼卫生机构、厂矿医院、部队医院)为监测单位，以监测单位中住院分娩的围生儿为监测对象(包括死胎、死产和产后7天内死亡的新生儿)的监测，监测对象中发现的出生缺陷儿均作登记报告。1986—1987年参加监测的医院为945所，以后医院数调整到500～600所，年监测围生儿60多万例。出生缺陷医院监测初步摸清了全国主要出生缺陷的发生状况及其变化趋势，但由于各地住院分娩率差异较大，所获得的监测结果具有一定的局限性。以人群为基础的出生缺陷监测，可以比较全面地了解某地区出生缺陷的发生状况。2003年在天津市城区、辽宁省北宁市、福建省建瓯市、河南省巩义市、湖北省罗田县实施了出生缺陷人群监测试点项目。中美合作预防神经管畸形国际项目亦在32个县(区)建立了人群出生缺陷监测系统，积累了丰富经验。2006年，原卫生部妇幼保健与社区卫生司决定，在现有工作基础上在全国30个省(自治区、直辖市)选择64个县(区)开展人群出生缺陷监测。2012年，进一步调整、优化了监测表卡和报告流程。除此之外，有的省份根据自己的情况扩大了监测范围。如湖南省从2015年10月1日起就将出生缺陷医院监测扩大到了全省所有的助产机构。

为了将母婴安全和儿童健康管理的关口前移，2010年开展了危重孕产妇监测，2013年开展了儿童营养与健康监测。根据国家人口政策的变化，2016年元月国家卫生计生委要求全国统一实施出生监测：健全县乡村三级出生监测网络，推进生育登记、孕产期保健、住院分娩、出生医学证明、儿童预防接种等信息共享，实现国家与省级计划生育信息互联互通；加强与公安、民政、人力资源社会保障、教育等部门协作，建立健全人口基础信息，特别是流动人口动态信息共享机制，准确掌握新生儿入户、婚姻登记、儿童参加社会保障、入学等情况，及时把握出生人口动态。

3.妇幼卫生信息的应用

从管理的角度看，妇幼卫生统计信息可以为妇幼卫生事业宏观管理和科学决策提供信息、咨询、监督和评价，主要体现在以下几个方面：

(1)制定政策、规划和决策：不论是政策、规划的制定还是决策过程都需要基本的信息作为基础，他们的共同点之一就是要首先确定问题，然后再根据问题提出解决的方案。这个方案的表现形式可以是政策，也可以是规划或计划等。问题的确定需要多方面信息资料的支持，而最终方案的决策同样也需要不同的信息给予支持。通过基本的信息分析我们能够了解什么是当前该区域内妇幼卫生的主要问题，当前影响妇幼人群健康的关键因素是什么，各种疾病的发生情况如何，利用这些信息能够做进一步的分析，并可以提供到目标年降低该影响妇幼人群健康的因素及提供预防保健服务的卫生人力需要量，可能将要消耗的资金数等；区域内医疗机构在一定时期内能提供的服务是多少，其在不同级别妇幼卫生机构间的分布如何；不同机构提供卫生服务的费用如何等。因此，没有卫生统计信息系统，有关的卫生规划和决策就无从作起。

(2)监督控制：每一个规划在执行的初期都很难保证是完美的，一方面可能是因为获得的信息不准确或不全面使规划有一定的缺陷；另一方面也可能是因为在规划执行过程中某些因素发生了变化，从而引起规划所处环境发生变化而影响规划的实施。因此，在规划的执行过程中，必须通过不断的信息收集和反馈，补充和完善已掌握的信息；同时，及时了解规划所处的环境因素的变化及其对规划实施的影响，以及时调整规划，避免规划脱离已变化了的客观实际。通过信息反馈，对规划本身和实施进行评价，从而对规划实施进行调控，对规划进行调整。

(3)服务过程管理：从妇幼卫生服务的内容看，包括生殖健康、婚前保健、妇女保健、儿童保健和健康教育等，妇幼卫生服务具有连续性、综合性、广泛性和合理性等特点，或者说妇幼卫生服务质量通过这4点得以体现，数据信息是实现这些的重要保证。要实现妇幼卫生服务的连续性，只有通过有效的信息系统，对育龄妇女从婚前开始建档进行保健，一直到儿童的系统化管理，使妇幼卫生服务的连续性通过信息管理得以实现；综合性是指妇幼卫生服务内容的综合性，是医疗预防结合的综合性服务，是群体和个体的综合性服务，每一个个体的信息都为妇幼卫生的管理提供了依据。广泛性一方面是服务对象的广泛；另一方面是涉及的管理内容广泛。由于服务对象的个体差异，妇幼卫生信息标准化也是提高服务质量的重要内容，对不同服务人群的服务标准进行信息化也是提高服务质量，加强服务过程管理的重要措施。

(4)评价质量与效果：为了解一个规划总体目标的实现情况，在该规划执行期末，需要大量的信息对规划执行结果进行评估与判断。以妇幼卫生规划为例，卫生统计信息系统的任务主要是：①数据的收集、整理、贮存、传递(向上、向下及同级间传递)；②数据分析、报告；③参与妇幼卫生规划设计；④参与有关疾病流行病学调查研究及资料的处理与分析；⑤建立妇幼卫生统计信息数据库；⑥定期或不定期对本地区卫生形式进行分析评估，如防治措施评价、疾病流行规律研究等，并对防治重点、防治措施提出建议。

评价是为了确定项目计划执行情况对信息的收集与分析过程，整个评价过程都需要信息的支持。一方面信息贯穿于整个评价过程始终；同时，及时、准确、有效的信息是准确评价的前提。信息是比较的基础，决策的依据，所谓监督、控制和评价，是判断预定的卫生目标取得的数量、进展和价值的过程，包括明确卫生目标、阐明实施取得的进展、测量卫生目标取得的效果，判断这一效果取得的影响。所以，信息是评价的客观依据和基础。

第五节　妇幼卫生防控取得的成就

一、全球妇幼卫生事业取得的成就

随着国际社会对妇女儿童健康的重视及医学技术的发展，全球的妇女儿童健康水平已经有了很大的改观：孕产妇死亡率得到了持续下降，因怀孕引起的合并症减少。常见妇女病的普查普治大大提高了妇女的健康水平。围产医学的发展，产前诊断技术的提高，母婴统一管理的实施进一步维护了母亲安全，降低了胎、婴儿的死亡率；据联合国儿童基金会、世界卫生组织、世界银行和联合国经社事务部人口司共同发布的《2015 年儿童死亡率的水平和趋势》报告，全球 5 岁以下儿童死亡率在 1990 年基础上下降了 53%，从 1990 年 1270 万例下降到 2015 年的 590 万例。计划生育的实行，节育技术的发展使妇女能更好地掌握自己的生育权利。生殖医学技术的进展提高了妇女不孕症的诊断和治疗。对中老年妇女的保健有所加强，提高了她们的生活质量。

二、中国妇幼卫生事业取得的成就

中国现有 8.8 亿妇女儿童，拥有世界上规模最大的妇女儿童群体。多年来，党中央、国务院高度重视妇女儿童健康，以保护妇女儿童健康权益、提高妇女儿童健康水平为目标，以贯彻实施《中华人民共和国母婴保健法》、《人口与计划生育法》和中国妇女儿童发展纲要为核心，逐步完善妇幼健康法律法规，不断健全妇幼健康服务体系，持续提高妇幼健康服务质量，着力解决妇女儿童健康突出问题，努力促进公平性和可及性，取得了举世瞩目的成就。

(一)妇女儿童健康水平显著提高

2015 年，全国孕产妇死亡率下降到 20.1/10 万，较新中国成立前降低了 98.7%，较 2000 年又降低了 62.1%；城乡之间、不同地区之间孕产妇死亡率差距逐渐缩小；婴儿死亡率下降到 8.1‰，较新中国成立前降低了 96.0%，较 2000 年又降低了 74.8%；5 岁以下儿童死亡率下降到 10.7‰，较 2000 年降低了 73.1%。这三项指标位于发展中国家前列，与发达国家差距进一步缩小，5 岁以下儿童死亡率已提前实现联合国千年发展目标，被世界卫生组织等国际组织评为妇幼健康高绩效国家。世界卫生组织认证宣布，中国实现消除孕产妇和新生儿破伤风。妇女人均预期寿命提高到 2009 年的 75.2 岁。儿童生长发育状况有所改善，儿童生长发育监测结果显示，不论城乡、性别，2005 年中国儿童的身高、体重比 1995 年都有不同程度的增长，增长幅度大于1985至1995年，城乡儿童生长差异正在逐渐缩小；监测的九个城市儿童体格发育水平已达到发达国家同龄儿童水平。

(二)妇幼健康服务体系不断健全

妇幼健康服务体系以妇幼健康专业机构为核心，以城乡基层医疗卫生机构为基础，以大中型综合医疗机构和相关科研教学机构为技术支撑。它具有遍布城乡、分层负责、各有侧重、根在基层的特点，为妇女儿童提供主动的、连续的全生命周期的医疗保健服务。各级妇幼健康服务机构是由政府举办、不以营利为目的、具有公共卫生性质的公益性事业单位，是辖区妇幼保健工作的组织者、管理者和服务提供者。截至2013年底，全国共有妇幼健康服务机构3044个，计划生育技术服务机构35300个，妇产医院495个，儿童医院89个。除此之外，在全国范围内建立了比较完善的妇幼卫生保健网络，各级妇幼健康服务机构都有从事辖区妇幼保健业务管理与指导的群体保健专业技术人员；社区卫生服务机构、乡镇卫生院和村卫生室均有专兼职妇幼保健工作人员。各级妇幼保健人员都在按机构编制或辖区人口比例配备到位。这些情况说明我国妇幼健康服务体系不断健全，妇幼健康服务能力明显增加。我国还先后建立了妇幼卫生年报信息系统、妇幼卫生监测信息系统和妇幼健康服务机构监测信息系统，成为世界上最大的妇幼卫生信息网络，为各级政府制定卫生政策提供了科学依据。

(三)妇幼健康服务质量持续提高

妇幼健康服务坚持“以保健为中心，以保障生殖健康为目的，保健与临床相结合，面向群体、面向基层和预防为主”的工作方针，从单项服务逐步扩展到覆盖妇女儿童整个生命周期的全面服务，服务内容逐步拓展，服务数量日益增加，服务质量持续提高，越来越多的妇女儿童享受到优质的妇幼健康服务。婚前和孕前保健服务逐步普及，成为预防出生缺陷的第一道防线。孕产期保健深入开展，已经形成了包括产前检查、产前筛查和产前诊断、高危孕产妇筛查与管理、住院分娩、新生儿保健和产后访视在内的系统保健服务。新生儿保健服务逐步规范化，广泛开展母婴喂养促进和儿童免疫规划工作，实行7岁以下儿童保健管理和3岁以下儿童系统管理，定期为儿童进行体格检查和生长发育监测。在农村地区推行儿童疾病综合管理，及时诊治儿童常见病和多发病。加强托儿所、幼儿园儿童保健管理，确保在园儿童健康。2015年，孕产妇系统管理率、产前检查率达到91.5%和96.5%，3岁以下儿童系统管理率、7岁以下儿童健康管理率分别为90.7%和92.1%。

(四)妇幼健康服务逐步均等化

国家免费提供基本的孕产妇保健、儿童保健服务和基本计划生育技术服务，妇幼健康服务可及性和公平性进一步提高。针对影响妇女儿童健康的重大问题，国家启动实施了“降低孕产妇死亡率、消除新生儿破伤风项目”(简称降消项目)、中西部六省出生缺陷防治项目、预防艾滋病母婴传播等项目。2009年深化医改启动以来，国家在原有项目基础上，启动实施了国家基本公共卫生服务项目和针对妇女儿童的重大公共卫生服务项目。基本公共卫生服务项目包括孕产妇保健、儿童保健、健康教育、计划免疫等服务内容，妇幼领域重大公共卫生服务项目包括农村孕产妇住院分娩补助、农村妇女“两癌”检查、增补叶酸预防神经管缺陷和预防艾滋病、梅毒和乙肝母婴传，贫困地区儿童营养改善及新生儿疾病筛查等服务项目，累计2亿多妇女儿童受益。依托这些项目进一步加大对妇幼卫生的投入，着力解决影响妇女儿童健康的主要问题。2010年开始，通过新型农村合作医疗制度与医疗救助相结合，开展提高农村儿童白血病和先天性心脏病医疗保障水平试点工作，完善儿童医疗保障制度。经过多年努力，妇女儿童常见病、多发病得到有效防治，艾滋病母婴传播率从项目实施初期的34.8%下降至2014年的6.1%；孕产妇中重度贫血患病率、低出生体重发生率、儿童营养不良患病率等项目实施初期的指标不断改善。

（五）出生缺陷综合防治进一步加强

1996—2011年，我国围产儿出生缺陷发生率从87.67/万上升至153.23/万。国家针对孕前、孕期、新生儿等不同阶段，落实出生缺陷三级预防措施，实施了国家免费孕前优生健康检查、增补叶酸预防神经管缺陷、地中海贫血防控试点和贫困地区新生儿疾病筛查等一系列重大公共卫生服务项目。部分省（市）区也根据辖区的实际情况，实施了免费婚前医学检查、免费产前筛查、免费新生儿疾病筛查等项目。监测数据显示，2012年、2013年全国围产儿出生缺陷发生率分别为145.64/万和145.06/万，比2011年降低0.7和0.8个千分点，出生缺陷综合防治初见成效，出生缺陷发生率连续多年上升的态势正在得到遏制，神经管畸形单病种发生率明显降低。

（六）妇幼卫生法律法规逐步完善

1994年10月全国人大常委会审议通过了《母婴保健法》,《母婴保健法》以《中华人民共和国宪法》为依据，是保护妇女儿童健康的基本法，与《妇女权益保障法》、《未成年人保护法》等法律法规共同为保护妇女儿童健康提供了法律保障。国务院先后制订实施了1995～2000年和2001—2010年及2011—2020年中国妇女儿童发展纲要，把妇女和儿童健康纳入国民经济和社会发展规划，作为优先发展的领域之一。卫生部先后制定了婚前、孕前、孕产期和新生儿期保健等一系列配套规章和规范性文件，使母婴保健服务在行政管理、监督检查和技术规范等各个环节，基本实现了有法可依。

（七）妇幼卫生国际合作与交流广泛开展

中国政府积极参与妇女儿童健康领域的国际交流与合作。多年来，中国政府与世界卫生组织、联合国儿童基金会、联合国人口基金、世界银行等国际组织在妇女保健、儿童保健、生殖健康与计划生育等领域开展了卓有成效的合作与交流。通过实施一系列合作项目，改善了妇幼健康服务机构和基层医疗卫生机构的设施设备条件，培养了一批妇幼卫生专门人才，引进了先进的管理和服务理念以及适宜技术，提高了基层医疗卫生机构的妇幼卫生服务能力，特别是贫困地区妇幼卫生服务能力得到了明显提升。妇幼卫生领域的国际合作与交流，加深了中国与国际社会的沟通与了解，为保护中国和世界妇女儿童健康发挥了积极作用，中国妇幼卫生的发展模式和取得的成绩，为广大发展中国家提供了有益的经验，得到国际社会的好评。

第六节　妇幼卫生工作的经济和社会效益

健康是人生的第一需要，是社会经济发展的推动力，促进健康是社会发展的组成部分，而促进人群健康必须保障妇幼健康。妇幼卫生工作的责任和目标就是保障母亲和婴儿健康，提高出生人口素质，其经济和社会效益是显而易见的，并且受到国际社会的高度关注。

一、妇幼卫生工作的经济效益

近年来，世界许多国家的研究都显示，对健康的投资是改善人类生活质量、促进经济增长和减少贫困的基础。投资妇女儿童健康可对经济、社会产生较高的成本效益。例如：

(一)母亲安全的成本效益

上世纪九十年代据世界银行估算，在亚洲每年给每位母亲投资 1～3 美元，就可以为这些母亲提供产前、产时和产后的保健与计划生育服务，并可由此避免几百万婴儿和母亲丧生。1993 年世界银行与 WHO 合作发现：对 15～44 岁年龄段的妇女进行有关生育疾病的预防和治疗是最有效益的，这是源于妇女健康不仅对自身产生影响，而且对子女、家庭、国民经济和社会发展均具有一定的广泛深远的意义。

(二)新生儿疾病筛查的成本效益

2011 年满晓玮等对我国新生儿疾病筛查工作的成本—效益进行了研究分析，该研究的数据主要来自以下 4 个渠道：一是调查北京市和上海市各 1 所大型治疗苯丙酮尿症(PKU)和先天性甲状腺功能减低症(CH)两种疾病患儿较多的医疗机构得到治疗的相关费用；二是采用国家卫生部妇幼保健与社区卫生司 2008 年专项调查收集到的 2007 年发病率数据；三是收集各种统计年鉴的数据；四是利用第四次国家卫生服务总调查的结果。本研究测算结果为：2007 年我国全面开展新生儿疾病筛查的总成本 10.7 亿元，总效益 73.83 亿元。本研究测算结果表明，新生儿疾病筛查有着良好附经济效益，每年净效益约 63 亿元，效益成本比为 1∶6.9，说明该项工作每投入 1 元钱，可节省 6.9 元钱的后期投入，即 1 元钱带来的效益为 6.9 元。其中 PKU 筛查的效益成本比为 1∶4.08，CH 筛查的效益成本比略高于 PKU 筛查为 1∶8.25，测算结果与国内外相关研究结果基本一致。

(三)艾滋病母婴传播阻断的成本效益

2008 年刘学周对河南省母婴阻断措施进行卫生经济学评价，探讨其成本-效果、成本-效用、成本-效益，了解该措施的经济学效率。方法：计算终止妊娠、药物阻断和综合阻断各项措施的成本，计算避免 1 例感染 HIV 的费用，避免 1 例 DALY[伤残(失能)调整生命年 disability adjusted life year，DALY]损失的费用，阻断 1 例感染 HIV 的费用与 1 例感染 HIV 后的经济损失对比。结果：终止妊娠措施成本-效用：每避免 1 例 DALY 损失的费用平均为 802 元。避免 1 例感染 HIV 的费用平均 16617 元，感染后的例均经济损失为 214172 元，效益、成本比率为 12.9。综合措施成本-效果：成本合计 5386198 元，避免 1 例感染 HIV 成本为 19586 元，感染后的例均经济损失为 214172 元，减少经济损失合计 5889.73 万元-效益、成本比率为 10.9。

(四)母乳喂养成本效益

母乳是婴儿生长发育最理想的天然食品，母乳喂养是为婴儿健康生长与发育提供理想食品的一种无与伦比的方法。WHO 和 UNICEF 作为一项全球的公共卫生建议，在生命的最初 6 个月应对婴儿进行纯母乳喂养以实现最佳生长、发育和健康。但受各种因素的干扰，母乳喂养率不高。美国 2006 年开展的一项调查显示，美国 74%的婴儿出生后吃过母乳，但接受母乳喂养达到半年的婴儿比例仅为 43%，达到 1 年的比例仅为 21%，仅有 32%的婴儿在出生后的头 3 个月内完全吃母乳。我国 6 个月内婴儿纯母乳喂养率大多在 50%以下：2006 年嘉兴市的调查结果，6 个月以内的婴儿纯母乳喂养率城市 10.2%，农村 16.1%；2011 年上海市卫生部门公布了一份抽样调查结果显示，上海市 4 个月以内的婴儿纯母乳喂养的只占 35%；长沙市 2014 年调查结果，6 个月内纯母乳喂养率 40%。促进母乳喂养是妇幼卫生工作的重要内容。李静雅等以 2012 年为例计算了母乳喂养的经济效益。

1.喂养费

根据国家统计局资料显示，2012 年，全年出生人口 1635 万人，城镇与乡村人口数之比为 4.97503，则 2012 年城镇婴儿数为 812.595 万人，农村婴儿数为 822.405 万人。人工喂养时城镇绝大多数使用婴儿配方奶粉，农村多数饮用鲜牛奶，结合我国 6 个月婴儿母乳喂养率为 67%的情况，那么其余 33%的婴儿选用人工喂养，即城镇人工喂养婴儿人数为 268.156 万人，农村人工喂养婴儿人数为 271.3936 万人；按照每个婴儿每月平均摄入 4 罐（900g/罐）奶粉，每罐奶粉以 240 元计算；农村婴儿按照每个婴儿每天平均摄入 1 升鲜奶，每升鲜奶 7 元计算，均喂养 6 个月，具体费用见表 9-1。

2.医药费

母乳喂养的小儿机体免疫力较人工喂养儿高，以一个婴儿一年少得一次感冒为例，一次感冒平均花费医药费 80～120 元人民币，按平均 100 元计算，如全部进行母乳喂养，则 2012 年可节约医药费见表 9-1。

3.父母误工费

人民网北京 2013 年 1 月 18 日电，国家统计局透漏，2012 年全年城镇居民人均总收入 26959 元，农村居民人均纯收入 7917 元。人工喂养婴儿每次感冒时间以 3 天计算，父母一方进行陪护，则 2012 年父母误工费为见表 9-1。

表 9-1　2012 年我国 6 个月内婴儿人工喂养经济消费情况（万元）

费用类别	城镇	农村	合计
喂养费	1544580.576	341955.999	1886536.575
医药费	26815.635	27139.365	53955.000
父母误工费	59418.304	17659.919	77078.223
合计	1630814.515	386755.283	2017569.798

在经济方面，如果全部实现母乳喂养，则我国 2012 年人工喂养的婴儿可节约大概 202 亿元人民币。20 世纪 90 年代以来，在世界卫生组织和联合国儿童基金会的倡导下，我国创建了 7300 多所爱婴医院，有力地促进了政府、社会、家庭和医疗机构对母乳喂养的重视和支持。2014 年国家统计局《中国儿童发展纲要（2011—2020 年）》实施情况统计报告，0～6 个月婴儿纯母乳喂养率达 73.9%，对儿童死亡率的下降和儿童健康水平的提高作出了较大的贡献。其经济效益和社会效益都是非常显著的。

二、妇幼卫生工作的社会价值

妇女是人类的母亲，儿童是世界的未来。一个社会的发展和进步程度，集中反映在妇女儿童的生存状况上。妇幼卫生指标除了反映妇女儿童健康水平，也综合反映一个国家人口总体的健康素质、生活质量及文明程度，检验社会公平和现代化的水平，这已成为国际社会的共识。

(一)妇幼健康对社会的影响

社会经济发展最终目标不在于GDP增长，而是社会的整体进步，社会福利水平不断提高，谋求社会福利的最大化，以可持续发展方式和可持续生活方式，全面提高社会成员的生命质量和生活质量。妇幼健康水平综合反映一个国家或地区的社会经济发展水平及医疗保健水平。婴儿死亡率是影响人口死亡率和预期寿命的敏感指标，通过婴儿弱势人群的健康变化，可敏感的反映卫生保健的保护功能。

联合国开发计划署(UNDP)在1990年首次发布了人类发展指数(HDI)，人类发展最主要的内涵为：①能选择过上一种长寿而健康的生活；②能选择获得高等教育；③获得高水平的生活资源。分别用出生时的期望寿命、成人识字率及大中小学综合入学率、人均GDP来综合衡量，在一定程度上反映了一个国家的社会发展程度和文明程度。

妇女儿童健康对社会的影响各自还有着特殊的意义：

1.妇女健康对社会的影响

妇女健康影响着人类生活的全过程，国民经济、社会、家庭都从对妇女的投资中获益。前联合国秘书长加利曾强调：在妇女保健、教育和生产方面进行投资是获得可持续经济增长和可持续发展的最有效的战略。妇女在任何社会都是重要的人力资源。没有妇女的贡献，人类发展和生存将是无法实现的。

妇女健康直接影响下一代的健康。婴幼儿的营养和健康，在很大程度取决于母亲的健康、营养和教育水平。有研究表明，丧母的儿童在2年内死亡的可能性是父母双全儿童的3～10倍。父亲去世对5～9岁儿童的影响是母亲死亡造成影响的一半。另外，在整个发展中国家，妇女承担着70%～80%保健护理任务。因此，改善妇女健康、教会他们如何预防和发现疾病，是增进家庭成员健康和幸福的有效投资方式。

妇女健康影响社会经济增长。联合国在一份报告中指出：目前，妇女承担着全世界总工作量的2/3，发展中国家每年生产的粮食有3/4出自于妇女之手，妇女占世界有偿劳动的1/3，如果把他们从事的无偿家务劳动包括在内，GDP将增长20%，妇女给家庭带来的收入也将占到家庭总收入的40%～60%，而且与男性相比，妇女把自己的收入用于家庭和孩子的可能性更大。

妇女生殖健康对人口控制意义重大。由于妇女缺乏生殖保健知识与服务或避孕失败，每年全球至少发生7500万例非意愿妊娠，导致3000多万人口出生和4500万人口流产。这说明，提高妇女生殖保健和计划生育服务水平与世界人口控制是直接相关的。

2.儿童健康对社会的影响

提高儿童的健康水平，能增加人力资源的健康存量。联合国和世界银行的社会财富指标体系中显示：决定一个国家国力强弱的最主要因素不是所谓"创造的财富"，也不是自然资源的丰裕程度，而是集聚起来的人力资源总量。以色列和日本等资源贫乏的国家之所以强盛，唯一能够解释的理由就是他们的人力资源优势。从某种意义上讲，未来的国际竞争是综合国民素质的竞争。

儿童存活率是预期寿命最重要的决定因素之一。2000年中国男性和女性的出生时平均预期寿命分别达到70和73.5岁。在1990—2000年我国人口平均预期寿命的提高中，5岁以下儿童死亡率的下降对生命延长做出了约 24.7%的贡献，即仅因儿童死亡率的降低就提高了中国人口 0.6 岁的生命。在经济欠发达地区，儿童死亡率降低的贡献份额更大。如贵州省在 1981—2000 年女性平均预期寿命 4.4 岁的总提高额度中，就有 1.47 岁的提高来自于 5 岁以下儿童死亡率的降低，所起作用达到 33.4%；同期该省男性平均预期寿命的提高中，5 岁以下儿童死亡率的降低贡献了 1.56 岁，贡献份额高达 40.1%。

(二) 妇幼卫生的社会功能

1.妇幼卫生工作是公共卫生事业的重要组成部分，对于妇女儿童健康和社会稳定及经济可持续发展具有重要意义。在社会发展意义上，妇幼卫生所要解决的是人类生命最脆弱部分的健康问题，特别是要帮助处于生命特殊阶段的新生儿和孕产妇最大限度地规避死亡和伤残风险，提高他们的生命质量和生存质量。在各国人民的共同努力下，全世界妇女儿童健康水平明显提高，孕产妇死亡率、婴儿及 5 岁以下儿童死亡率等主要指标持续改善。根据联合国儿童基金会 2007 年“世界儿童状况—妇女和儿童”提供的数据，婴儿死亡率的世界平均水平由 1990 年的 65‰降至 2005 年的 52‰，5 岁以下儿童死亡率世界平均水平由 1990 年的 95‰降至 2005 年的‰。

2.妇幼卫生受到国际社会的高度重视。在“健康是财富”、“健康是基本人权”的理念指导下，妇幼保健在国际社会发展指标体系或健康指标体系中一直处于重要地位。尤其在千年发展目标中，妇幼卫生被提到了特别的高度。2000 年 9 月，在联合国千年首脑会议上包括中国在内的 100 多个国家的首脑共同发表了宣言，并制定了在 2015 年之前将全球的贫困水平降低一半等 8 项发展目标，即千年发展目标(millennium development goals，MDGs)。这 8 项目标是：①消除极端贫困和饥饿；②普及初等教育；③促进性别平等和提高妇女权利；④降低儿童死亡率；⑤改善孕产妇保健；⑥与艾滋病、疟疾和其他疾病做斗争；⑦确保环境的可持续能力；⑧全球合作促进发展。可见，“千年发展目标”的大部分指标都直接和间接地涉及妇女与儿童的健康问题。在卫生方面的目标包括：到 2015 年将儿童死亡率从 1990 年水平降低 1/4；最晚到 2015 年艾滋病和其他主要疾病的患病率停止上升。对健康的承诺是“千年发展目标”的重要部分，妇幼卫生占据其核心位置。

第七节　妇幼卫生防控面临的挑战和展望

一、国际妇幼卫生事业发展面临的挑战和展望

(一) 妇幼健康面临的挑战

1.妇女基本卫生保健在人道危机中受忽视

《2015 世界人口状况》报告的副标题为“风暴之下的庇护所”(shelter from the storm)。人口基金驻日内瓦办事处负责人阿米蒂奇指出，目前一个令人关注的问题是庇护所缺乏，使许多妇女和年轻女性无法得到应有保护。阿米蒂奇(Alanna Armitage)在当地举行的报告发布会上还指出，在全球需要得到人道援助的 1 亿人口中，2600 万是处于生育期的妇女和年轻女性，然而她们却得不到充分的基本卫生服务。如果得不到社区和家庭的保护，妇女往往容易成为性暴力的受害者，并容易意外怀孕或感染性病。妇女对人类自身的生产繁衍做出了独

特的贡献，但妇女为生育所付出高昂代价并未得到社会的普遍承认，人们常常把女人生孩子看作是家庭和个人的私事，有的甚至把妇女所要扮演的社会劳动者和母亲的角色对立起来。有的还把女人要生孩子当作缺点，使职业女性在优化组合、择优录取中处于明显的劣势。世界卫生组织(WHO)发布的一些关于妇女健康的事实：在大多数国家，妇女的寿命比男人长，但并不比男人更健康。几乎在所有的国家，妇女享受健康生活的年数比男人少，全世界有15%～71%的妇女在生命的某个时刻曾遭受亲密男性伴侣所施加的肉体和性暴力，每5个妇女中就有1人报告在15岁之前受到过性虐待。每年约有1400万青春期少女成为母亲，其中90%在发展中国家。全球有3.5亿育龄妇女未能获得先进和安全的计划生育措施，每年约有58.5万孕产妇死亡、7万妇女死于堕胎、100万妇女死于严重的性病，其中发展中国家妇女死亡人数是发达国家的100倍。室内空气污染是全世界每年造成约150万人死亡的原因，妇女比男人更多接触家中所用固体燃料产生的有害烟雾。乳腺癌和宫颈癌每年分别约造成50万和25万妇女死亡。《2015世界人口状况》报告表明，联合国需要195亿美元以应对全球所面临的人道危机，而缺口却达到75亿美元；人口基金所开展的向妇女、年轻女性提供性和生殖保健的行动所需资源只有不到一半到位。为此，人口基金呼吁国际社会采取新举措，将重点放在预防、准备以及建设国家、社区、机构和个人的复原力方面，而要加强复原力，必须使发展具有公平和包容性，这包括对生殖权在内的人权予以保护。

2.不育症的问题已成为全世界的主要公共卫生问题

据统计，全球不育的已婚妇女达3500万～7000万，而生殖道感染是不孕的主要原因。据WHO估计，全球每年新发现的生殖道感染患者约3.4亿，仅盆腔炎、宫颈炎、阴道炎等常见生殖道感染类疾病的患病率高达80%左右。生殖道感染不仅对妇女的身心造成严重的伤害，对于孕产妇来讲，很有可能波及下一代。

3.儿童死亡率的控制任务艰巨

尽管全球降低儿童死亡率的工作取得了巨大进展，从1990年的1270万例下降到2015年的590万例，但仍然没有达到千年发展目标所制定的到2015年将儿童死亡率降低2/3的目标。世界卫生组织助理总干事巴斯特奥(Flavia Bustreo)博士在日内瓦举行的记者会上表示，应对儿童死亡的最大挑战处在分娩和分娩期间。45%的5岁以下儿童死亡发生在新生儿期，也就是生命开始的最初28天。她指出，590万例5岁以下的儿童死亡是完全可以避免的。导致5岁以下儿童死亡的主要原因包括早产、肺炎、分娩期间的合并症、腹泻，败血症和疟疾。另外，将近一半的5岁以下儿童死亡都与营养不良有关。巴斯特奥表示，只要加大对妇幼保健的投资，就可以实现一个消除儿童死亡的世界。

4.儿童出生缺陷问题突出

早在20世纪60年代初，欧美一些国家相继报道孕妇早期服用沙利度胺(反应停)导致“海豹畸形儿”出生的病例。每年全世界约有790万儿童出生时患有某种严重的遗传性或非遗传性因素导致的出生缺陷，占出生儿童总数的6%。中国是人口大国，也是出生缺陷高发的国家，每年有20万～30万肉眼可见的出生缺陷儿出生；加上出生后数月和数年才显现出来的缺陷，先天残疾儿童总数高达80～120万，占每年出生人口总数的4%～6%。无论是先天还是后天造成的残疾，对于儿童的生存与发展，都是全程性的，不仅影响到儿童自身整个生命周期的生存状态，还将因直接影响其智力发育水平而关系到他们未来的生产力和创造力。

5.死于艾滋病的青少年数量在增长

联合国儿童基金会(UNICEF)2015年11月27日公布一份数据称，死于艾滋病的青少年数量在过去15年增长了两倍，这些青少年大部分在婴儿时期感染该疾病。艾滋病在非洲10～19岁青少年死因中排名第一，是全球范围内青少年的第二大死因。15～29岁的青少年中，每小时就有26例新增艾滋病感染者。该年龄段艾滋病感染者共200万人，其中一半生活在6个国家：南非、尼日利亚、肯尼亚、印度、莫桑比克和坦桑尼亚。

6.世界各地的妇女儿童健康水平发展不平衡

由于社会、经济等多方面的影响，发达国家与发展中国家之间的水平还存在较大的差异。虽然2015年全球儿童死亡率比1990年降低了53%，但每天仍然有16000名5岁以下儿童死亡。儿基会、世卫组织，世界银行和联合国经社事务部人口司共同发布的《2015年儿童死亡率的水平和趋势》强调，儿童在哪里出生仍然对其生存机会产生巨大影响。例如，撒哈拉以南非洲地区每12名儿童中就有一人死亡，是富裕国家平均值的12倍，也是全世界5岁以下儿童死亡率最高的地区。

(二)国际妇幼卫生事业发展的展望

随着环境的改变(自然环境、生态环境、社会环境)和人们生活方式的改变，疾病谱发生了变化，产生了一些新的保健课题。如妇女艾滋病的发病率升高，少女妊娠及生殖道感染率的增加等；儿童由传染病、感染性疾病、营养不良、新生儿疾病等为主的问题，转向发育问题、伤害问题、学习问题、肥胖症、药物滥用、新发传染病等。世界卫生组织认为：营养、劳动保护、非传染性疾病、传染性疾病、精神卫生和暴力也是影响妇女健康的主要内容。国际组织认为在今后的一段时间内，不仅要继续努力降低孕产妇死亡率、降低5岁以下儿童死亡率，妇幼卫生的主要任务应是生殖健康问题、生活方式问题、环境监控问题、心理健康问题、困难儿童问题(如单亲家庭儿童、贫困家庭儿童、离家出走儿童、残疾儿童、留守儿童等)以及新发传染病的防控，保障妇儿身心健康、提高生命质量。

二、中国妇幼卫生事业发展面临的挑战和展望

(一)中国妇幼卫生事业发展面临的挑战

1.妇女儿童健康问题依然突出

妇幼卫生事业发展与经济社会发展不相适应，与广大妇女儿童日益增长的医疗保健需求不相适应，乳腺癌、宫颈癌、白血病和艾滋病、梅毒等重大疾病，以及高剖宫产率、不孕不育、营养性疾病、心理疾患等已成为日益突出地公共卫生问题。2003年6月，安徽阜阳农村100多名“大头娃娃”事件为我国儿童食品安全的问题敲响了警钟，提示我们儿童是幼苗，其健康需要特别关注，我们还做得不够。

2.孕产妇、5岁以下儿童死亡数量较大

尽管孕产妇死亡率、婴儿及5岁以下儿童死亡率已经实现联合国千年发展目标，但是，中国现在5岁以下儿童死亡数量仍然排在全球第五，排在中国之前的是印度、尼日利亚、刚果和巴基斯坦。中国仍然被列入需进一步努力的国家之列。2008年全球孕产妇死亡率大概在260/10万，从降低孕产妇的死亡速率来看，中国降低速度排在全球第9位。当我们考虑人口数量的时候，中国仍然有比较大的孕产妇死亡数量。

3.妇幼卫生在城乡、地区和人群之间存在明显差距

西部地区孕产妇死亡率是东部的2.5倍，农村婴儿死亡率、5岁以下儿童死亡率分别是城市的2.4倍和2.8倍，农村孕产妇中重度贫血率是城市的1.3倍。改善西部地区、农村地区以及流动人口中的妇女儿童健康状况仍然是妇幼健康工作的重点和难点。

4.妇幼健康服务资源总量和优质资源不足

妇幼健康服务体系建设滞后，基础设施条件较差，部分城市产科、儿科“一床难求”，资源总量欠缺。专业人才短缺，基层妇幼卫生网络尚不够健全，服务能力不强，人才队伍整体素质有待提高。西部地区、贫困地区、边远山区和少数民族地区妇幼卫生服务可及性较低。妇幼卫生事业投入不足，尚未建立稳定的经费投入和补偿机制。

5.出生人口素质有待提高

随着儿童死亡率的下降，出生缺陷作为公共卫生问题越来越凸显出来，在全国婴儿死因中的构成比顺位由2000年的第4位上升至2011年的第2位，占19.1%，已成为我国婴儿死亡和儿童残疾的主要原因。

6.全面两孩政策对妇幼健康服务提出更高要求

实施全面两孩政策，累积生育需求将会集中释放，出生人口数量有所增加，妇女儿童医疗保健相关服务需求将明显增加，服务资源将更加短缺，供需矛盾将进一步突出。

（二）中国妇幼卫生工作展望

中国妇幼卫生事业发展有挑战，也有难得的发展机遇。

（1）党中央、国务院的高度重视为妇幼健康工作提供了政治保障。习近平总书记、李克强总理、刘延东副总理多次就妇幼健康工作作出重要批示。党的十八大报告、国务院印发的中国妇女和儿童发展纲要都将保障妇女儿童健康作为我国经济社会发展的重大战略需求和重点工作任务，首次将孕产妇死亡率、5岁以下儿童死亡率、婴儿死亡率等妇女儿童主要健康指标列入国家“十二五”规划。2016年8月19日至20日，全国卫生与健康大会在北京召开，习近平总书记出席会议并发表重要讲话，讲话中强调“要重视重点人群健康，保障妇幼健康”；8月26日，习近平总书记又亲自主持召开了中共中央政治局会议，审议通过了《“健康中国2030”规划纲要》。会议指出，“要坚持共建共享、全民健康，坚持政府主导，动员全社会参与，突出解决好妇女儿童、老年人、残疾人、流动人口、低收入人群等重点人群的健康问题。”习近平总书记的重要讲话，是指导新形势下我国卫生与健康事业发展的纲领性文献，《“健康中国2030”规划纲要》是今后15年推进健康中国建设的行动纲领。

（2）深化医改为妇幼健康工作提供了有利条件。随着医改不断深化，妇幼健康服务体系逐步加强，服务能力不断提高。实施孕产期保健、儿童保健等基本公共卫生服务项目，以及农村孕产妇住院分娩补助、农村妇女“两癌”检查、儿童营养改善等重大公共卫生服务项目，使更多的妇女儿童分享改革与发展的成果。

（3）实现千年发展目标为妇幼健康工作提供了助推力。联合国千年发展目标中儿童死亡率、孕产妇死亡率和生殖健康等都直接与妇幼健康工作相关。国际社会对妇女儿童健康高度关注，为发展中国妇幼卫生事业创造了重要机遇和良好氛围。实现联合国千年发展目标是各个国家的共同责任。为实现千年发展目标，我国政府积极参与有助于提高妇幼健康水平的国际合作，尽最大努力保障妇女儿童健康，履行政府应尽的责任，显著增加妇女儿童健康投入，

加强妇幼卫生能力建设，努力保障妇女儿童享受更高水平的医疗卫生服务，为妇幼健康工作发展提供了强大动力。

(三)今后一个时期妇幼卫生的重点工作

妇幼卫生工作是提高民族素质的基础工作，中国政府在改善人民健康水平方面有坚定的政治决心和强有力的政策执行能力，中国妇幼健康在“十三五”时期将牢牢地抓住机遇，科学地应对挑战，落实习近平主席在联合国发展峰会和全球妇女峰会上的讲话精神、推动2015年后可持续发展议程在中国的有效落实，认真执行《健康中国2030》规划纲要，在今后一段时期，以下几个方面的工作将得到重点加强：

1.努力优化妇幼健康服务资源

一是努力建立稳定的经费投入和补偿机制，妇幼卫生事业投入得到进一步的增加。继续以中西部、农村和贫困地区为重点，加强妇幼健康基础设施建设，缩小妇幼卫生在城乡、地区和人群之间的差距。二是做好妇幼卫生复合型人才的培养。妇幼卫生专业是一个新型特殊的专业，对人才素质的要求比其他专业高，需要具备以下条件的复合型人才：有一定临床基础理论和诊疗技能，扎实的保健理论及实践基础和预防医学观念；有一定的管理协调能力，有较强的科研能力；有创新思想和出色的交际能力、信息处理及应用能力等。同时，随着妇幼卫生学科的不断完善，妇幼卫生专业新一代的学科带头人会脱颖而出，使人才结构合理改善，服务水平不断提高，可预防的孕产妇和儿童死亡得到更好的控制。

2.重视儿童营养与精神卫生和心理发育

在儿童营养方面，重点是加强爱婴医院的建设管理，完善和落实支持母乳喂养的相关政策，积极推进母乳喂养工作；加强科学喂养、合理膳食与营养素补充指导，提高婴幼儿家长科学喂养知识水平；加强卫生人员技能培训，预防和治疗营养不良、贫血、肥胖等儿童营养性疾病；扩大贫困地区儿童营养改善项目覆盖范围。重视精神卫生和心理发育问题不仅是医学模式转变的需要，也是时代发展的现实需要。现代社会的生活节奏愈来愈快，儿童所受到的压力愈来愈大，临床上表现出来的心理行为问题也愈来愈多。在我国，这一领域和其他儿童保健的领域相比，起步晚，基础较差，因此，重视精神卫生和心理问题势在必行。

3.扎实推进预防艾滋病、梅毒及乙肝母婴传播项目城乡全覆盖，努力消除艾滋病母婴传播，率先在儿童身上实现“零艾滋”目标。抓紧对国卫办《关于全面开展预防艾滋病、梅毒和乙肝母婴传播工作的通知》精神的落实。从维护我国妇女儿童健康和人口质量、促进经济社会可持续发展的高度，将这项工作纳入政府重要议事日程，切实加强对预防艾滋病、梅毒和乙肝母婴传播工作的组织领导。加强资金保障与监管，确保中央财政经费及时落实到位，加大地方财政经费支持力度。结合孕产期保健与儿童保健服务为孕产妇免费提供艾滋病、梅毒和乙肝筛查以及感染孕产妇与所生儿童综合干预服务，切实提高孕早期监测比例、规范用药率、落实对阳性病人的管理，努力实现消除艾滋病母婴传播，率先在儿童身上实现“零艾滋”的目标。

4.促进和改善生殖健康生殖健康

是人类健康的核心，是关系到整个民族素质、甚至是人类前途的重大问题。新的生殖健康的概念涵盖了母婴安全、计划生育、性健康与性传播疾病的预防、儿童生存与发展等多个方面。“十三五”期间及其之后的更长一段时间，生殖健康的重点将是继续实施国家免费计划生育技术服务项目，加强对青少年和未婚人群的性与生殖健康科普知识宣传，为她们提供安全可及的避孕指导和生殖健康服务，减少非意愿妊娠导致的人工流产；同时，着力减少环境因素对生殖健康的影响，提高对不孕不育的诊治水平。

5.实施全面两孩政策，加强母婴安全管理

根据《中共中央国务院关于实施全面两孩政策改革完善计划生育服务管理的决定》要求，一是各级人民政府要切实加强组织领导，加强母婴安全管理，将其纳入重点工作内容和目标管理考核。找准存在的问题，针对服务缺口，明确工作措施，确保工作责任到位，经费保障到位，措施落实到位，保障全面两孩政策实施。二是要将妇幼健康服务体系建设作为实施全面两孩政策的配套措施，提供人、财、物、技等要素保障。在“十三五”卫生计生事业发展规划中，将妇幼健康服务机构建设作为卫生计生重点工作内容，切实改善妇幼健康服务业务用房和设备条件，确保尽快在省、市、县三级均建成一所政府举办的标准化妇幼健康服务机构。以“调整存量、做优增量、补齐短板、提升能力”为原则，力争在“十三五”前期解决妇幼健康服务资源总体不足和结构性短缺的供需矛盾。提高孕产妇、新生儿危急重症救治能力，健全会诊、转诊网络，保障母婴安全。三是为符合条件准备再生育人群免费提供取环、复通等计划生育基本技术服务。四是开展免费孕前优生健康检查，加强高龄孕产妇、再生育和不孕不育人群的服务和指导，注重发挥中医药的特色与优势。科学规划、统筹做好出生缺陷综合防治，提高出生人口素质。

6.进一步加强国际交流合作

通过合作与交流，不仅受益于国际上的援助，学习了别国的经验，还能充分利用外来资源，使我国的妇幼卫生工作融入全球发展的行列。我国在与联合国儿童基金会、人口基金以及不同国家的交流与合作，以项目工作促进整个妇幼卫生事业的发展等方面积累了丰富的经验。在今后的发展里程中，将进一步把握机遇。同时，积极配合有关部门，落实习近平主席在全球妇女峰会上代表中国政府做出的承诺，结合“妇幼健康工程”的实施，向其他发展中国家推广中国妇幼健康的成功经验，为全球实现可持续发展做出积极贡献。

7.加快信息系统和网络建设

妇幼卫生的信息采集比较繁杂，而妇幼保健的信息化建设一直落后于卫生系统的各个部门和系列。基层公共卫生机构、各级妇幼健康服务机构与本机构临床部分信息及辖区综合医院妇幼卫生服务相关信息的对接是目前妇幼卫生管理需要解决的一大难题，也是各级卫计委关注并正在实施的重点工程。

第八节 妇幼卫生的相关法律法规

一、妇幼卫生立法的依据

（一）宪法是妇幼卫生法律制定的法律依据

宪法是国家的根本大法，是治国安邦的总章程。宪法规定，国家发展医疗卫生事业、发展现代医药和我国传统医药，鼓励和支持农村集体经济组织、国家企事业组织和街道组织举办医疗卫生设施，开展群众性的卫生活动，保护人民健康。宪法对医疗卫生事业的性质、任务和活动原则的规定，从国家根本大法上保证了人人享有卫生保健的权利，也是妇幼卫生法律制定的依据。

(二)卫生方针、政策是妇幼卫生法律制定的政策依据

卫生方针、政策是党和国家在一定历史阶段，为实现卫生事业的目标而提出的行为准则。在卫生法调整的社会关系中具有特别重要的作用，必然成为妇幼卫生法律制定的重要依据。卫生方针、政策一旦上升为国家意志，变成法律，则成为全体公民遵守的行为准则。

(三)社会物质生活条件是妇幼卫生法律制定的客观依据

法律的内容是由一定的物质生活条件决定的。具体讲要受到人口因素、地理环境因素，以及物质生活资料的生产方式，包括生产力和生产关系等的制约，现实社会的物质生活条件是妇幼卫生法律制定的重要客观基础。妇幼卫生法律的制定必须客观地反映这一基础，才能使妇幼卫生法律所调整的法律关系更趋于科学化。

(四)医药卫生的客观规律是妇幼卫生法律制定的科学依据

这一依据是妇幼卫生法律固有特征决定的。妇幼卫生事业在相当程度上是在现代自然科学和应用科学技术高度发展的基础上展开的。要让妇幼卫生法律达到有效地调整和保护妇女儿童健康的目的，就必须服从于医学等自然科学的基本规律。

二、宪法、卫生法与妇幼卫生法律的关系

宪法、卫生法、妇幼卫生法律三者都是调整妇幼卫生关系的法律规范，都对妇幼卫生事业管理起到规范作用，但三者又有区别。

(一)作用不同

宪法是国家的根本大法，为妇幼卫生事业管理提供了可遵循的基本原则和总的方向；卫生法是根据宪法的基本原则制定的，和人类健康有关的一切法律规范的总和，为妇幼卫生事业管理提供了具体的指导原则，是妇幼卫生法律立法基础；妇幼卫生法律则是妇幼卫生事业管理工作的准则。

(二)调整范围不同

宪法调整社会生活、国家事务的各个领域；卫生法调整与人类健康有关的社会关系；妇幼卫生法律调整与妇女和儿童健康有关的社会关系。

(三)效力不同

宪法作为国家的根本大法，有着至高无上的效力，任何法律不得与其相抵触；卫生法依据宪法原则而制定，与人类健康有关的一切活动必须遵守卫生法律；妇幼卫生法律根椐宪法、卫生法的原则制定，所有与妇女和儿童健康有关的活动都必须遵守妇幼卫生法律。

三、妇幼卫生立法的意义和指导思想

(一)妇幼卫生立法的意义

(1)妇幼卫生法律形式体现党和政府对全国妇女和儿童健康的高度重视和关怀。

(2)妇幼卫生立法标志着我国妇幼卫生事业从“人治”走向“法治”，从道德规范提高到法律规范，逐步实施国家现代化科学管理。

(3)妇幼卫生立法适应国家完善法制建设的需要。制定各种卫生管理规章制度、建立各种监督、监测机构，实施国家监督，为妇女和儿童创造一个健康的工作、学习和生活环境，

促进物质文明和精神文明建设，加速实现社会主义现代化建设目标，促进社会进步。

（二）妇幼卫生立法的指导思想

1.以宪法为依据，贯彻党的工作方针

宪法是国家的根本大法，对每一个部门都具有指导作用。宪法中有关卫生的规定，是妇幼卫生立法的依据。宪法对妇幼卫生工作的规定是高度概括和原则的，妇幼卫生立法必须以宪法的规定为法律依据，是对宪法内容的进一步具体化。在我国，妇幼卫生工作方针、政策是在一定的历史阶段，为实现阶段性任务而提出的行为准则，在妇幼卫生法调整的社会关系中具有十分重要的作用，也是妇幼卫生立法的重要依据。

2.反映客观实际要求，适应卫生事业的发展

科学技术的进步，使人们看到了妇幼卫生事业不断发展。有关人类精子库管理、人类辅助生殖技术、代理母亲、器官移植等方面都急需用法律来规范，这就要求妇幼卫生立法要依据客观需要的发展。

3.实事求是，从我国实际出发

从实际出发，从中国国情出发是辩证唯物主义思想在我国妇幼卫生立法工作中的运用和体现。从国情出发，就不能仅从书本或者主观意愿出发。从实际出发，就是科学合理地规定公民、法人和其他组织在妇幼卫生活动中的权利和义务、国家机关的权利和责任，既要积极，又要慎重；既要考虑必要性，又要考虑可行性。坚持理论与实践相结合，正确处理好眼前与长远，需要与可能之间的关系。

4.古为今用，洋为中用

对古代遗留的先进的妇幼卫生管理经验要加以分析地吸收，对国外妇幼卫生法律要加以研究、分析，适当地加以借鉴。对于其中的规律性、共同性内容，对于国际妇幼卫生法规范和惯例，加以研究、吸收，但决不是原封不动照抄照搬。

四、妇幼卫生法的实施

妇幼卫生法的实施是指妇幼卫生法律规范在实际生活中的具体运用，是妇幼卫生法律规范作用于卫生社会关系的特殊形式。

妇幼卫生法的实施包括妇幼卫生执法、妇幼卫生司法、妇幼卫生守法、妇幼卫生法制监督 4 个方面。

（一）妇幼卫生法的实现与妇幼卫生法实施的关系

妇幼卫生法的实现通过妇幼卫生执法、妇幼卫生司法、妇幼卫生守法、妇幼卫生法制监督的过程，达到妇幼卫生法设定的权利、义务的结果。

妇幼卫生法的实施与妇幼卫生法的实现的区别在于两者都是妇幼卫生法律规范作用于社会关系，但两者有根本的区别。①内涵不同：妇幼卫生法的实施是妇幼卫生执法、妇幼卫生守法、妇幼卫生司法和妇幼卫生法制监督的状态。妇幼卫生法的实现不仅包括过程还包栝成功的结果。②侧重点不同：妇幼卫生法的实施侧重于具体化、个别化，作用于某一个具体法律关系的活动。妇幼卫生法的实现侧重于成功的结果上，体现立法目的。③效应不同：妇幼卫生法的实施，既可能是正值效应，也可能是负值效应。妇幼卫生法的实现只能是正值效应。④作用不同：妇幼卫生法的实施是达到妇幼卫生立法目的的途径和手段。妇幼卫生法的

实现是通过实施过程最终达到立法目的。

(二)妇幼卫生法的适用与妇幼卫生法的遵守

妇幼卫生法的适用与妇幼卫生法的遵守是卫生法实施的两个很重要的方面。这两方面贯彻的好坏直接影响“执法必严”方针的执行。

1.妇幼卫生法的适用

是卫生法实施的重要形式，是保证妇幼卫生法律规范得以实现的重要手段，是妇幼卫生法制的一项重要内容。从广义上讲，妇幼卫生法的适用是指国家专门机关、组织及其工作人员依据法定的职责和程序，将妇幼卫生法律规范运用到具体场合中的专门活动。包括卫生行政机关、法律法规授权组织、受委托的组织，依法进行的妇幼卫生行政执法活动和司法机关依法处理有关妇幼卫生违法和卫生犯罪案件的司法活动。从狭义上讲，仅指司法活动。妇幼卫生法适用的特征包括：①权威性。②强制性。③程序性。④专业性和科学性。⑤形式性和规范性。

2.妇幼卫生法的遵守

妇幼卫生守法，是指一切国家机关、武装力量、政党社团、企事业单位、国家公职人员和全体公民自觉遵守法律规范，从而使妇幼卫生法律规范得到实现的活动。特殊主体的妇幼卫生守法特殊主体包括：①从事儿童食品和妇女儿童用品生产经营的人员，如幼儿园食堂服务人员；②在医疗机构中从事妇女和儿童的保健、治疗、康复的医务人员，如医院妇产科医务人员；③从事妇幼卫生监督的人员，如各级卫计委妇幼健康服务司(处、科)的工作人员。

五、与妇幼卫生相关的法律法规

(一)《中华人民共和国母婴保健法》

当今世界，保障母亲和儿童的健康权利，是各国共同关心的社会问题，“儿童优先”“母亲安全”已成为国际社会的共识。新中国成立以来，在党和政府的关怀下，我国的妇幼卫生事业得到了较快发展。在全国城乡形成了比较健全的妇幼卫生三级保健网，培养了一支思想素质好、技术水平高的专业队伍；建立了一整套管理办法：必要的规章、服务规范、技术标准和工作程序；开展了大量的妇女和儿童保健服务，使我国妇女和儿童的健康水平得到了普遍提高。孕产妇死亡率由解放初期的1500/10万下降到1995年的61.9/10万，婴儿死亡率由解放初期的200‰下降到1995年的36.4‰，5岁以下儿童死亡率由1990年的61‰下降到1995年的44.5‰，1995年与1990年相比，5岁以下儿童营养不良发生率下降了23.8%；到1997年，全国已创建爱婴医院4730所，占全球爱婴医院总数的42%，超额完成了向国际组织承诺的目标，居全球之首。但是，我国地域辽阔，发展水平很不平衡，在边远贫困地区妇女和儿童的健康水平还有较大差距，孕产妇死亡率、婴儿死亡率还很高。根据1990年妇幼卫生项目300个贫困县的基础调查表明，孕产妇死亡率为202.0/10万，比全国平均水平高出1倍；婴儿死亡率为68.0‰，比全国平均水平高出近17个千分点。如果这些地区的妇幼卫生条件得到改善，许多生命是可以挽救的，孕产妇死亡率和婴儿死亡率就会大大降低。所以，必须以法律手段来保障母亲和婴儿的健康，使母亲和婴儿获得高效、优质的保健服务，促进我国妇幼卫生事业的发展。

母婴保健法(maternal and infanthealth care law)是调整、保障母亲和婴儿健康，提高出生人口素质活动中产生的各种社会关系的法律规范的总和。《中华人民共和国母婴保健法》(简称母婴保健法)分为总则、婚前保健、孕产期保健、技术鉴定、行政管理、法律责任、附则七个部分；《母婴保健法实施办法》分为总则、婚前保健、孕产期保健、婴儿保健、技术鉴定、监督管理、罚则、附则八个部分；其主要内容如下：

1.立法依据

是《中华人民共和国宪法》。

2.立法宗旨

保障母亲和婴儿健康，提高出生人口素质。

3.法律适应范围

中华人民共和国境内从事母婴保健服务活动的机构及其人员。

4.政府对母婴保健工作的责任

各级人民政府领导母婴保健工作；应当将母婴保健工作纳入本级国民经济和社会发展计划，为母婴保健事业的发展提供必要的经济、技术和物质条件，并对少数民族地区、贫困地区的母婴保健事业给予特殊支持；根据本地区的实际情况和需要，可以设立母婴保健事业发展专项资金。

5.母婴保健工作主管部门及其职责

国务院卫生行政部门主管全国母婴保健工作，履行下列职责：①制定《母婴保健法》及本办法的配套规章和技术规范。②按照分级分类指导的原则，制定全国母婴保健工作发展规划和实施步骤。③组织推广母婴保健及其他生殖健康的适宜技术。④对母婴保健工作实施监督管理。

6.母婴保健监测和技术指导机构

省、自治区、直辖市人民政府卫生行政部门指定的医疗保健机构负责本行政区域内的母婴保健监测和技术指导。

7.新时期母婴保健工作方针

母婴保健工作以保健为中心，以保障生殖健康为目的，实行保健和临床相结合，面向群体，面向基层和预防为主的方针。

8.母婴保健技术服务包括的主要事项

①有关母婴保健的科普宣传、教育和咨询；②婚前医学检查；③产前诊断和遗传病诊断；④助产技术；⑤实施医学上需要的节育手术；⑥新生儿疾病筛查；⑦有关生育、节育、不育的其他生殖保健服务。从事婚前医学检查、遗传病诊断、产前诊断、结扎手术和终止妊娠手术、助产技术、家庭接生等母婴保健技术服务的机构和人员，须经县级以上地方人民政府卫生行政部门许可并取得相应的合格证书，并对准入权限予以明确规定。

9.医疗保健机构按照国务院卫生行政部门的规定，负责其职责范围内的母婴保健工作，建立医疗保健工作规范，提高医学技术水平，采取各种措施方便人民群众，做好母婴保健服务工作，包括为公民提供婚前保健服务、孕产期保健服务和婴儿保健等服务；应当按照国务院卫生行政部门的规定，对托幼园(所)卫生保健工作进行业务指导；医疗保健机构和从事家庭接生的人员按照国务院卫生行政部门的规定，出具统一制发的新生儿出生医学证明；有产妇和婴儿死亡以及新生儿出生缺陷情况的，应当向卫生行政部门报告。

10.严禁出具虚假医学证明，严禁采用技术手段对胎儿进行性别鉴定，对怀疑胎儿可能为伴性遗传病，需要进行性别鉴定的，由省、自治区、直辖市人民政府卫生行政部门指定的医疗、保健机构按照国务院卫生行政部门的规定进行鉴定。

11.母婴保健医学技术鉴定对各级技术鉴定委员会成员任职条件、人数、鉴定程序及其时限作了明确规定。

12.监督管理县级以上地方人民政府卫生行政部门负责本行政区域内的母婴保健监督管理工作，履行下列监督管理职责：①依照母婴保健法和本办法以及国务院卫生行政部门规定的条件和技术标准，对从事母婴保健工作的机构和人员实施许可，并核发相应的许可证书；②对母婴保健法和本办法的执行情况进行监督检查；③对违反母婴保健法和本办法的行为，依法给予行政处罚；④负责母婴保健工作监督管理的其他事项。

(二)《中华人民共和国人口与计划生育法》

20 世纪 50～60 年代，随着经济恢复、社会安定、人民生活改善和医疗卫生保障水平的提高，我国总人口从新中国成立初期的 5.4 亿人迅速增加到 1970 年的 8.3 亿人，给经济社会发展带来了巨大压力。为控制人口过快增长，国家从七十年代开始在城乡推行计划生育。1980 年，党中央发表《关于控制我国人口增长问题致全体共产党员、共青团员的公开信》，提倡一对夫妇生育一个孩子。1982 年，计划生育被确定为基本国策。2001 年《中华人民共和国人口与计划生育法》(简称《人口与计划生育法》)的颁布与实施，标志着国家通过法律的形式确立了计划生育基本国策的法律地位，为实现人口与经济社会协调发展和可持续发展战略，综合治理人口问题提供了法律保障。

人口与计划生育(popuLition and family planning)法律制度，是调整人口与经济、社会、资源、环境的协调发展，保障公民计划生育的合法，促进家庭幸福，民族繁荣与社会进步活动中产生的各种社会关系的法律规范的总和。《人口与计划生育法》主要内容如下：

1.立法的宗旨、目的

《人口与计划生育法》立法的宗旨、目的主要包括 4 个方面：

(1)为了实现人口与经济、社会、资源、环境的协调发展。即在一定的区域内，人口数量、人口素质、人口结构都应与经济、社会发展相适应，与资源利用、环境保护相协调，以保证人口与经济、社会的协调发展。既满足当代人的基本需求，又不危害子孙后代满足其需求的能力。

(2)为了推行计划生育。计划生育是指为了社会、家庭和夫妻的利益，育龄夫妻有计划地在适当年龄生育合理数量的子女，并养育健康的下一代，以增进家庭幸福，促进人口、经济、社会、资源、环境协调发展和可持续发展。

(3)为了维护公民的合法权益。维护公民实行计划生育的合法权益主要是指在计划生育工作中，公民除了应履行实行计划生育的义务外，还应享有依法生育的权利；健康权、安全权及生殖健康权；实行计划生育男女平等的权利；获得计划生育、生殖健康信息和教育的权利等。

(4)为了促进家庭幸福、民族繁荣与社会进步。实行计划生育，提高生殖健康水平，有利于促进家庭性生活和谐，提高家庭文明程度，改善人民生活质量。

2.人口与计划生育工作地位

明确了人口与计划生育工作的地位，即实行计划生育是国家的一项基本国策。我国是世界上人口最多的发展中国家，用不足世界7%的耕地，养活世界21%的人口。人口多已成为我国社会主义现代化建设中的最大难题。因此，我国在20世纪70年代末80年代初就将实行计划生育，控制人口数量，提高素质确立为国家的一项基本政策。

3.人口与计划生育主要任务

明确了人口与计划生育工作的主要任务是控制人口数量、提高人口素质。控制人口数量是指控制人口过快增长，以形成与经济社会发展相适应的人口规模和人口环境。提高人口素质是指运用科学手段，努力减少出生缺陷的发生，提高出生人口素质，通过发展教育、科技、文化、卫生、体育等事业，提高国民的身体素质、科学文化素质和思想道德素质。国家采取综合措施，主要是指国家坚持对人口与发展综合决策，明确各级党委、政府、相关部门做好人口与计划生育工作的职责。国家机关、社会团体、企事业单位、村(居)民委员会，以及社会各方面协助做好人口与计划生育工作的职责。

4.人口与计划生育工作基本方针

规定了我国开展计划生育工作的基本方针和政策措施，即以宣传教育为主、避孕为主、经常性工作为主。同时，国家建立和完善计划生育利益导向机制，对实行计划生育的家庭给予必要的奖励，制定优惠政策，推动有关部门制定有利于计划生育的相关社会经济政策，通过多种途径，建立有利于计划生育的社会保障制度。

5.规定国务院编制人口发展规划，并将其纳入国民经济和社会发展计划县级以上地方各级人民政府根据全国人口发展规划以及上一级人民政府人口发展规划，结合当地实际情况编制本行政区域的人口发展规划，并将其纳入国民经济和社会发展计划。人口发展规划是由各级发展计划和计划生育两个部门共同编制的。国家人口计划由国家人口与计划生育委员会编制，经国家发展计划委员会综合平衡后，报国务院、全国人民代表大会批准下达。省、地、县三级人口计划由各级发展计划委员会和人口与计划生育委员会共同编制，报同级人民政府批准下达。

全国人口发展规划是以全国人口作为一个整体，以各省、自治区、直辖市为单位，充分考虑各地的具体情况而制定的。全国人口发展规划既有长期(一般10年以上)人口发展战略性规划、中期(一般为5年)人口发展阶段性规划，也有年度人口计划。年度人口计划是指导具体的行动计划，是根据5年计划、现行计划生育政策和计划生育实际工作水平制定的计划。现行的年度人口计划的下达采取两年滚动的形式，即下达当年计划的同时，提出下一年的框架计划，当年的计划是上一年提出的框架的修订与完善。年度计划和5年计划是我国人口发展规划的主要形式。地方各级人民政府，即省、地、县三级的人口发展规划是根据国家下达的人口计划和本地实际情况制定的。县级以上各级人民政府根据人口发展规划，制定人口与计划生育实施方案并组织实施。乡、民族乡、镇的人民政府和城市街道办事处负责本管辖区域内的人口与计划生育工作，贯彻落实人口与计划生育实施方案。

6.人口与计划生育实施方案应当规定控制人口数量，加强母婴保健，提高人口素质的措施。控制人口数量的措施一般包括：

(1)法律措施：即通过制定人口与计划生育法律、法规、规章和规范性文件，以规范公民的生育行为，调节公民生育子女的数量。

(2)行政措施：即通过建立人口与计划生育行政管理机制和制度，保证计划生育工作的开展。

(3)经济措施：即运用经济利益导向，引导公民节制生育。

(4)技术措施：即通过建立计划生育技术服务网络，提供优质计划生育技术服务，保障和方便公民避孕节育。母婴保健包括婚前保健措施、孕产期保健措施、儿童保健措施等。提高人口素质的措施一般包括加强出生缺陷监测和母婴保健，预防和减少出生缺陷的发生；发展各类教育事业，提高公民的文化水平；发展体育事业，提高公民的身体素质等。

第十章　突发事件与公共卫生

第一节　突发事件、突发公共卫生事件的定义与分类

从广义上说突发事件可被理解为突然发生的事情：字面的含义是事件发生、发展的速度很快，出乎意料；较深层的含义是事件难以应对，必须采取非常规方法来处理。狭义上讲突发事件就是意外地突然发生的重大或敏感事件，简言之，就是天灾人祸。“天灾”即自然灾害；“人祸”如恐怖事件、社会冲突、丑闻及大量谣言等等，也称其为“危机”。

根据2007年11月1日起施行的《中华人民共和国突发事件应对法》中的定义：突发事件是指突然发生，造成或者可能造成严重社会危害，需要采取应急处置措施予以应对的自然灾害、事故灾难、公共卫生事件和社会安全事件。自然灾害包括地震、海啸、台风、冰雪、洪涝、高温、森林火灾、赤潮等；事故灾难包括：失火、交通事故、电气水事故、煤气中毒、危化品事故、核事故、爆炸等；公共卫生事件包括：传染病暴发、群体不明原因疾病、食品安全事故、职业性危害、动物疫情等；社会安全事件包括：恐怖袭击、刑事案件、骚乱、群体性踩踏事件等。按照社会危害程度、影响范围等因素，上述前3类突发事件又可以分为4个级别：特别重大、重大、较大和一般。

不同的国家或组织对于突发公共卫生事件的定义不尽相同，通常法律法规中的定义比学术上的定义更加具体。

根据《国际卫生条例(2005)》，国际关注的突发公共卫生事件指按特殊程序确定的不寻常公共卫生事件，即通过疾病的国际传播对其他国家构成公共卫生风险，并有可能需要采取协调一致的国际应对措施。2009年4月，甲型H1N1流感是世卫组织宣布的第一个国际关注的突发公共卫生事件。随着脊髓灰质炎(俗称“小儿麻痹症”)死灰复燃，在巴基斯坦、阿富汗、尼日利亚等国呈暴发流行态势，世卫组织于2014年5月将其定为第二个国际关注的突发公共卫生事件；2014年8月，西非地区持续蔓延的埃博拉疫情成为第三个国际关注的突发公共卫生事件；2016年2月世卫组织宣布巴西密集出现的新生儿小头症病例和其他神经系统病变构成第四个国际关注的突发公共卫生事件。

我国《突发公共卫生事件应急条例》中的突发公共卫生事件是指突然发生，造成或者可能造成社会公众健康严重损害的重大传染病疫情、群体性不明原因疾病、重大食物和职业中毒以及其他严重影响公众健康的事件。如：2002—2003年SARS的暴发疫情、2005年湖南省湘潭县人感染H5N1禽流感疫情、2008年三聚氰胺奶粉事件、2013年上海宝山区液氨泄漏事故。2015年全国共报告突发公共卫生事件一千余起，主要是传染病和食物中毒相关事件。

《突发事件应对法》根据事件性质、社会危害程度和影响范围等因素，将我国的突发公共卫生事件分为特别重大、重大、较大和一般事件四级。《国家突发公共卫生事件相关信息报告管理工作规范》(试行)进一步明确了传染病、食物中毒、职业中毒、环境因素事件和群体性不明原因疾病等十种需要报告的突发公共卫生事件的定义，使突发公共卫生事件监测和分级处理具有了可操作性，为有效地开展预测、预警和分级应对奠定了基础。

第二节　突发事件与应急管理

事件的应对通常会提及应急管理一词。在我国的公共管理实践领域，突发事件与应急管理的概念界定还是非常清晰的。但在学术界，会出现另一个与突发事件应对相关的词汇—危机管理。事实上，危机管理的概念和理论形成的时间较早，应急管理则是后期从中分化出来的另一概念。从国内发表的文献数量来看，涉及危机管理的文献要多于应急管理，特别是2008年汶川大地震之后一年达到顶峰，之后便开始下降，应急管理一词则运用得越来越广泛。公共卫生领域从2003年非典事件开始就一直使用“应急管理”为主，这与《突发公共卫生事件应急条例》的颁布相关。

危机管理理论作为一门独立学科，最早出现在20世纪60年代，主要侧重国家安全方面。20世纪70年代，美国水门事件，反越战运动等危机相继爆发，危机管理研究出现了第一次高潮。20世纪80年代以后在国际经济的推动下，企业的竞争环境不确定性增加，一些学者开始将危机管理的研究范围转移到企业管理上。1986年，史蒂芬·菲克(Steven Fink)在《危机管理：为不可预见的危机做计划》一书中，建立起较为系统的危机管理理论框架。20世纪80年代末90年代初，日本的学者及管理人员开始涉足危机管理领域，将重点放在自然灾害及环境污染引发的企业危机管理上。现在，“危机管理”一词更多地应用在企业管理方面，已经成为一个企业管理的术语，EMBA、MBA等商管教育均将危机管理能力作为对管理者的一项重要要求包含在内。美国学者里昂纳德和休伊特认为，危机事件是包含在突发事件之内的。危机就是那些极端的突发事件，或者特别重大的突发事件。因此，应急管理(e-mergency management)的范畴大于危机管理(crisis management)，它包含了危机之前的更多细小突发事件的管理。

国外学者关于危机管理的阶段划分理论的研究成果较多，如西方广为推崇的三阶段划分理论，即把危机管理过程划分为危机前、危机中与危机后三个大的阶段。最为流行并获得广泛认同的危机管理理论有斯蒂文·芬克的四阶段划分理论、米特罗夫的五阶段划分理论以及奥古斯丁的六阶段划分理论。芬克的四阶段理论模型划分是：征兆期、发作期、延续期和痊愈期。米特罗夫的五阶段理论模型划分是：信号侦测、探测和预防、控制损害、恢复阶段和学习阶段。奥古斯丁的六阶段理论是指危机管理的避免、准备、确认、控制、解决和获利阶段。此外罗伯特·希斯还提出了4R模型：缩减(reduction)、预备(readiness)、反应(response)和恢复模型(recovery)。

我国从20世纪80年代才开始从事危机管理的研究，1989年潘光主编的《当代国际危机研究》可以堪称中国第一部有关危机的学术专著。2003年SARS事件激发了国人进行危机管理研究的热情，SARS事件可以称作为我国危机管理的里程碑性的事件。自此危机管理开始真正的被人们所重视，国内各类学术刊物发表的有关危机管理的论文数量也激增。仅2003年—2004年一年内国内公开发行的学术期刊上发表的标题中包含“危机管理”词组的文献达600多篇。其中影响比较大的是薛澜、张强、钟开斌著的《危机管理：转型期中国面临的挑战》一书，该书详尽探讨了转型期我国危机形态的根源及特征，提供了非常规决策治理的整体战略设计和制度安排，为促进公共治理结构的顺利转型和社会协调发展提出了可资借鉴的模式。2007年三鹿奶粉事件、2008年“5.12”大地震、南方重大雪灾以及2009年“H1N1”

流感等重大突发事件发生后，预示着我国已经进入了突发公共事件的高峰期，也掀起了我国对危机管理研究的高潮。各种关于危机管理的科研项目、论文、著作大批涌现，危机管理方面的文献资料达到上万余篇。

突发事件的不确定性、破坏性和扩散性，决定了应对的主体行使处置权力必须快速、高效，因而要求整个组织严格按照一体化集权方式管理和运行，上下关系分明，职权明确，有令必行，有禁必止，奖罚分明，强调统一领导、统一指挥、统一行动的一体化集权管理。影响面较大的突发事件，对社会和公众安全甚至国家安全造成影响，这时单由某个单位或部门处理往往效果不佳，就需要政府的统一领导，指挥行动。

应急管理是近年来管理领域中出现的一门新兴学科，是一个综合公共管理、运筹学、战略管理、信息技术以及各种专门知识的交叉学科，是针对突发事件的决策优化的研究。应急管理作为政府的社会管理和公共服务职能，具有与其他组织管理职能相同的特征，又有不一样的特征。应急管理是指政府及其他公共机构在突发事件的事前预防、事发应对、事中处置和善后恢复过程中，通过建立必要的应对机制，采取一系列必要措施，应用科学、技术、规划与管理等手段，保障公众生命、健康和财产安全，促进社会和谐健康发展的有关活动。

自 2003 年非典事件以来，我国应急管理的研究在数量上逐步增加，领域不断拓展，同时应急管理的基础性研究、开创性研究和延伸性研究都取得长足进展。但仍然存在着理论研究薄弱、文理学科割裂、重宏观轻微观、系统规划缺乏、成果转化不力等问题。而在应急管理实践领域，已经取得了不少成就：国家应急管理体系已初步建成、应急预案逐步完善、应急管理法律体系基本建立、应急保障能力得到了加强。突发公共卫生事件的卫生应急管理工作也在一次次历练中得到了完善：监测预警系统基本建立、卫生应急队伍初具规模、紧急医学救援网络体系已经形成。目前我国的卫生应急队伍不但能够迅速有效地处置传染病疫情、食物中毒和自然灾害事件，还能够对外开展国际援助。

第三节　突发事件引起的公共卫生问题

以损害公众健康、导致公众疾病或降低公众生命质量为主要表现的突发事件称为突发公共卫生事件，如传染病暴发、食物中毒、群体性药品不良反应事件、群体性疫苗接种事件等。其中，2002—2003 年影响巨大的“非典”（重症急性呼吸综合征(SARS)，世界卫生组织命名），是促进“突发公共事件”进入我国大众视野的大事件。

下文将对非典事件的过程进行简要的梳理：

非典于 2002 年 11 月出现在广东佛山，并迅速形成流行态势。早期广州市和广东省政府一直没有发布相关讯息，亦没有向香港方面通报情况。当时政府禁止媒体报道有关病情，当地政府也引导媒体不要过度渲染该地区的疫情，以免引起民众恐慌。在 12 月底，关于这种“非典型肺炎”的疫情开始在互联网流传，由于当时不了解病情，相关的评论比较混乱。2013 年 2 月 10 日中国政府将该病情况通知了世界卫生组织，在最初提供的数据中，只列出广东省的发病状况。这时正值春节前后，由于春运的大量人口流动导致了疫情的扩散。比疫情扩散更快的是谣言和恐慌，在中国内地如江西也开始出现了抢购醋和板蓝根的情况。

2 月 21 日，一名染病的中国内地医生入住香港京华国际酒店，并且将疾病传染给另外七名旅客。2 月下旬，一名常驻上海的美国商人在途经香港到达越南河内后确认染病，之后河内当地医院的多名医疗人员也受感染。

3 月 12 日，世界卫生组织发出了全球警告，建议隔离治疗疑似病例，并且成立了一个医护专家组来协助研究 SARS 疫情。3 月 15 日，世界卫生组织正式将该病命名为 SARS。3 月 20 日，世界卫生组织宣布越南和香港的多家医院只有半数员工正常工作，同时警告医疗人员在没有保护措施的情况下直接接触病患将有可能染上该疾病。

3 月 13 日，台大医院通报了第一名 SARS 病例；但由于处置得宜，除了病例家属和同事以外并没有发生其他感染。3 月 25 日，广东省中医院二沙岛分院急诊科护士长叶欣因感染 SARS 逝世，成为第一名殉职的医务人员，并引起极大震动。4 月 1 日，美国政府召回了所有驻香港和广东的非必要外交人员及其家眷，同时也警告美国公民，除非必要不要到广东或香港访问。瑞士政府也禁止香港厂商参加即将举行的瑞士钟表展，担心病情会扩散到瑞士。4 月 2 日，中国政府承诺会与世界卫生组织全面合作，并向世界卫生组织申报了所有案例。4 月 3 日，中国卫生部在北京召开新闻发布会表示，疫情已经得到有效控制，在北京工作、旅游是安全的，同时通报北京 SARS 病例只有 12 例，死亡 3 例。由于中国政府的这种表态，世界卫生组织把北京从疫区中挪掉。4 月 3 日，世界卫生组织的专家到达广东，视察病情并与当地专家讨论疫情发展情况。

但之后的疫情发展证明远远不止这个数字。北京解放军 301 医院的退休医生蒋彦永向美国《时代》杂志揭露中国的 SARS 真实疫情并得以发表，人们才了解到疫情远比官方公布的严重。世界卫生组织重新提出旅游警告，对中国政府提出批评，再次把北京列为疫区。多家国际媒体指责中国政府企图隐瞒疫情，导致病毒在全球扩散。国内也认为暴露了中国医疗体制中存在的众多问题和漏洞。为此，中国政府多次公开道歉，接受世界卫生组织的协助调查，并宣布将与世界卫生组织积极配合，进一步调查当地疫情发展状况，共同阻止疫情的进一步扩大。

4 月 15 日，世界卫生组织将香港、新加坡、多伦多、河内、中国台湾省、广东和山西列为疫区。4 月 16 日，世界卫生组织正式宣布 SARS 的致病原为一种新的冠状病毒，并命名为 SARS 病毒。

4 月 19 日，国务院总理温家宝警告地方官员，瞒报少报疫情的官员将面临严厉处分。一天之后中国政府再度召开记者会，宣布北京的疫情从原先报告的 37 例增加到 339 例，同时，两位部级官员被免职。中国政府宣布，原定于 5 月 1 日开始的五一“黄金周”暂停施行一次，确保疫情不会进一步扩散。北京多所高校已经宣布停课。4 月 23 日，北京市宣布全市的中小学从 24 日起停课两周，确保疫情不会在校园扩散。政府动用军方力量在北京紧急建设小汤山医院，从各大军区医院抽调医护人员，这个措施成功的隔离收治了不少病患，后被认为是最有力的防控措施之一。

中央政府介入后，疫情迅速得到了控制。5 月 31 日，WHO 将新加坡从疫区中除名。6 月 23 日，WHO 将中国香港从疫区中除名。6 月 24 日，WHO 将中国大陆从疫区中除名。7 月 2 日，WHO 将加拿大从疫区中除名。7 月 5 日，WHO 将中国台湾从疫区中除名。

据统计，2002 年 11 月—2003 年 8 月 5 日，29 个国家报告临床诊断病例 8422 例，死亡 916 例，报告病例的病死率近 11%。中国成为非典中受影响最大的国家，我国(包括香港、澳门、台湾)共报告 SARS 病人 7754 人，占全球的 92%，死亡 829 人，占全球的 90%。香港超过 1200 人被隔离，台湾则隔离了约 15 万人(A 级加 B 级隔离)。加拿大也发布了多份隔离令。新加坡和香港的学校分别停课两到三周。

在此期间还发生了一系列事件：包括医务人员在内的多名患者死亡引发了社会恐慌，世界各国对该病的处理，疾病的命名，病原微生物的发现及命名，联合国、世界卫生组织及媒体的关注等。

综上所述，2003 年春天那场突如其来的非典疫情给中国带来深远影响。非典的暴发，首先，暴露出了我国公共卫生发展存在问题，突发公共卫生事件的应急处理能力严重滞后。卫生事业费占财政支出的比重逐年下降，20 世纪 80 年代平均为 3.1%，2002 年下降到 1.7%；全国疾病预防控制机构支出中，1995 年财政拨款占 75%，2002 年下降到 41%。其次，公共卫生专业队伍缺乏，传染病防治被忽视，预警能力弱，一些公共卫生机构生存都困难，无力应对突发公共事件。最后，非典疫情还暴露了应急机制不顺，信息处置失当等问题。在非典前期，并未能见到有效的应急预案及相关处理，而整个非典信息的传导，也是充满了各种行政力量干扰，透明和公开的原则没有实现。随之，卫生执法不严、监督不力也并行其中。

非典对患者、医务人员是一种灾难，对整个社会是一场危机。但“危”也往往孕育着“机”。在非典之后，卫生部提出加强公共卫生体系建设的目标，争取用 3 年时间建立健全公共卫生事件应急机制、疾病预防控制体系和卫生执法监督体系，国家也推出了一系列措施。可以看到，非典不仅引发政府对公共卫生的重视，也成为推动突发事件应急管理的标志性事件。卫生应急工作在整个国家社会生活中的重要性以及卫生应急体系的作用和地位得到了普遍重视和广泛认同。

“非典”之后，党中央、国务院提出了加快突发公共事件应急机制建设的重大课题。党的十六届三中、四中全会明确提出，要建立健全社会预警体系，提高保障公共安全和处置突发事件的能力。此后，《突发公共卫生事件应急条例》、《国家突发公共卫生事件应急预案》、《突发事件应对法》等法律规章的颁布施行，进一步促使我国突发公共卫生事件应急管理走上正轨。

第四节　突发公共卫生事件的应急管理策略

在突发事件发生的种类不断增多，规模、频率和影响持续增强的时代背景下，各国政府应急管理的内涵和外延也在不断地更新变化。从许多国家应急管理的经验来看，一个成熟的应急管理组织结构应具备 4 个系统：法律与行政规范系统、决策指挥中枢系统、执行与支援保障系统、信息管理系统。应急管理这种内在组织结构体系的四大系统并非单纯的线性逻辑或平面关联，而是一个四位一体的架构体系，四大系统具有密切的关联性和互补性。在我国突发公共卫生事件管理的实践领域，主要以“一案三制”的架构为核心。“一案”即制订修订突发公共卫生事件应急预案；“三制”是指建立健全突发公共卫生应急管理的体制、机制和法制。

一、制订应急预案体系

应急管理体制预案是针对各种突发事件类型而事先制订的一套能迅速、有效、有序解决问题的行动计划或方案，旨在使政府应急管理更为程序化、制度化，做到有法可依、有据可查。它是在辩识和评估潜在的重大危险、事故类型、发生的可能性、发生过程、事故后果及影响严重程度的基础上，对应急管理机构与职责、人员、技术、装备、设施(备)、物资、救援行动及其指挥与协调等方面预先做出的具体安排。

国外的应急管理一般是先有分类、部门预案，然后才有国家预案，而在我国，情况比较特殊，一些部门(如地震、消防、抗旱等)在国务院《国家突发公共事件总体应急预案》(以下简称《总体预案》)出台之前已经建立起自己的预案，但有的部门却没有相应的预案。《总体预案》的制定，在某种程度上能促进部门、分类预案的建立，逐步完善国家突发公共事件应急预案体系。

2003 年底，国务院办公厅开始《国家突发公共事件总体应急预案》相应的研究立项。2004 年 5 月，国务院办公厅将《省(区、市)人民政府突发公共事件总体应急预案框架指南》印发各省，要求各省人民政府编制突发公共事件总体应急预案。2005 年 1 月，温家宝总理主持召开国务院常务会议，原则通过《国家突发公共事件总体应急预案》和 25 件专项预案、80 件部门预案，共计 106 件。2005 年 7 月，国务院召开全国应急管理工作会议，标志着中国应急管理纳入了经常化、制度化、法制化的工作轨道。2006 年 1 月 8 日，国务院授权新华社全文播发了《国家突发公共事件总体应急预案》(以下简称《总体预案》)。《总体预案》是全国应急预案体系的总纲，明确了各类突发公共事件分级分类和预案框架体系，规定了国务院应对特别重大突发公共事件的组织体系、工作机制等内容，是指导预防和处置各类突发公共事件的规范性文件。《总体预案》的出台使得政府公共事件管理登上一个新台阶。

2005 年 9 月《卫生部应对流感大流行准备计划与应急预案(试行)》公布，针对流感大流行的准备及流感大流行发生后的应急处理工作进行部署。2006 年 1-2 月，《国家突发公共事件总体应急预案》《国家突发公共卫生事件应急预案》《国家突发公共事件医疗卫生救援应急预案》相继印发实施。2007 年 9 月，国务院办公厅印发《国家鼠疫控制应急预案》，确立了鼠疫疫情应急处理的工作原则，要求建立国家、省、市(地)、县(市)四级鼠疫监测体系，完善国家鼠疫防治信息管理系统。2008 年 1 月，原卫生部印发《非职业性一氧化碳中毒事件应急预案》。2013 年 1 月，卫生部印发《卫生部食品安全事故应急预案(试行)》。

目前，我国已初步形成了由 2 个专项预案、7 个部门预案、22 个单项预案、1 项《突发公共卫生事件社区(乡镇)应急预案编制指南(试行)》及若干地方预案组成的卫生应急预案体系。

二、应急体制建设

1998 年，日本政府在首相官邸设立国家危机管理中心，首相是国家危机管理的最高指挥官。危机管理中心成为日本国家危机管理中枢，设有对策本部会议室、办公室、指挥室及全天候的情报集约中心等，可以使日本应对危机和自然灾害等紧急事态。把防灾减灾工作上升到国家危机层次，建立确保国家安全和国民生活安定的日常管理、危机管理、大规模灾害管理等一系列政府危机管理体制，是日本政府从简单防灾管理转向综合性国家危机管理的重要标志。

美国发生“9·11”事件后，于 2003 年 11 月成立国土安全部，负责危机管理和应急处置，囊括了联邦紧急事务管理局在内的多个机构，主要有边防、海关、海岸警卫队、移民局、秘密警察局、联邦紧急事务管理局、交通安全局等，下辖人员约 16.9 万人，成为继国防部后的第二大内阁级部门，年度预算达 374 亿美元左右。国土安全部主要履行 3 项使命：预防美国境内的恐怖攻击，降低美国应对恐怖主义的脆弱性，减少潜在攻击和自然灾害的损失。

非典之后，党中央、国务院提出了加快突发公共事件应急机制建设的重大课题。党的十六届三中、四中全会明确提出，要建立健全社会预警体系，提高保障公共安全和处置突发事件的能力。《突发事件应对法》提出，国家建立统一领导、综合协调、分类管理、分级负责、属地管理为主的应急管理体制。2004 年 3 月，卫生部成立卫生应急办公室(突发公共卫生事件应急指挥中心)，负责突发公共卫生事件监测预警、应对准备和组织协调应急处理等项工作。2006 年 7 月，国务院在北京召开全国应急管理工作会议。目前，我国已经建设成功 7 个国家级紧急医学救援综合基地和 25 个区域紧急医学救援中心。建立了 37 支国家卫生应急队伍、2 万支地方卫生应急队伍。上海承建的国家紧急医学救援队成为首批通过世卫组织认证的国际应急医疗队之一。

李克强总理在第十二届全国人民代表大会第五次会议上的《政府工作报告》中提出，要推进健康中国建设，及时公开透明有效应对公共卫生事件。国家卫生计生委也提出了卫生应急“一体两翼”发展思路，即以体系和核心能力建设为“主体”，以突发急性传染病防治、突发事件紧急医学救援力量建设为“两翼”。

《突发事件紧急医学救援“十三五”规划(2016—2020 年)》提出，紧急医学救援工作将围绕现场检伤分类救治、伤员快速安全转运和医院批量收治“两点一线”，加强现场紧急医学救援，推进陆海空立体医疗转运与救治，完善医学救援区域网络。重点将在全国布局 7 个国家紧急医学救援综合基地，加强批量重症伤员收治、医疗救援信息联通和指挥、直升机停机坪和航空医疗救援队伍等设备装备建设，加强灾害模拟场景构建和专业教育、培训演练以及相关学科、科技研发基础设施建设。同时，建设一批国家航空医学救援基地和 6 个海(水)上紧急医学救援基地，强化救治队伍和设备条件等专业化建设。

三、应急机制建设

所谓突发事件应急管理机制，是指针对突发事件而建立的国家统一领导、综合协调、分类管理、分级负责、属地为主的应急管理体制，是一套集预防与应急准备、监测与预警、应急处置与救援等于一体的应急体系和工作机制，它包括信息披露机制、应急决策机制、处理协调机制、善后处理机制等，重点是建立健全监测预警机制、应急信息报告机制、应急决策和协调机制。监测预警机制主要包括：建立监测机构和监测网络，由省级、市级行政主管部门设立的监察员对监测机构和监测网络进行检查监督；应急信息报告机制主要指建立条块结合的应急信息平台；应急决策和协调机制是指建立应急管理工作的协调机制，其作用是理顺各应急救援指挥机构的工作关系，协调《总体预案》与已有预案之间的关系，积极推进资源整合和信息共享，形成协同应对事故灾难的合力。

突发事件应急管理实行预防与应急并重、常态与非常态结合的原则，建立统一高效的应急信息平台，建设精干实用的专业应急救援队伍，健全应急预案体系，完善应急管理法律法规，加强应急管理宣传教育，提高公众参与和自救能力，实现社会预警、社会动员、快速反应、应急处置的整体联动，完善安全生产体制机制、法律法规和政策措施，尽量消除重大突发事件风险隐患，最大限度地减轻重大突发事件的影响。

四、应急法制建设

2003 年 10 月，党的十六届三中全会通过的《中共中央关于完善社会主义市场经济体制若干问题的决定》中明确提出“建立健全各种预警和应急机制，提高政府对突发事件和风险的能力”的要求。2006 年 10 月，党的十六届六中全会通过的《中共中央关于构建社会主义和谐社会若干重大问题的决定》中对应急管理提出了新的更高要求。

《突发公共卫生事件应急条例》是针对 2003 年防治非典型肺炎工作中暴露出的突出问题制定的，它在突发公共卫生应急管理甚至突发事件管理上有着里程碑式的意义。自此开始，中国政府有了危机事件处理的法律规范，并逐渐构建起整个国家危机应对的法律框架。

2004 年 12 月 1 日，新《传染病防治法》开始实施，进一步确立了应对突发公共卫生事件的快速处理机制。第 10 届全国人民代表大会常务委员会第 29 次会议于 2007 年 8 月 30 日通过的《中华人民共和国突发事件应对法》标志着我国应对突发事件从依靠经验向依靠法制的转变，并且明确了突发公共卫生事件为突发事件的一种，这就为我们处理突发公共卫生事件的提供了最高法。

第五节 突发公共卫生事件的监测预警与风险评估

一、突发公共卫生事件的监测预警

(一)突发公共卫生事件监测

突发公共卫生事件监测包含 3 层概念：①在突发公共卫生事件应对的常态下，连续、系统地收集、分析和解释突发事件及与之相关的公共卫生信息，并提出预警预报，使决策者和应急岗位人员及时掌握信息；②在事件发生期间，系统地收集、分析和解释对人们健康危害、其他负面影响以及干预措施效果等信息，及时把信息分发给应知者，包括社区；③事件结束后，继续系统地收集与事件有关的信息，总结经验教训，评价干预措施效果。

(二)突发公共卫生事件预测预报

预测预报是根据历年疾病或事件发生的情况，及其它有关监测信息，经过科学分析后所得出的对疾病或事件发生预先估计的结论，并给予报告的业务技术行为。突发公共卫生事件预测预报是从事件定义出发，对所监测的各种卫生项目的信息进行整合，确定突发公共卫生事件预测预报指标的单位时间容量，并在监测实施过程中对达到或超过预测预报指标的事件进行报告的业务技术活动。

(三)突发公共卫生事件预警

预警指在监测的基础上，在缺乏确定的因果关系和缺乏充分的剂量-反应关系证据的情况下，促进调整预防行为或者在环境威胁发生之前即采取措施的一种方法。本质上，它是在考虑了资料的不完全性和危害的不确定性之后，仍要在有必要采取措施的地方进行危害警告的方法。对突发公共卫生事件，卫生业务技术服务部门监测或预测的突发公共卫生事件，各级卫生行政部门认为必要时组织突发公共卫生事件专家委员会讨论分析，并根据《国家突发公共卫生事件应急预案》中突发事件的级别与响应原则，向政府提出重点防范措施的建议，并由相应级别的政府决定向相关部门通报或必要时向公众公布防范警告的政府行为。预警方式可分为内部预警和公众预警。内部预警即部门预警，主要向卫生系统等有关部门通报重点防范措施；公众预警是通过媒体用通告和公告形式公布重点防范措施。预警信息包括事件的性质、级别、起始时间、可能影响范围、警示事项、应采取的措施和发布机关与方式等。

（四）突发公共卫生事件预警取得的成就

我国近年在突发事件早期预警方面有了一定程度的进展：①提高了疫情报告的及时性，基本上做到乡镇及以上医疗卫生机构网络直报；②建立了信息相互通报的机制，初步实现信息的共享；③增加了疫情信息的透明度；④初步探讨传染病的预警界值。杨维中等研究优选出7种传染病的预警界值；⑤尝试遥感监测和地理信息系统的应用，逐步实现信息的整合。中国卫生地理信息系统基础数据库的构建将覆盖中国地区的卫星遥感图片库、GIS数字化地图库、疾病资料库与相关模型库整合在同一信息平台上，可提高我国疾病预防和控制工作利用空间数据资料的能力。

二、突发公共卫生事件的风险评估

（一）风险评估的概念

风险评估是指通过风险识别、风险分析和风险评价，对突发公共卫生事件风险和其他突发事件的公共卫生风险进行评估，并提出风险管理建议的过程。突发事件公共卫生风险评估分为日常风险评估和专题风险评估。日常风险评估根据常规监测收集和部门通报的信息，国际组织及有关国家(地区)通报的信息，对突发事件开展初步快速的评估、每个月至少开展一次。而专题风险评估是针对重大事件进行全面、深入的专项公共卫生风险评估。进一步说，风险评估就是在收集监测数据、相关背景信息和文献资料等的基础上，组织专家对事件发生的可能性，后果的严重性和脆弱性进行定量或定性估计，并给出风险控制建议的过程。风险评估方法在正式风险评估之前就应该确定，便于评估专家的确定和评估过程的顺利进行。常用的风险评估方法包括：1.专家会商法；2.德尔菲法；3.风险矩阵法；4.分析流程图法等。

（二）《突发事件公共卫生风险评估管理办法》的颁布

2003年颁布的《突发公共卫生事件应急条例》虽然有涉及预防和应急工作的内容，但更多的是体现在突发公共卫生事件发生后各级卫生行政主管部门对突发事件的应急处理和救援。为了贯彻落实《中华人民共和国突发事件应对法》中建立重大突发事件风险评估体系的要求，2012年，卫生部颁布《突发事件公共卫生风险评估管理办法》。

《风险评估管理办法》的出台对突发公共卫生事件应急管理能力的提高起到了重要的促进作用，特别是完善了风险评估体系。但目前尚处于初步探索阶段，距离风险评估方法在突发公共卫生事件中实现高效运用可能还需要进一步完善和磨合。

第六节　突发公共卫生事件应急管理取得的成就

1998年，日本政府在首相官邸设立国家危机管理中心，成为日本国家危机管理中枢。美国发生“9·11”事件后，于2003年11月成立国土安全部，负责危机管理和应急处置。《国际卫生条例(2005)》要求各缔约国发展、加强和保持其快速并有效应对公共卫生风险和国际关注的突发公共卫生事件能力。为了完成《国际卫生条例(2005)》赋予的这项任务，并处理具有健康影响的突发事件(可由任何或者所有危害造成)，许多会员国正在建立或改善能够作出公共卫生有效应对的公共卫生紧急行动中心。世卫组织于2012年建立了公共卫生紧急行动中心网络，以促进与公共卫生紧急行动中心有关的最佳模式和标准，同时为各会员国的公共卫生紧急行动中心能力建设提供支持。

我国突发公共卫生事件应急管理经历了十余年的发展历程。目前，法律体系基本建立，预案体系逐步完善，应急机制不断健全。

SARS之后，我国政府对疫情信息公开机制进行了改革，2006年，中国卫生部出台了《传染病信息报告规范》，要求对于高致病率、高传染率、高死亡率的突发公共卫生事件，要在限定时间内报告。2008年颁布实施的《政府信息公开条例》要求政府主动公开应为公众所知的政府信息，促进政府依法行政。抗击SARS期间，政府和公众之间通过单向性的传递信息，受众有时很难知道疫情的真实情况，无法做到提早预防。而在现在的自媒体环境下，公众可以和政府相关部门进行沟通互动，有利于危机预防和自救，也能够对政府相关工作进行监督，使各项危机决策更加民主、科学。自媒体平台的广泛应用使我国信息采集、传递和报告机制的过程更高效、便捷、畅通，为我国突发公共卫生事件监测、预警工作的开展提供了保证，保障各项工作顺利落实。

SARS危机至H7N9疫情的十年间，根据我国各种突发公共卫生事件呈现出来的特性，国务院和卫生相关部门制定了50多项政策法规，对其进行分类管理和预防控制。一是高致病传染性疫情方面，制定了《中华人民共和国传染病防治法》、《人感染猪流感预防控制技术指南》、《人感染H7N9禽流感疫情防疫方案》等，旨在对突发的群体性不明原因的疾病进行预防知道和控制指南。二是疫情防控的应急规范方面，2003年，发布《突发公共卫生事件应急条例》，2005年，发布《国家突发公共卫生事件相关信息报告管理工作规范》，2009年，原卫生部卫生应急办公室下发《2009年卫生应急工作要点)，2012年，发布实施《突发公共卫生风险评估管理办法》等。政策法规是国家进行社会管理的重要方法和手段，也是对相关工作进行计划、处置、协调的工具，为我国突发公共卫生事件危机管理工作提供了法律依据和制定保障。

在具体公共卫生突发事件上，我国也取得了巨大的成就：成功调查三聚氰胺事件，手足口病事件，控制甲流大流行，最快时间内控制韩国输入的中东呼吸综合征病例，汶川大地震救灾证明了紧急医学救援能力。2014年，西非部分国家暴发埃博拉出血热疫情，党中央、国务院作出援非抗疫的决策，我国卫生应急从被动防御迈向主动出击的新阶段。2015年，尼泊尔大地震发生后不到48小时，中国4支医疗防疫队赶赴地震灾区，在医疗救治和卫生防疫中发挥了支撑作用。

第七节　突发公共卫生事件应急管理的经济和社会效益

“非典”对我国经济所形成的巨大冲击是改革开放以来最严重的一次，其造成的经济损失显而易见。冲击较大的是旅游业、航空业、零售业以及其他服务行业，受到非典疫情严重打击，当年中国社会服务业营业收入平均下降 37.4%；每年举行一次的广交会 2002 年内地制造业的交易额是 170 亿美元，2003 年只有一半；非典型肺炎使香港旅游业遭受重创：3 月份本来应该是香港旅游业的黄金时期，但由于非典型肺炎的影响，一些国家劝喻国民暂时不要到香港旅游，且许多大型会议也一再延期甚至取消，致使到港游客显著下降。作为香港经济支柱产业之一的旅游业，在美伊战争和非典型肺炎的双重作用下遭受到了沉重的打击。据有关统计，入港的旅客减少了两至三成，香港在两个月内损失近 20 亿港元的旅游收入。亚洲一些国家也因为 SARS 的传播面临经济危机：数以千计的台湾地区、大陆和香港的小制造商由于失去春季订单，面临破产。同时，香港的航空业也深受非典型肺炎的影响，在一周内取消了约 300 个航班。

非典型肺炎事件对亚洲经济的影响可能超过美伊战争。法国巴黎百富勤发表报告，将 2003 年香港经济增长的预测，由原来已低于市场预期的 1.5%，进一步调低至 0.9%。瑞银华宝则估计，在最坏的情况下，香港经济可能损失高达 1010 亿港元；另一家投资银行所罗门美邦则认为，若非典型肺炎持续两个月，旅游业收益的损失，将会使香港经济损失 26 亿元，但若事件持续至年底，则其影响可能会增加至 115 亿元。更有甚者，摩根士丹利将它对亚洲地区 2003 年经济增长率的预期从 5.1%下调至 4.5%，预计亚洲地区的旅游业收入将会下降 15%，零售行业受到的影响将加倍放大。

由年可见，突发公共卫生事件发展的不确定性带来了经济生活的不确定性，它将对人们的投资和消费信心造成打击，减少了人们的经济活动，从而对经济带来巨大的外部冲击。在信息传播发达的现今社会中，恐慌传播的速度远远大于疫病传播的速度，它会使整个社会秩序受到冲击：如非典时期的疯抢口罩、板蓝根、醋等生活物资。虽然非典事件促进了政府思维模式和治理方式的转变，但对社会经济和人们生活秩序造成的影响和损失已无法挽回。

第八节　突发公共卫生事件应急管理工作面临的挑战和展望

进入 21 世纪，全球化的人员流动与频繁交往日益显现，新发传染病在世界各地不断发生，国外疫情输出输入的风险不断加大，国际上的公共卫生救援行动更加开放。中国已经步入经济社会转型期，国内各类突发公共卫生事件出现增加态势，事件的发生发展不再是单一、扁平、孤立或局限的，往往具有突变性、危害性、社会性、放大性以及不确定性，而政府、社会、公众对公共卫生安全的期望值也不断提升，这些量变因素的叠加汇集成事物发展的质变，即卫生应急的新常态。

目前我国卫生应急主要存在三个方面的挑战：①缺乏政府层面的构架，突发时间的处置权限在卫生部门甚至疾控部门，权限过低。在处置时常常遭到行政干预。②处置队伍不健全。处理突发事件的队伍犹如救火队，如果平时缺乏规律的训练，临时抽调人手，必然影响处理质量。现场要么是疲于应付要么是乱上添乱。③地区发展不平衡，东部地区已经完善了监测，预警，风险评估，演练，统一标示和装备。但中西部地区特别是基层仍然处在无专业人员，无固定经费，无应急装备的三无状态。

加强突发事件应对机制建设，妥善处理社会危机，对保持经济社会持续健康发展意义重大，是建设社会主义和谐社会的重要内容之一。《突发事件应对法》确定了我国突发公共事件应急管理体制要坚持“统一领导、综合协调、分类管理、分级负责、属地管理”的原则，其中专职的应急管理机构为各级人民政府的“应急办”。由于组织设计较为简单，缺乏经验丰富、具有一定应急素养和技能的专业人员，目前应急办要么局限于信息的上传下达，综合协调功能不足；要么职能过于庞杂，平战不分以至超负荷运作状态。随着我国突发事件的常态化，需尽快建立健全公共突发性事件的应急管理机制。党的十八大提出全面建成小康社会的宏伟目标，其中必然包含国民健康水平的提高，即“没有全民的健康，便没有全面的小康”。卫生应急工作需要紧紧围绕国家整体发展战略，着眼于消除和防范危害群众健康及生命的潜在风险，有力有效处置突发公共卫生事件，在维护社会稳定、保障人民健康等方面发挥独特的功能与作用。可以预见，未来的突发公共卫生事件的应急管理工作将会越来越规范和有效。政府部门对突发事件的分级分类管理能力不断提高，卫生行政部门对系统内部和外部的协调能力不断加强。处理突发公共卫生事件的医疗、疾病控制、卫生监督及心理卫生机构等卫生系统内相关机构的应急能力都充分发展并高效合作则使卫生应急技术能力不断提高。

第九节　突发公共卫生事件应急工作的相关法律法规

由于突发事件的不确定性，在采取措施时没有相应的法律条款来支撑，可能对应急管理形成障碍，使形势不能得到及时遏止，因此，要把应急管理纳入规范化、制度化、法制化轨道，使法律跟上突发事件管理的发展要求。

美国联邦政府对应付和处理全国范围内各种灾害事故重视较早，这一点甚至可以追溯到1803年的《国会法》，人们一般认为它是处理灾害问题的第一次立法尝试。随后，美国通过了近百个法案处理诸如飓风、地震、洪水和其他自然灾害造成的灾难。但是，这种分散的对不同灾害提供援助的做法有它自身的问题，即缺乏一个有效、协调、迅速的反应机制。

1976年美国国会通过的《全国紧急状态法》，是影响最大的应对突发公共事件的法律。它对紧急状态的宣布程序、实施过程、终止方式、紧急状态期限以及紧急状态期间的权力作出了详细规定。根据《全国紧急状态法》，总统有权宣布全国进入紧急状态。在紧急状态期间，总统可以为行使特别权力颁布一些法规。一旦紧急状态终止，这些法规将随之失效。《全国紧急状态法》还规定，紧急状态期间，因国家安全、社会经济生活以及外交政策的执行受到外国威胁时，总统可以对外国或外国人有关的外汇进行管制，还可以对国际支付以及货币、证券和财产的转让或转移行使特别权力。

反对恐怖主义是美国应对突发事件的最重要内容之一。早在1952年，美国国会就制定了《移民与归化法》；1984年制定《反对国际恐怖主义法》。以后还制定了《法律实施通讯援助法》、《有效反恐法》和《化学品安全信息、场所安全和燃料管理救济法》等。“911事件”发生后，美国制定了大量法律加强反恐工作。如于2001年9月18日制定《2001年紧急补充拨款法》，规定对2001年财政年度进行紧急补充拨款，以应对“911事件”的应急反应和受害者救助及处理袭击事件的其他后果；制定《使用军事力量授权法》，该法授权总统采取一切必要和适当军事力量，以对付其认为是“911事件”以后有计划、授权、有组织或协助进行恐怖主义袭击的任何国家、组织和个人的恐怖主义活动；以后还制定了《空中运输安全和体系动员法》、《航空运输安全法》、《提高边境安全和完善入境签证法》、《公共卫生安全和生物恐怖威胁防止和应急法》、《恐怖主义风险保险法》和《恐怖主义风险保险法》等。特别是2002年11月25日《国土安全法》，该法规定设立国土安全部，并重构和加强了联邦政府有关行政部门，以更好对付恐怖主义威胁。此外，美国还制定了其他有关紧急状态或突发事件应急处理的法律，如《美国法典》的相关条款以及历届总统发布的有关行政命令、1968年《国家洪灾保险法》、2002年《国家建筑物安全协作法》、2002年《安全爆炸物法》、2002年《海洋运输安全法》和2003年《天花应急处理人员防护法》等，其数量相当可观，内容十分详尽。

全球化为预防疾病的国际传播带来了新的挑战和机遇是修订《国际卫生条例(1969)》的出发点。2003年SARS的暴发和最终得到控制使世界各国政府相信，有必要针对新发生的公共卫生风险采取集体和协调一致的防御措施，这因而成为完成修订过程的动力。新修订的《国际卫生条例(2005)》于2005年5月23日经世界卫生大会通过，后于2007年6月15日生效。在全球范围发现事件和应对公共卫生风险和突发事件方面，《国际卫生条例(2005)》引进了支持现有和创新性措施的法律框架。世卫组织一旦确定某个特定事件构成国际关注的突发公共卫生事件、可根据《国际卫生条例(2005)》，请求国际相关方对此突发事件做出“即时”反应。

2003年以前，我国虽然已经制定了若干突发事件应急处理的规定，但它们散见于各项有关法律、法规和规章中，而且大多是针对单一灾种、事件或疾病的，如《防震减灾法》、《防洪法》、《安全生产法》、《传染病防治法》、《海上交通安全法》、《监控化学品管理条例》、《突发公共卫生事件应急条例》、《传染性非典型肺炎防治管理办法》等等，没有形成纲领性的突发事件应急处理基本法；我国宪法和法律虽然规定了戒严制度和战争状态，并制定了戒严法，但未确立国家紧急状态制度。

《突发公共卫生事件应急条例》(以下称《条例》)是依照《中华人民共和国传染病防治法》的规定，特别是针对2003年防治非典型肺炎工作中暴露出的突出问题制订的，为抗击非典型肺炎提供了有力的法律武器。《条例》于2003年5月7日国务院第7次常务会议通过，自2003年5月9日起施行，后又于2011年1月8日进行修订。《条例》着重解决突发公共卫生事件应急处理工作中存在的信息渠道不畅、信息统计不准、应急反应不快、应急准备不足等问题，旨在建立统一、高效、有权威的突发公共卫生事件应急处理机制。它在突发公共卫生应急管理甚至突发事件管理上有着里程碑式的意义，标志着中国将突发公共卫生事件应急处理纳入了法制轨道。

2005年1月26日，国务院第79次常务会议通过了《国家突发公共事件总体应急预案》(以下简称《总体预案》)，并于2006年1月8日发布并实施。《总体预案》明确提出了应对各类突发公共事件的6条工作原则：以人为本，减少危害；居安思危，预防为主；统一领导，分级负责；依法规范，加强管理；快速反应，协同应对；依靠科技，提高素质。《总体预案》是全国应急预案体系的总纲，明确了各类突发公共事件分级分类和预案框架体系，规定了国务院应对特别重大突发公共事件的组织体系、工作机制等内容，是指导预防和处置各类突发公共事件的规范性文件。

2007 年 8 月 30 日，中华人民共和国第 10 届全国人民代表大会常务委员会第 29 次会议通过《中华人民共和国突发事件应对法》，并于 2007 年 11 月 1 日起施行的。该法从 2003 年 12 月 12 日《中共中央关于修改宪法部分内容建议》开始调研起草，至第 10 届全国人民代表大会常务委员会第 29 次会议通过，历时近 4 年。全文共有七章 70 条。当中第一次明确了突发事件的定义和包括的四个范畴，同时还将突发事件分为四级。提出国家建立监测和预警制度，并且把自然灾害、事故灾难和公共卫生事件的预警级别，按照突发事件发生的紧急程度、发展势态和可能造成的危害程度分为特别重大（Ⅰ级）、重大(Ⅱ级)、较大(Ⅲ级)、一般(Ⅳ级)四个级别，分别用红色、橙色、黄色和蓝色标示，Ⅰ级为最高级别。这部法律的颁布和实行是我国法制建设的一件大事，标志着突发事件应对工作全面进入法制化的轨道，也标志着我国的依法行政进入更广阔的领域。

党的十八届三中全会通过的《中共中央关于全面深化改革若干问题的决定》，提出了推进国家治理体系和治理能力现代化的总目标。加强应急管理是推进国家治理体系和治理能力现代化的重要内容。应急管理工作将按照推进国家治理体系和治理能力现代化的要求，逐步解决新形势下应急管理体系和应急能力建设中存在的突出矛盾和问题，切实提高应急管理工作管理水平。

第十一章　医院感染与公共卫生

第一节　医院感染的定义、范畴及诊断

一、定义

医院感染（healthcare associated infection，HAI），是指住院患者在医院内获得的感染，包括在住院期间发生的感染和在医院内获得、出院后发生的感染，但不包括入院前已开始或者入院时已处于潜伏期的感染。医院工作人员在医院内获得的感染也属医院感染。之前医院感染被称之为医院内感染（nosocomial infection，NI）、医院获得性感染（hospital acquired infection，HAI）。广义地讲，医院感染的对象包括住院病人、医院工作人员及门急诊就诊患者等，这些人在医院的区域里获得感染性疾病均可以称为医院感染。医院感染的对象主要是住院患者和医院工作人员。

二、医院感染的范畴及诊断

（一）医院感染的范畴

医院感染根据感染者获得病原体的来源不同，分为外源性感染和内源性感染。

1.外源性感染（exogenous infection）

又称交叉感染，是病人的病原体来自患者体外，即来自其他患者、医务人员、诊疗器材、试剂、陪护家属和医院环境的病原体所得的感染。外源性感染可通过加强消毒、灭菌、隔离措施，做好手卫生和健康教育工作得到有效的预防和控制，降低外源性感染的发生率。

2.内源性感染（endogenous infection）

又称自身感染，是患者的病原体来自患者自身皮肤、口咽、泌尿生殖道和肠道等储菌库的正常菌群或外来的已经定植细菌所得的感染。在医院中当人体免疫功能及抵抗力下降、体内生态环境失去平衡或发生细菌易位时即可发生感染。

（二）医院感染诊断标准

1.依据我国卫生部2001年发布的《医院感染诊断标准（试行）》和美国疾病控制预防中心（CDC）医院感染的诊断标准，下述情况属于医院感染：

（1）有明确潜伏期的感染，入院至发病时间超过该感染平均潜伏期者为医院感染；无明确潜伏期的感染，在入院48小时后发生者属医院感染。

（2）本次感染与上次住院密切相关，是上次住院期间获得的感染。

（3）在原有感染的基础上出现其他部位新的感染（除外脓毒血症迁延病灶），或在原有感染基础上又分离出新的病原体（除外污染和原来的混合感染）的感染。

（4）新生儿在分娩过程中或产后获得的感染。

（5）医务人员在医院工作期间获得的感染。

2.下列情况不属于医院感染：

（1）皮肤黏膜开放性伤口只有细菌定植而无炎症表现。

（2）新生儿经胎盘获得的感染（多为出生48小时内发病），如单纯疱疹、弓形虫病、水

疸等。

(3) 由于物理化学因素刺激而产生的炎性反应。

(4) 患者原有的慢性感染在医院内急性发作。

(5) 感染病灶自然扩散。

3.医院感染诊断必须重视病原学检查病原学检查

包括细菌培养、血清学检查、分子生物学检查如聚合酶链反应(PCR)检查病原体基因等。做好病原学诊断务必正确采集标本，不要把污染或定植的微生物作为感染的病原纳入诊断依据，否则不仅导致诊断错误，还会贻误治疗。同时医院感染诊断还可以借助病理学检查，如非结核分枝杆菌感染、肺部真菌感染时，组织病理学检查具有重要意义，可以弥补病原学检查需要时间长，存在假阴性或假阳性的不足。

第二节 医院感染的发展历史

一、国外医院感染的发展历史

可概括为以下 3 个阶段

(一) 抗菌素前时代

19 世纪早期，辛普森，一名普通的外科医生对患者截肢后感染死亡率进行监测分析发现：感染是导致死亡的重要原因。19 世纪中期南丁格尔建立了医院感染管理制度，采取隔离、病房通风、戴手套等措施，使前线伤员死亡率由 42%下降到 2.7%，这是医疗界非常突出的贡献。19 世纪中期，现代医院流行病学之父塞麦尔韦斯对产褥热高发的研究和实践(用漂白粉实施严格的清洗消毒防止产褥热的传播)，奠定了现代医院感染检测方法的基础。1867 年，英国外科医生李斯特(Joseph Lister，1827—1912)，首先阐明了细菌与感染之间的关系，并提出消毒的概念，灭菌技术开始发展。

(二) 抗菌素时代

到了 1928 年，英国的细菌学家弗莱明发现了世界上第一种抗菌素—青霉素，而后青霉素被广泛用于预防和治疗感染，医院感染进入了一个崭新的时代一抗菌素时代。1946 年，青霉素已经被广泛应用于临床，有效预防与控制了感染性疾病，但是由于抗菌素的大量应用导致耐药菌的出现。

(三) 无菌技术与抗菌素结合控制医院感染的新时代

20 世纪 70 年代，英国出现第一个感染控制护士，开辟了感染控制项目的新纪元，医院感染转向无菌技术与抗菌素结合控制医院感染的新时代。美国出现的 MRSA(耐甲氧西林金黄色葡萄球菌)流行就是一个典型。当时美国 CDC 针对此事开展了专题会议，通过流行病学方法分析了感染暴发的原因，并且制定了应对感染暴发的整套措施，有效控制了 MRSA 的流行，由此 CDC 也认识到了流行病学方法在控制医院感染中的重要作用。1970 年美国 CDC 建立了国家医院感染监测系统(NNIS)，通过监测，全面了解医院感染的流行病学特点，包括医院感染的基准发病率、不同人群、不同科室的医院感染发病率、医院感染的高危因素、医院感染的时间特点、医院感染的发病部位、引起医院感染的主要病原体和其对抗菌药物的耐药特点等，为医院感染的防控提供了科学依据。在此基础上美国CDC在1986年推出了医院感染的目标性监测，主要包括成人和儿童ICU的监测、新生儿医院感染的监测和外科手术部位感染的监测等。与此同时，美国CDC开展医院感染防控的学术交流，出版一系列指南，修订医院感染诊断标准，对医院的医院感染工作给予指导和反馈，以上工作经验和方法为其他国家开展医院感染管理工作提供了借鉴和参考。

二、国内医院感染的发展历史

我国在20世纪80年代开始研究医院感染，起步相对较晚，学习和借鉴国外先进的理念和工作方法，取得了瞩目的成绩。我国的医院感染发展历程分为3个阶段。

(一) 医院感染起始阶段

1986年在卫生部医政司的领导下，成立了医院感染监控协调小组，负责全国医院感染监控工作的组织、指导和监督管理，并建立了由17所医院和8家防疫站组成的医院感染监控系统。1989年成立了全国医院感染监侧管理培训基地(湖南医科大学附属湘雅医院)。

(二) 医院感染预防和控制探索阶段

1994年成立中华医院管理学会医院感染管理专业委员会，即现在的中国医院协会医院感染专业委员会，协助卫生行政部门拟定有关医院感染管理的标准和规范。同年卫生部出台了《医院感染管理规范(试行)》，标志着我国医院感染管理工作逐步向规范化及标准化方向发展。1998年，卫生部委托全国医院感染监测管理培训基地负责全国医院感染监控网的日常工作，主要承担了以下4个方面的工作：

(1) 负责医政司院感监控网的日常工作，包括监测资料的收集、统计、分析和向有关部门按时上报；进行现患率调查和监测结果的发布，例如《全国医院感染监控网1998～1999年监测资料分析》、《全国医院感染监控网五年工作报告》。

(2) 及时向各监测单位进行信息反馈，并提出指导性意见和建议；每季度编印《医院感染监控信息》，反馈全国医院感染监控资料，介绍先进管理经验。

(3) 负责各地和医院感染监控网单位医院感染管理动态信息收集，并提供技术指导和咨询。按有关规定编制和发放“医院感染管理信息”，促进交流。1996—2009年共计发表论文150余篇，部分参加了国际交流。

(4) 为卫生行政主管部门制定有关医院感染管理政策提供咨询和依据。

(三) 医院感染循证控制和科学规范管理阶段

2000年卫生部修订了《医院感染管理规范》，2006年颁布《医院感染管理办法)，2009年卫生部又发布了如《医务人员手卫生规范》、《医院隔离技术规范》和《医院消毒供应中心管理规范》等6项技术标准，我国医院感染的监测、预防和控制也更趋科学合理和可操作性。

第三节　医院感染是重要的公共卫生问题

医院感染是患者安全的最大威胁，轻则延长住院时间，重则导致患者死亡，造成社会医疗系统的巨额经济负担，是非常重要的公共卫生问题。近年来发生的具有严重社会影响的医院感染事件，如1998年深圳妇儿医院切口感染、2003年严重急性呼吸综合征(SARS)、2005

年安徽宿州眼球事件、2008 年西安交通大学附属医院新生儿感染、2008 至 2009 年山西两医院病人因血液透析感染丙肝事件、2009 年天津市蓟县妇幼保健院新生儿医院感染事件等。2003 年 SARS 疫情中，20%为医务人员感染，是医院感染所致的感染暴发流行事件。

一、深圳市妇儿医院感染事件

1998 年 4 月至 5 月，深圳市妇儿医院发生了严重的医院感染暴发事件，给患者带来了痛苦和损害，造成重大经济损失，引起社会各界和国内外的强烈反响。该院 1998 年 4 月 3 日至 5 月 27 日，共计手术 292 例，至 8 月 20 日止，发生感染 166 例，切口感染率为 56.85%。事后调查，此次感染是以龟型分枝杆菌为主的混合感染，感染原因是浸泡刀片和剪刀的戊二醛因配置错误未达到灭菌效果。该院长期以来，在医院感染管理和控制方面存在严重缺陷，是这次感染人数多、后果严重的医院感染暴发事件发生的根本原因。戊二醛用于手术器械灭菌浓度应为 2%，浸泡 4 小时，而该院制剂员将新购进未标明有效浓度的戊二醛（浓度为 1%）当作 20%的稀释 200 倍供有关科室使用，致使浸泡手术器械的戊二醛浓度仅为 0.005%，且长达半年之久未能发现。由于有关人员对患者极端不负责任，直接导致这起医院感染暴发事件发生。

二、西安交通大学医学院第一附属医院医院感染

2008 年 10 月，西安交通大学医学院第一附属医院发生严重医院感染事件，该院新生儿科 9 名新生儿自 9 月 3 日起相继出现发热、心率加快、肝脾肿大等临床症状，其中 8 名新生儿于 9 月 5～15 日间发生弥散性血管内凝血相继死亡，1 名新生儿经医院治疗好转。调查发现，该院存在对部分新生儿使用的物品和器具采用了错误的消毒方法，医务人员没有规范地进行手卫生，用于新生儿的肝素封管液无使用时间标识等问题。据对部分医务人员的手、病房物体表面、新生儿使用的奶瓶和奶嘴、新生儿暖箱注水口等进行检测，发现细菌超标严重，有金黄色葡萄球菌、肺炎克雷伯杆菌的明显污染。西安交通大学医学院第一附属医院发生的 8 名新生儿患者连续死亡事件系严重院内感染事故。

目前，多重耐药细菌感染与艾滋病、耐药结核并列为三大感染顽症。多重耐药菌是引起医院感染重要的病原菌，多重耐药菌（multidrug-resistant organism，MDRO）要是指对临床使用的三类或三类以上抗菌药物同时呈现耐药的细菌。随着抗菌药物的广泛应用，耐药菌群种类、数量日益增多，MDRO 已成为医院感染的重要病原菌，也是导致患者院内病死率增高的主要原因之一，给临床治疗和院内感染防控带来了严峻挑战。2005 年美国感染 MRSA（耐甲氧西林金黄色葡萄球菌）致死人数已超过同期艾滋病死亡人数的事实，引发全球高度关注。

第四节　医院感染的预防控制策略

医院感染已成为重要的公共卫生问题之一，也是世界范围内的重要公共卫生问题，如何预防控制医院感染，降低医院感染发生率是全球医务工作者共同关注的问题。目前医院感染的流行趋势呈现 3 个特点：易感人群由特殊人群（免疫功能低下者）向普通人群发展；病原体由常见细菌病原体向传染性病原体及多重耐药病原体发展。

一、世界卫生组织(WHO)的医院感染防控策略

WHO制定了明确的医院感染防控策略，其关键点包括完善的感染控制标准、指南，包括如何应对各种感染性疾病，医疗机构如何应对新发、突发传染病等。WHO于1986年向全球推荐了5类预防、控制措施：

(1)消毒、隔离、无菌操作；

(2)合理使用抗菌药物；

(3)有效的医院感染监测与评估；

(4)通过监测进行感染控制的效果评价，广泛开展健康教育；

(5)医院感染控制的国际交流与合作。

二、国内预防与控制医院感染的策略

医院感染尤其是外源性交叉感染是可以预防的，即使是内源性医院感染，也可以通过预防减少。医院感染的预防与控制是个系统工程，需要全院的统一协调管理，领导重视是做好医院感染管理工作的前提，各职能部门的配合支持关系到医院感染控制系统是否能正常运转，专职人员的业务与管理水平决定着医院感染管理工作的成效，医务人员的院感专业素质决定医院感染防控措施的依从性。医院应建立医院感染管理责任制，在医院感染管理系统中，各级行政领导应各有分工，院长及主管副院长应当在管理中承担领导责任，医院感染管理委员会、医院感染管理部门及专兼职人员、其他部门也应各司其职。预防与控制医院感染的管理措施包括：

(一)建立医院感染管理组织，明确医院感染管理岗位责任制

各级各类医疗机构应当建立医院感染管理责任制，制定并落实医院感染管理的规章制度和工作规范，严格执行有关技术操作规范和工作标准，有效预防和控制医院感染，防止传染病病原体、耐药菌、条件致病菌及其他病原微生物的传播。住院床位总数在100张以上的医院应当设立医院感染管理委员会和独立的医院感染管理部门。住院床位总数在100张以下的医院应当指定分管医院感染管理工作的部门。其他医疗机构应当有医院感染管理专(兼)职人员。医院感染管理委员会由医院感染管理部门、医务部门、护理部门、临床科室、消毒供应室、手术室、临床检验部门、药事管理部门、设备管理部门、后勤管理部门及其他有关部门的主要负责人组成，主任委员由医院院长或者主管医疗工作的副院长担任。

1.医院感染管理委员会的职责：

(1)认真贯彻医院感染管理方面的法律法规及技术规范、标准，制订本院预防和控制医院感染的规章制度并监督实施。

(2)根据预防医院感染和卫生学要求，对本医院的建筑设计、重点科室建设的基本标准、基本设施和工作流程进行审查并提出意见。

(3)研究并确定本医院感染管理工作计划，并对计划的实施进行考核和评价。

(4)研究并确定本医院感染重点部门、重点环节、重点流程、危险因素以及采取的干预措施，明确各有关部门、人员在预防和控制医院感染工作中的责任。

(5)研究并制订本医院发生医院感染暴发及出现不明原因传染性疾病或者特殊病原体感染病例等事件时的控制预案。

(6)建立会议制度，定期研究、协调和解决有关医院感染管理方面的问题。

(7)根据本医院病原体特点和耐药现状，配合药事管理委员会提出合理使用抗菌药物的指导意见。

(8)其他有关医院感染管理的重要事宜。

2.医院感染管理部门、分管部门及医院感染管理专(兼)职人员具体负责医院感染预防与控制方面的管理和业务工作。主要职责如下：

(1)对有关预防和控制医院感染管理规章制度的落实情况进行检查和指导。

(2)对医院感染及其相关危险因素进行监测、分析和反馈，针对问题提出控制措施并指导实施。

(3)对医院感染发生状况进行调查、统计分析，并向医院感染管理委员会或者医疗机构负责人报告。

(4)对医院的清洁、消毒灭菌与隔离、无菌操作技术、医疗废物管理等工作提供指导。

(5)对传染病的医院感染控制工作提供指导。

(6)对医务人员有关预防医院感染的职业卫生安全防护工作提供指导。

(7)对医院感染暴发事件进行报告和调查分析，提出控制措施并协调、组织有关部门进行处理。

(8)对医务人员进行预防和控制医院感染的培训工作。

(9)参与抗菌药物临床应用的管理工作。

(10)对消毒药械和一次性使用医疗器械、器具的相关证明进行审核。

(11)组织开展医院感染预防与控制方面的科研工作。

(12)完成医院感染管理委员会或者医疗机构负责人交办的其他工作。

(二)切实执行医院感染预防与控制措施

医疗机构应当按照卫生部有关医院感染管理的规章制度和技术规范，加强医院感染的预防与控制工作。

(1)按照《医院感染监测规范》要求，建立有效的医院感染监测制度医疗机构应当按照医院感染诊断标准及时诊断和报告医院感染病例，分析医院感染的危险因素，并针对导致医院感染的危险因素，实施预防与控制措施。医疗机构应当及时发现医院感染病例和医院感染的暴发，分析感染源、感染途径，采取有效的处理和控制措施，积极救治病人。发生医院感染暴发和疑似医院感染暴发时按要求及时报告有关部门。

医疗机构发生的医院感染属于法定传染病的，应当按照《中华人民共和国传染病防治法》和《国家突发公共卫生事件应急预案》的规定进行报告和处理。

(2)医疗机构应当按照《消毒管理办法》要求，严格执行医疗器械、器具，医疗环境的消毒工作技术规范，并达到以下要求：

1)进入人体组织、无菌器官的医疗器械、器具和物品必须达到灭菌水平。

2)接触皮肤、黏膜的医疗器械、器具和物品必须达到消毒水平。

3)各种用于注射、穿刺、采血等有创操作的医疗器具必须一用一灭菌。医疗机构使用的消毒药械、一次性医疗器械和器具应当符合国家有关规定。一次性使用的医疗器械、器具不得重复使用。灭菌方法首选压力蒸汽灭菌，次选环氧乙烷或过氧化氢低温等离子灭菌，化学灭菌剂浸泡灭菌虽可达到要求但有较多缺点，应为最后选择。

(3)医疗机构应当按照《医务人员手卫生规范》要求和《医院消毒技术规范》要求，制订具体措施，提高医务人员的手卫生依从性，保证诊疗环境条件和无菌操作技术符合规定要求，对医院感染的危险因素进行监测与控制。

(4)医疗机构应当严格执行《隔离技术规范》，根据病原体传播途径，采取相应的隔离措施。

(5)医疗机构应当制订医务人员职业卫生防护工作的具体措施，提供必要的防护物品，保障医务人员的职业健康。

(6)医疗机构应当严格按照《抗菌药物临床应用指导原则》，加强抗菌药物临床使用和耐药菌监测管理。

(7)保护易感者，预防免疫功能低下者感染。机体免疫功能低下人群是医院感染的主要易感人群之一，对于免疫功能低下者，可采取相应的措施预防医院感染的发生。

(三)落实人员培训，提高感染预防意识

(1)各级卫生行政部门和医疗机构应当重视医院感染管理的学科建设，建立专业人才培养制度，充分发挥医院感染专业技术人员在预防和控制医院感染工作中的作用。省级人民政府卫生行政部门应当建立医院感染专业人员岗位规范化培训和考核制度，加强继续教育，提高医院感染专业人员的业务技术水平。

(2)医疗机构应当制订对本机构工作人员的培训计划，对全体工作人员进行医院感染相关法律法规、医院感染管理相关工作规范和标准、专业技术知识的培训。医院感染专业人员应当具备医院感染预防与控制工作的专业知识，并能够承担医院感染管理和业务技术工作。

(3)医务人员应当掌握与本职工作相关的医院感染预防与控制方面的知识，落实医院感染管理规章制度、工作规范和要求。工勤人员应当掌握有关预防和控制医院感染的基础卫生学和消毒隔离知识，并在工作中正确运用。

(四)突出重点，落实防控措施

针对重点部门医院感染问题，强化综合性控制措施，如ICU患者泌尿道感染(UTI)、导管相关性血流感染(CA-BSI)、呼吸机肺炎(VAP)感染、耐药菌感染的控制。

1.重点部门

医院感染预防与控制过程中需要重点关注的部门，具有感染率高或引发感染的风险高等特点，如重症医学科、器官移植病房、骨髓移植病房、血液透析中心(室)、新生儿病房及重症新生儿监护病房、感染疾病科、手术部(室)、产房、母婴同室、急诊科及其病房、口腔科门诊、导管室、介入手术室、临床实验室、内镜中心(室)、医院消毒供应中心(cssd)等。

2.重点环节

(1)安全注射：

1)进行注射操作前半小时应停止清扫地面等工作，避免不必要的人员活动。严禁在非清洁区域进行注射准备等工作。

2)配药、皮试、胰岛素注射、免疫接种等操作时，严格执行注射器“一人一针一管一用”。

3)尽可能使用单剂量注射用药。多剂量用药无法避免时，应保证“一人一针一管一用”，严禁使用用过的针头及注射器再次抽取药液。

4）抽出的药液、开启的静脉输入用无菌液体须注明开启日期和时间，放置时间超过 2 小时后不得使用；启封抽吸的各种溶媒超过 24 小时不得使用。灭菌物品（棉球、纱布等）一经打开，使用时间不得超过 24 小时，提倡使用小包装。

5）盛放用于皮肤消毒的非一次性使用的碘酒、酒精的容器等应密闭保存，每周更换 2 次，同时更换灭菌容器。一次性小包装的瓶装碘酒、酒精，启封后使用时间不超过 7 天。

6）药品保存应遵循厂家的建议，不得保存在与患者密切接触的区域，疑有污染时应立即停止使用并按要求处置。

（2）各种插管后的感染预防措施：

1）气管插管：如无禁忌，患者应采用床头抬高 30～45 度体位，且尽可能采用无创通气，吸痰时严格无菌操作，重复使用的呼吸机管道、雾化器须灭菌或高水平消毒。呼吸机管道如有明显分泌物污染应及时更换，湿化器添加水应使用无菌水并每天更换。对危重病人须注意口腔卫生，实施正确的口腔护理。

2）导尿管：采用连续密封的尿液引流系统；悬垂集尿袋并低于膀胱水平，不接触地面。采用连续密闭的尿液引流系统。不常规使用抗菌药物冲洗膀胱预防感染。保持会阴部清洁干燥。

3）血管内置管：开展血管内置管的使用、维护及相关感染的预防与控制培训；保持插管部位清洁，有污染时及时更换敷贴；血管导管的三通锁闭阀要保持清洁，发现污垢或残留血迹时及时更换。每日评估，及时撤管。

（3）手术操作：

1）择期手术患者术前清洁手术部位皮肤，备皮应当在手术当日进行，手术切口皮肤消毒范围应当符合手术要求。手术医务人员应当按照《医务人员手卫生规范》（WS/T313-2009）的要求做好洗手和外科手消毒。

2）对于需要引流的手术切口，应当首选密闭负压引流，尽量选择远离手术切口、位置合适的部位进行置管引流，确保引流充分。术后保持引流通畅，根据病情尽早为患者拔除引流管。

3）术中保持患者体温正常，防止低体温。

（4）超声检查：

1）超声探头（经皮肤，黏膜或经食管、阴道、直肠等体腔进行超声检查）须做到一人一用一消毒或隔离膜等。

2）每班次检查结束后，须对超声探头等进行彻底清洁和消毒处理，干燥保存。

（5）医疗废物管理：

1）当地有医疗废物集中处置单位的医疗机构，医疗废物严格分类、收集后，置于医疗废物暂存处的周转箱内，并与医疗废物集中处置单位进行交接登记，记录单至少保存 3 年。

2）自行处置的医疗废物能够焚烧的及时焚烧，不能焚烧的可采取消毒并毁形后填埋处理。

3）基层医疗机构污水处理应依据《医疗机构水污染物排放标准》（GB18466-2005）的相关要求进行，有条件的或 20 张床位及以上的医疗机构应配备污水处理设施，并设专（兼）职人员负责，健全制度，明确职责；设备运行正常，药品按时投放、定期进行监测，登记项目齐全，资料保存完整，污水排放符合国家标准。没有条件的或 20 张床位以下的基层医疗机构产生的污水、传染病患者或者疑似传染病患者的排泄物，应当按照国家规定严格消毒，达到国家规定的排放标准后方可排放。

3.重点部位

外科手术部位感染、导管相关血流感染、导尿管相关尿路感染及呼吸机相关肺炎等。

针对重点部位感染问题，采取一揽子的过程控制措施：如手术切口感染控制措施应涵盖围手术期的各项要素，包括：正确备皮、病人血糖控制、正确使用抗菌药物、手术器械的灭菌、手术过程的无菌操作、避免患者的低体温等一系列措施。

（五）加强医院感染监测

《传染病防治法》第二十一条规定："疾病预防控制机构应当指定专门人员负责对医疗机构内传染病预防工作进行指导、考核，开展流行病学调查。"各地疾控中心应定期组织专业人员对医疗机构进行消毒灭菌效果的监测。

1986年卫生部医政司组建了全国医院感染监测体系，由17所医院和8家防疫站（现改为疾控中心）组成，经过3年试点工作，1989年扩大到全国29个省、市、自治区（除西藏外）和地、县不同级别和种类的103所医院，1992年发展到134所医院，该监测体系每年监测住院患者约120万左右，按我国每年住院患者5000万计算，约有2.4%的住院患者处于监测之下。1998年卫生部将全国医院感染监测网（CNNIS）转移到湖南医科大学附属湘雅医院，成立全国医院感染监测管理培训基地。主要是为加快监控网内的信息反馈，并介绍多家医院的管理经验与科研论文，促进医院间的交流；研制全国医院监测网络计算机管理系统，并加强对全球性耐药菌（如MRsA，VRE等）监测，并为及时修订医院感染管理各种规范提供依据，以适应不断发展变化的形势。目前已从全面综合性监测开始向目标性监测过渡。

第五节　医院感染的监测、评估、督导、考核

系统化的医院感染监测管理体系需要对医院感染的影响因素进行有效分析，对于各类感染监测信息进行有效整合，使医院在面对不同原因的医院感染能够采取针对性的措施。医院建立科学、完善的医院感染监测体系结构，可以在早期预防感染情况的发生，避免在感染监测的过程中出现重复和遗漏，强化医院感染管理部门职能。医院感染监测体系设计中应坚持以下4个原则：保证医院感染监测质量；提高医院感染监测效率；节约医院感染监测成本；降低医院感染监测难度。

医院感染监测是指长期、系统、连续地收集、分析医院感染在一定人群中的发生、分布及其影响因素，并将监测结果报送和反馈给有关部门和科室，为医院感染的预防、控制和管理提供科学依据。

一、监测要求和目标性监测

（一）基本监测要求

(1)医院感染管理专职人员和监测设施、配备符合要求。

(2)有医院监测计划，有全院综合性监测、目标性监测、医院感染预防与控制相关因素如消毒、灭菌和环境卫生学等的监测，监测方法规范。

(3)对监测资料有定期(至少每季度)分析、总结与反馈，能体现持续质量改进。

(4)每年开展现患率调查，调查方法规范。

(5)适宜开展预防医院感染如呼吸机相关性肺炎(VAP)、血管插管相关性血流感染(CRBSI)、导尿管插管相关尿路感染(CAUTI)、手术切口部位感染(SSI)措施依从性的监测，如手卫生、术前正确备皮、预防 CRBSI 最大无菌屏障等的依从性监测。

(6)有信息系统的医院，宜采用信息技术对医院感染及其危险因素进行监测、分析，其结果对医院感染预防及控制决策提供支持作用。

(二)目标性监测

(1)应有针对医院重点部门、重点人群与高风险因素的监测计划与控制措施，并落实。

(2)有对 VAP、CRBSI、CAUTI、SSI 等主要部位感染和多重耐药菌感染的监测。

(3)对目标性监测工作有定期(至少每季度)检查、自查，对监测资料有定期(至少每季度)总结、分析与反馈，能体现持续质量改进。

(4)应有专人负责上报医院感染监测信息，信息真实、准确，符合卫生行政部门的有关规定。

(5)医院感染暴发的报告与处理。

(6)有医院感染暴发报告流程与处置预案。

(7)有多种形式与渠道，使医务人员和医院感染的相关管理人员及时获得医院感染的信息。

(8)有医院感染暴发预防与控制的有效措施。

(9)按要求上报医院感染暴发事件。

(10)相关人员对医院感染暴发报告流程和处置预案知晓率达 100%。

(11)有对存在问题所采取的改进措施和成效进行追踪。

二、医院感染的评估与督导

(一)医院感染的评估

1.基本原则

(1)医院的医院感染管理工作的评估，应根据国家医院感染管理有关法律、法规、规章、标准和规范等的要求。

(2)应促进和鼓励医院根据循证医学原则，采用有郊的预防与控制医院感染的方法，降低医院感染发生的风险。

(3)医院感染监测、控制与管理措施应适当。

(4)医院感染预防与控制工作，体现持续质量改进。

2.评估方法

(1)采取现场评估和查阅资料相结合的方法，对医院的医院感染管理工作进行评价。

(2)现场评估宜采用系统追踪和个案追踪方法。

(3)医院感染管理质量指标宜与同地区同类医院进行比较分析，促进医院感染预防与控制工作的持续质量改进。

3.评估内容

包栝医院感染组织管理、医院感染预防与控制知识的培训与教育、医院感染监测、医院感染预防与控制措施、重点部门医院感染的预防与控制、医务人员职业暴露与感染的预防与控制。

(二)医院感染的督导

1.督导检查标准与计划

(1)制定标准：由各级医院院感科初步制定“医院感染管理检查标准”，经医院感染管理委员会充分讨论后定稿。拟订检查计划，确定年、季、月检查重点。做到有标准、有计划、有布置、有检查、有反馈、有追踪、有评价，确保各项感控措施在临床工作中得以落实。

(2)开展培训：全年对全体医务工作人员进行医院感染相关法律法规、医院感染管理相关工作规范和标准、专业技术知识的培训与考核。针对医务人员手卫生意识薄弱、依从性较低的特点进行消毒隔离相关知识、手卫生、医务人员职业防护、医疗废物分类处置等内容的培训。培训方式：①新员工上岗前培训；②新下发的相关制度、标准随时培训；③以计划和专家授课方式组织培训；④科室内部培训；⑤对后勤部门，特别是保洁人员进行消毒液配置方法、保洁用具分区使用、分类放置、个人防护方法等内容的培训等。

2.督导检查方法与措施

督导检查应根据各级医院的实际情况制定并执行，院感科专职人员应每周对临床进行日常督导检查，在新的层面上不断发现和解决新问题，在质量管理上求实效。下面介绍 9 方面的措施，供参考。

(1)一次性医用物品与消毒药械使用的督导检查：严格执行卫生部《消毒管理办法》，加强医院一次性医用物品和消毒药械使用的管理。对相关科室管理的各类消毒剂、一次性医用物品有效“证件”进行督导检查。完善医用物品进货、验收、出入库登记及资料存档，落实索证管理制度。凡未经器械科索证、验货的医用物品一律不得擅自进入临床，从而保证了消毒药械的使用安全。

(2)各种内镜安全使用的督导检查：依照卫生部《内镜清洗消毒技术操作规范》的要求，要求科室指定专人负责、执行清洗消毒灭菌工作流程、作好各项登记、落实责任，严把质量关。凡进入手术室的内镜由手术室统一管理。从内镜清洗、消毒、灭菌、登记各方面进行督导检查，规范医院内镜管理工作。

(3)医院重点部门与关键环节的督导检查：在综合督导检查的基础上，加大医院重点部门、关键环节的专项检查。对重点部门：手术室、供应室、血液透析室、内镜室、导管室、重症监护室、产房、口腔科、感染性疾病科、检验科、医疗废物与污水处理站等，从区域的清洁、消毒灭菌、无菌操作、消毒药械和一次性物品使用、医疗废物处理各个环节进行督察。发现问题全部现场反馈，提出整改建议，并在下一个月的督察中追踪整改效果。使重点部门医院感染管理各项措施逐一得到落实。

(4)医院消毒供应中心清洗消毒及灭菌效果的督导检查：①应专人负责质量检测工作；②应定期对清洁剂、消毒剂、洗涤用水、润滑剂、包装材料等进行质量检查，检查结果应符合 WS310.1 的要求；③应定期进行监测材料的质量检查，包括抽查卫生部消毒产品卫生许可批件及有效期等，检查结果应符合要求。自制测试标准包应符合《消毒技术规范》的有关要求。

(5) 医务人员职业暴露与防护的督导检查：要求医务人员在实施标准预防的基础上切实做好职业防护。重点部门工作人员建立健康查体档案。从防护用品的配备、使用，以及发生职业暴露处理措施、上报流程进行培训和督察。

(6) 医务人员手卫生依从性的督导检查：重视手卫生各项措施的落实，加大全员手卫生知识的培训。①强调洗手设施清洁的管理要求；②对医务人员使用的手消毒剂、洗手液的实际数量进行调查和核实。通过督导检查使广大员工能够自觉地执行卫生部《医务人员手卫生规范》，提高洗手和手消毒的依从性。避免医务人员因手部污染而造成的医院感染。

(7) 多重耐药菌医院感染控制的督导检查：按照卫生部办公厅《关于加强多重耐药菌医院感染控制工作的通知》(卫办医发，【2008】130 号) 文件的要求，针对多重耐药菌 (MRSA、VRE、ESBLS) 致病力强，传播途径多变，高耐药性、临床治疗困难，容易引起医院感染和暴发流行的特点，制定"多重耐药菌感染患者上报流程与控制措施"。手术室根据此类患者的特点及时修订和完善手术前、中、后的各项管理制度与控制流程。临床科室一旦发现感染患者立即上报，院感专职人员全部现场督察和指导，帮助科室采取有效控制措施。

(8) 参与抗菌药物合理应用的督导检查：按照卫生部《医院管理评价指南》的要求，开展医院感染现患率调查。通过资料分析，对因侵袭性操作易导致医院感染的科室加大督察力度。将各科抗菌药物使用情况进行排序，结合检验科的"抗菌药物与耐药菌监测结果"，予以分析并公示，在医院药事管理委员会议上进行评价。评价结果纳入院长查房反馈内容之一。对医院感染各个环节 (手术室、输血科、检验科、血透室、ICU、病案科) 相关信息收集、统计、整理，综合分析、定期完成院感季度通报的编制工作。

(9) 医疗废物的管理：每月对全院三分之一的临床科室的医疗垃圾的分类、储存及交接情况进行督查，对相关运送部门进行监管。

三、医院感染的考核

(一) 量化考核标准

(1) 医院感染管理考核内容包括医院感染教育、软件等级管理、消毒隔离技术管理 (清洁卫生及卫生洁具管理、物品规范放置、医务人员着装及行为、卫生洗手、无菌技术操作、无菌物品管理、一次性医疗卫生用品管理、消毒药/械管理、污物清洗消毒处理、预处理、卫生学监测)、医院感染病例监测 (医院感染发病率、医院漏报率、医院感染病例报表填写质量、医院感染病例病原微生物标本送检合格率)、抗菌药物合理使用。

(2) 根据科室特性分类考核，制定医院感染管理考核评分细则：由于科室工作性质不同，接触患者的多少、病种也有所不同，所以在制定考核标准中，要求也应各有侧重。

(3) 定期检查，及时纠正院感科每月对全院科室进行检查监督。检查人员根据考核内容，逐条进行打分。对发现的问题则要求及时改正，如果当时不能纠正的，则要求其期限整改；如果由于医院条件限制不能纠正的，院感科则及时向有关的部门反映，为科室创造改进的条件。

(二) 培训考核

定期对医务人员进行院感相关知识 (如手卫生、无菌技术、消毒隔离、职业暴露及职业防护及医疗废物管理等)考试。

(三)考核后总结和反馈

院感科专职工作人员每月对上个月工作情况进行统计分析，对检察时发现的共性问题，及时召开监控医生和监控护士会，在会上通报；对个别问题，初次发现，给予指导并及时纠正，对同样问题重复犯者则实行扣分，并直接与科室负责人奖金挂钩。

第六节 医院感染控制取得的成就

我国医院感染的预防控制工作起步相对较晚，但是实践中积极学习和借鉴国外先进的理念和工作方法，在20世纪80年代开始研究医院感染，医院感染率已由1989年的9.4%降至目前的6.0%左右。

一、医院感染相关法律法规日渐完善

从1988年颁布《关于建立健全医院感染管理组织的暂行办法》和《医院分级管理评审标准》到1994年《医院感染管理规范(试行)》、2001年《医院感染诊断标准(试行)》，以及2006年《医院感染管理办法》，医院感染预防控制领域的法规建设不断健全与深入。

二、医院感染控制工作积累了大量数据及经验

我国1986年建立了由26所医院参加的医院感染监测试点，1992年扩大到134家医院的全国监测系统，现挂靠于中南大学湘雅医院。另外，北京、江苏、浙江、山东等省市也各自建立起了相关地域监测网络。我国医院感染率已由1989年的9.4%降至目前的6.0%左右。李六亿在2013年通过中国医院协会医院感染预防与控制能力建设项目统一组织，对52所覆盖我国中东西部地区13个省及直辖市开展了包括呼吸机相关肺炎(VAP)、中央静脉插管相关血流感染(CLABSI)、导尿管相关尿路感染(CAUTI)、手术部位感染(SSI)、新生儿病房和新生儿重症监护室(NICU)、血液透析中心(室)、多重耐药菌(MDRO)7个院感防控子项目的调查。49所医院结果为重症监护病房(ICU)器械插管相关感染，VAP、CLABSI和CAUTI发病率分别为8.89‰、1.32‰和2.02‰；综合ICUVAP、CLABSI和CAUTI发病率分别为9.6‰、1.4‰和2.2‰。如干预前后ICUVAP、CAUTI发病率比较，差异均有统计学意义(均$P<0.05$)。通过采取干预措施，总依从性和各类医务人员的手卫生依从性均有提升。

自2001年开展全国医院感染横断面调查以来，横断面调查已替代医院感染发病率调查，成为医院感染监测主要的调查方式。2008年起借助信息化公共平台进行医院感染横断面调查，参加调查的医院不断增多，2014年进入数据统计的医院达1766所，较2012年增加了34.5%。信息化手段使监测效率大大提高，但从横断面调查的意义上看，频繁地进行横断面调查并不是可取的监测方法。多年的实践推动了我国医院感染监测的发展，建立了医院感染横断面调查与目标监测相结合的医院感染监测新模式，医院感染管理人员有更多时间检查、督导、落实医院感染控制措施。2014年医院感染现患率、Ⅰ类切口手术部位感染率、抗菌药物使用率、细菌培养送检率等与2012年相比均显著改善，多维度表明了医院感染管理取得了成效。

三、在学科和机构建设方面进行探索

国家有医院感染培训基地、医院感染控制学会并有专著、指南指导医院感染控制工作。从2006年卫生部医院感染控制标准专业委员会成立到现在，已立项的医院感染控制标准38项，已发布8项。现阶段，我国医院感染控制标准的制定、宣传贯彻和实施按照《卫生标准管理办法》的要求执行，已发布的标准对医院感染管理工作起到了促进作用。

第七节　医院感染控制的经济与社会效益

有医院就有医院感染，全世界都存在医院感染的问题，它既影响经济发达国家也影响资源贫乏经济落后的国家。医院感染关系到病人安全和医疗质量，一旦发生医院感染将会给医院及患者带来不同程度的损失，如增加经济负担、延长住院时间、加重患者基础疾病等。世界卫生组织(WHO)2004年创建了患者安全联盟。WHO资助和指导了14个国家的55所医院开展流行病学调查，这些医院代表了4个WHO区域(欧洲、东地中海、东南亚和西太平洋)，结果表明平均8.7%的住院患者发生了医院感染。WHO的研究和其他研究表明医院感染发病率最高的是重症监护病房、急症外科病房和矫形外科病房。很多人误认为医院感染控制是一个只投入不产出的工作。因为医院感染控制工作需要投入大量的人力、物力、财力，看上去都是消耗了成本，却看不到产出，这种看法是一种非常片面和肤浅的。真正医院感染控制不但能提高医疗护理质量，减轻患者的痛苦，而且能减少患者的死亡，为医院产生较大的经济效益和社会效益，以下从多个方面分析：

一、发生医院感染所致的损失

(一)可计算的经济损失

1.患者的经济损失

据相关研究平均每例发生医院感染的病人经济损失在2400～7538元，多支出的费用主要为药费，占61.7%～67.4%。如我国医生陈欣在“重症住院患者并发医院感染对医疗费用的影响”研究中，通过对2012年6月～2015年10月杭州市肿瘤医院重症监护室(ICU)接受治疗并发生医院感染的患者与同期未发生院感的患者比较，发现ICU内发生医院感染的患者医疗费用明显高于未感染患者，尤其是多重耐药菌和真菌感染者治疗费用、住院费用和药费方面的医疗支出明显增加。另外还有延长住院时间误工等情况，减少国民生产总值部分，易洪仪等研究报道：“当患者延长住院时间16天不能上班，人均少创国民生产值为3041.76元”。

2.医院的经济损失

医院感染引起医院的损失主要是由于延长住院时间，降低病床周转率所致。据相关的文献研究，院感的发生使患者的住院日增加7.2～18天。国家规定三甲医院院感染率需要在10%以下，以每年出院患者为5万人次为基数，院感率7%来计算，院感人数为3500人次，若能将院内感染减少一般(有文献报道50%院内感染是可以预防的)，及减少了1750人次的院内感染。如果医院感染有效控制，将避免的院内感染人次数，为医院新增纯收入1750人×1000元/人=1750000元，即5万住院人数的医院，可增加直接收入近200万元。这样可提

高病床周转率，增加高效住院日，可收治更多的病人，创造更多的经济效益。

(二)不能计算的损失

1.患者方面

包括医院感染所造成的死亡、家属陪护及其他间接费用。

2.医院方面

(1)增加医护人员工作量，浪费宝贵资源。

(2)增加医疗纠纷与赔偿。随着人们的意识不断提高，医院感染所致的医疗纠纷和赔偿费呈迅速上升趋势。西安新生儿死亡事件，医院的主要负责人都给予处分，并且医院给每一位患儿家属赔偿 18 万元。深圳市某妇幼医院 292 例手术患者中 160 例发生医院感染，该院被迫关闭，并患者赔偿费，此医院耗费了大量的人力物力，且医院的名誉、其门诊量和住院患者数量严重受到影响，尽管采取了各种措施加以改进，多年未能恢复元气。这些损失无法计量。

(3)提高医院药品比例，院内感染患者的治疗主要是药物药费，占 61.7%～67.4%。

3.医疗保险方面

随着医疗保险制度在我国的逐步发展和完善，治疗医院感染的费用将不会全部由患者方面承担，而直接影响医院的经济收入。如在美国基于相关疾病诊断系统的保险支付方式，haley 等估计治疗医院感染的费用仅 5%偿还给医院，那么我国的现状也会随着医疗保险制度的实施而发生变化。

二、控制医院感染带来的经济效益

(一)做好医院感染控制工作可缩短平均住院日

(1)缩短平均住院日对提高医院工作效率和效益的重要性已成为各医院的共识。住院日一般分为高效住院日、低效住院日和无效住院日。高效住院日是患者入院后检查诊断、治疗的集中时间，其时间为入院后 3 天。病人的住院费用多发生在这一时间段，因为这一时间段为患者的有效诊断、治疗时间，这个时期医院收费高、消耗低；而低效住院日和无效住院日期间则费用少、消耗高。缩短平均住院日，使医院实现资源成本的最小化同时，减少患者的直接和间接费用，达到医院的综合利益最大化。缩短平均住院日，可以提高社会效益和经济效益(中山一院：平均住院日减少 1 天，业务收入增长超过 10%)。

(2)医院感染控制工作是医疗质量保证的关键环节之一。医院感染与住院日是紧密相连的关系，住院时间长短与医院感染密切相关，医院感染的发生必然会延长住院时间，曾有研究认为院内感染是造成超长住院日的第二位原因。有效防范或减少医院感染的发生，能够缩短平均住院日。而住院时间的延长也会引起院内感染的发生，平均每增加 1 天住院日，院内感染率上升 1 个百分点。

(二)做好医院感染控制工作可提高病床周转率

由于患者在医疗卫生观念的误区和社区医疗的不完善，许多病人都集中在大型综合性医院，导致患者住院困难的矛盾有增无减。为了解决这一矛盾，同时为了提高病床使用率，增加医院效益，许多大型综合性医院靠加床收治患者。有的病区病床加到了走廊上(如呼吸内、心血管内、神经内)。其实这里就是反映出现实中许多管理者只关心病床使用率，而忽视了病床周转率、院内感染和医疗质量等问题。加床虽然是能提高病床使用率，但加床无疑增加了人员密度，降低医院环境质量，同时由于加床，患者数量增加，而医护人员就会相对不足，消毒隔离工作压力增加，这一切都会增加医院感染的机会，必然导致院内感染发生率的升高。

医院感染的控制很大程度与医院环境、消毒隔离措施工作的到位、医护人员的精心诊疗护理有关。当患者众多，患者加床加到走廊上，床与床之间的距离不符合规定，则院内感染的概率升高，而院内感染的发生会延长住院时间，影响病床周转率，造成病床更加紧张，需要住院的患者越发不能住进来，而住院时间的延长又会增加院内感染的发生，造成恶性循环。同时由于加床，同一时间患者多了，而医护人员却没法增加，医护人员工作压力增大，医疗差错的机会必然增加(据相关研究，当人在长时间超负荷工作时，出差错的概率会增加)，这都是不利因素，必然影响医疗质量。据文献报道，高质量的医护水平是缩短平均住院日的重要原因，当我们医疗质量不提高，平均住院日就难以下降。

第八节　医院感染面临的挑战和展望

一、医院感染面临的挑战

全世界有超过 1400 万人遭受医疗相关感染的痛苦，数万人因医院感染而死亡。发达国家中，有 5%～10%在现代化医院住院的病人获得一种或更多种感染，约有 50%的医院感染是集聚暴发。美国每年发生医院感染的患者约 200 万，致死约 9 万人，经济损失达 45 亿～57 亿。感染部位以泌尿系统、肺部、血液感染为主，其中，85%的医院获得性肺炎与机械通气有关，感染菌株以金黄色葡萄球菌、假丝酵母菌为主。发展中国家，医院感染的危险则要高出 2～20 倍，在某些国家，感染患者中的医院内感染(NI)比率可能超过 25%，每天有 4384 名儿童死于医疗相关感染，我国医院感染发病率约 6%，但某些医院漏报率可达 50%以上。主要感染部位依次为下呼吸道、泌尿道及手术切口等。医院感染面临诸多方面的挑战：

(一) 医院感染环节面临许多新变化

“感染病原体、传播途径和易感人群”3 个医院感染的关键环节正悄然发生变化。首先，随着医学科学的迅速发展，各种医疗新技术不断涌现，大量介入性诊断、治疗技术以及各种腔镜微创手术广泛应用于临床，但这些新技术和新设备的应用，都面临医院感染控制的问题，可导致传染途径增多，加大了医院感染预防控制难度。其次，随着国内社会、经济、环境因素的不断变化，社会人口老龄化程度加剧，全球化和人口流动性的增强，人群疾病谱也随之发生改变，加之放疗、化疗、器官和骨髓移植患者不断增多，这不仅导致医院感染易感人群结构发生了较大变化，而且其数量快速增长，增加了医院感染管理的压力。近年来，医院感染病原体新的演变趋势，如相继出现了 SARS、H1N5、H7N9、猪链球菌等多种新发感染性病原体，使医院感染病原体更加复杂、多样。因此，如何保证医疗过程和医疗器械安全，给医院感染管理和临床诊疗工作提出了许多新课题。

(二) 医疗体制改革对医院感染管理提出新挑战

目前，国外医疗保险机构明确规定，对部分因医院感染而额外增加的医疗费用，拒绝支付。随着中国医疗体制改革的不断深入和医疗保险制度的发展，特别是近期国家发布了《关于促进健康服务业发展的若干意见》，外资和民营资本必将大举进入健康服务行业，医疗市场的竞争亦将越来越激烈，患者和医疗保险机构会选择医疗质量高、价格合理、服务好的医疗机构。医院感染管理正是通过合理有效的管理措施，减少医院感染的发生，缩短住院日，减少不必要的医疗服务，从而降低医疗费用，提高医疗质量和医院效益。因此，随着医疗体制的深刻变化，竞争激烈的医疗市场对医院感染管理工作提出了更高要求。

（三）医疗机构快速扩张给医院感染管理带来新问题

随着中国社会经济的快速发展，城市化进程不断加快，城市人口急剧膨胀；另一方面，医疗保险制度的逐步完善特别是新型农村合作医疗制度的建立，农村人口也能看得起病，但农村医疗机构医疗水平较低，许多患者也会拥进城市医院，导致社会对优质医疗服务的需求猛增。因此，一些大型医院为追求经济利益，借机快速扩张。目前，3000～5000 张床位的特大型医院越来越多，然而医院硬件条件和医务人员数量并未完全同步增长。许多医院存在加病床过多，过道人满为患，无形中给医院感染管理带来巨大压力。同时，医务人员疲于应付繁重的医疗任务，难免有违背医院感染管理规定和技术规范的医疗操作，为医院感染管理埋下了诸多隐患。近年来，国内连续发生多起涉及医院感染的医疗安全不良事件，暴露出医院感染管理还存在多种问题，值得警惕。

（四）耐药菌感染成为医院感染预防控制的新难点

超级细菌的出现曾一度引发了社会的恐慌，更为人类敲响了警钟。近年来，由于抗菌药物使用不合理，过度、过滥使用抗菌药物的现象屡禁不止，时有发生，导致多重耐药甚至是泛耐药的超级病原菌不断增多，增加了临床治疗难度，成为影响医疗质量和医疗安全的重大隐患。其次，由于病床紧张或加床过多，多重耐药细菌感染患者多采取床旁隔离，单间或集中区域隔离措施根本无法落实到位。这些因素造成多重耐药细菌在个别医院或病区局部流行，严重影响医疗质量，甚至导致医疗纠纷。因此，耐药菌所致的医院感染已经成为医院感染预防控制的重点和新难点。

（五）新微生物和传染病的出现及传统传染病的死灰复燃

随着全球化、经济一体化的发展以及科学技术的迅猛发展，人类的生存环境和人类的行为都在发生着深刻的改变，对传染病的发生和流行产生了巨大影响，主要表现为："新微生物和传染病不断出现，旧传染病死灰复燃"。一些已经控制得很好的传染病如结核病死灰复燃，重新对人类构成威胁。中国在 1949 年后结核病发病率及死亡率明显下降，但是据第四次中国结核病流行病学抽样调查结果，近年中国结核病的发病率和死亡率开始回升，全国有 1/3 的人口已感染了结核菌，受感染人数超过 4 亿。研究显示，受结核菌感染人群中有 10% 的人将发展成结核病，如果不采取有效控制措施，在未来 10 年内中国可能会有 3000 万人发展成结核病。

新的病原体和传染病不断出现，并且有些已经对人类造成了巨大的伤害，如 2003 年在中国和其他一些国家暴发的急性重症呼吸综合征（Severe Acute Respiratory Syndrome，SARS）和在英国发生的疯牛病。1985 年 4 月，英国发现首例疯牛病。10 年来，该病迅速蔓延，波及许多其他国家，如法国、爱尔兰、加拿大、丹麦、葡萄牙、瑞士、阿曼和德国等。2001 年 9 月，日本确认了亚洲首例疯牛病，接着美国也发现了疯牛病，全球曾一度陷入疯牛病带来的恐慌之中。到目前为止，已经有 100 多人死于此病。医学界至今尚未找到此病的病因。

该病无药可治，病死率几乎为100%。世界卫生组织2004年年度报告指出，传染病是世界范围内造成人类死亡的第二大原因。

艾滋病已经给中国社会和经济带来严重威胁，联合国于2000年6月27日首次把艾滋病列为“安全危机”。在中国传染病虽然已经不是引起居民死亡的首要原因，但传染病仍然严重威胁着人民的健康。如1985年在北京发现首例输入性艾滋病病例。近20年来，中国人类免疫缺陷病毒(Human Immunodeficiency virus，HIV)感染人数以每年30%的速度增长。中国疾控中心副主任梁晓峰在中国-东盟疾病防控合作论坛上表示，中国每万人有6人感染艾滋病病毒，截至2015年底，中国发现现存活的艾滋病感染者共计57.7万人，经测算全国人群总感染率0.06%，即每1万人中有6人“染艾”，仍有32.1%感染者未被发现。

二、医院感染控制工作的展望

医院感染控制工作的开展是临床医学发展的需求，更是患者安全的保证。目前，国外已实现了感染控制技术指南、患者安全评价与经济效益评估为整体模式的转变，并对医院感染提出了“零容忍”的新理念。我国各级政府、卫生行政部门、医疗机构对医院感染工作也非常重视，对于未来的展望，下面从八个方面来阐述：

(一)健全的法规体系促进医院感染管理正规化发展

卫生部医院感染控制标准委员会针对医院感染管理重点部位、重点部门、重点领域和重点环节陆续制定了相关技术标准和操作规范，使医院感染管理的法规体系和技术标准逐渐成熟和完善，保证了医院感染管理有章可循、有法可依，有力地促进了医院感染管理步入法制化、标准化发展的良性轨道。

(二)建立感控文化——全院医务人员感控成习惯

医院感染防控贯穿诊疗活动的全程，涉及多部门、多学科、多专业，需要多学科(MDT)感控。在全院树立起“病人安全第一，医院感染“零”容忍”理念，逐步深入到每一位医生和护士的潜意识和习惯中，达到全员落实感控的目的。为营造感控文化氛围，应从领导开始带头，成就榜样的力量，全员参与全面推进手卫生，教育与培训相结合，从理念到行动实行标准预防，创造清洁安全的医疗环境，按需配置防护用品，持续改进院感管理以上七个方面着手，建立感控文化，让感控成为全院职工的习惯。

(三)管理意识的提高使医院感染管理获得了前所未有的发展机遇

医疗卫生主管部门和医院管理者已充分认识到了医院感染管理的重要性，无论是等级医院评审，还是“医院管理年”、“三好一满意”活动等各种医疗质量专项检查评比，医院感染管理工作已成为评价医院综合医疗质量的核心指标之一。因此，医院管理的正规化促使医疗机构加强医院感染管理工作力度，在医院感染管理组织机构设置、专职人员配备、经费投入等方面持续给予条件优惠和政策倾斜。目前，国内绝大部分医院均已按照相关规定建立了医院感染管理三级组系统为依托，实现了医院感染病例的无纸化上报，虽然功能简单，但减轻了临床医师和专职管理人员的工作负担。近年来，随着HIS系统的升级，LIS、PACS系统、手术麻醉管理系统等基础数据的完善和优化，为使用功能更加完善的医院感染管理软件奠定了基础。医院感染程度及可能性，定期进行综合检查，同时也进行不定期抽查，确保发现工作中存在的各种隐患，指导科室进行改进。每个医院都应该根据三级医院感染预防控制体系参照自己医院进行适当调整和相应执行措施，充分重视并发挥感染管理科的职能作用，注意专业专职人员的人才培养和配置。

(四)从循证感控到精细化感控过度

现代管理学认为，科学化管理有3个层次：规范化、精细化、个性化。医院感染管理是涉到全员、多部门协同管理的工作和专业，创建精品医院感染管理是医疗质量管理的重要内容，实际上通过一种零缺陷的精细化管理，保证医疗质量的零容忍、零感染。不断提升医院整体质量管理水平，是新时代对医院感染工作提出的更高要求。医院感染精细化管理的总体目标是以医院效益为核心，患者需求和满意为目标，建立科学的组织架构，分工协助、高效工作的运转机制，完善管理制度，规范业务流程，实现管理的精细化、信息化，服务的全覆盖、全天候、零距离，极大的降低医院感染的发生和风险，争取零感染。

(五)提升基层医疗机构医院感染管理水平

根据国家卫生计生委印发的《基层医疗机构医院感染管理基本要求》，从建立健全管理体系，建立完善规章制度，加强医院感染培训，建设基础设施，促进措施落实，加强重点部门、重点环节管理等几个方面全面提升基层医疗机构医院感染管理水平。

(六)抗菌药物的合理使用

根据不同医院的具体情况制定切实可行的管理制度，控制和降低抗菌药物的使用频率和剂量，提高病原菌的送检效率和阳性率，根据患者多方面情况比如说病情，药敏试验，结合药物代谢动力学实验，药物经济学等因素合理选用抗菌药物。

(七)标准预防

1996年美国医院感染控制实践顾问委员会(HICPAC)对隔离系统进行了修订，将疾病分类隔离系统由7类(严密隔离、接触隔离、呼吸道隔离、抗酸杆菌隔离、胃肠道隔离、引流物及分泌物隔离、血液及体液隔离)改为3类即空气隔离、飞沫隔离和接触隔离；将普遍预防和体内物质隔离的许多特点进行综合形成了标准预防，标准预防针对所有在医院中治疗的患者，认为患者的血液、体液、分泌物、排泄物均具有传染性，强调患者和医护人员的双向防护；主要内容包括洗手、戴手套、使用个人防护设备、锐利器物的正确处理、正确处理血迹、合理安置患者、恰当处理使用过的物品和设备等。我国于2000年把“标准预防”应用于医院感染控制领域为了更好地预防及控制医院感染的发生，医院最好成立专门的科室感染监控小组，有专职人员负责带领，将标准预防的概念和基本规范转化为严格的规章制度加以落实，不断提高我国的医院感染管理水平。定期举办学术讲座会议等，提高预防及控制医院感染的意识，提高医院护士的职业道德素质，尽量降低院感的发生。

(八)加强学术研究和国际交流、合作

加强学术研究和国际交流合作，分享平台建设经验，利用互联网平台，促进我国专业人员专业技术水平的提升，实现多赢。

第九节　群体性医院感染的应急处理

群体性医院感染是一种情况较为严重的医院感染，指某医院、某科室的住院患者中短时间内突然发生许多医院感染病例的现象，通常叫医院感染暴发。

一、群体性医院感染的特点

(一)群体性医院感染流行病学的特点

如同传染病传播和流行一样，医院感染的发病同样包括 3 个基本因素，即感染源、感染途径、易感者或易感部位，由这 3 个因素组成一个感染链。

1.感染源

主要有已感染的患者、病原携带者、环境储源、动物感染源。

2.传播方式

①接触传播；②空气传播；③医源性传播；④消化道传播；⑤其他方式传播。

3.易感者

群体性医院感染的易感者主要集中在以下人群：

(1)机体免疫功能严重受损者。

(2)接受各种免疫抑制剂治疗者。

(3)接受各种介入性操作治疗的病人。

(4)长期使用广谱抗菌药物者。

(5)婴幼儿和老年人。

(6)营养不良者。

(7)手术时间长者。

(8)住院时间长者。

(9)医务工作者。

(二)群体性医院感染的病原学特点

细菌、病毒等微生物都可引起群体性医院感染，引起群体性医院感染的病原体它可以是典型的致病微生物，如肝炎病毒、结核分枝杆菌、沙门菌属、志贺菌属等；也可以是一般致病菌，如金黄色葡萄球菌、大肠埃希菌等；更多见的是条件、机会致病菌，如凝固酶阴性的葡萄球菌、肠杆菌、假单胞菌、厌氧菌、念球菌、组织胞质菌及某些寄生虫，如卡氏肺囊虫等。我国医院感染控制中心 1993—1996 年监测 26114 株医院感染病原菌中，条件、机会致病菌包括真菌在内达 24792 株，占总数的 94.94%，前 3 位病原菌为大肠埃希菌、铜绿假单胞菌、金黄色葡萄球菌。

(三)群体性医院感染的临床特点

群体性医院感染以外源性感染为主，起病急，短时间内突然出现许多相同的感染病例，原因未查明时，难以控制，社会影响大。大多数原因是消毒灭菌或隔离防护不当。例如 2008 年某医院由于灭菌剂量不够，手术器械灭菌失败而导致手术后由龟分枝杆菌引起医院感染暴发。再有 2003 年传染性非典型肺炎由于隔离防护不当，造成大量的医务人员感染或患者之间的感染。只要及时诊断查清引起群体性医院感染的因素，并及时采取控制措施，感染率明显下降。

二、群体性医院感染的预防与控制

(一)成立运转正常的医院感染管理委员会

成立由院长或业务副院长担任主任的医院感染管理委员会，医院感染管理科在医院感管委员会领导下开展以下工作：

(1)根据国家和本地区卫生行政部门有关医院感染管理的法规、标准，拟定全院医院感染控制规划、工作计划，组织制定医院及各科室感染管理规章制度，经批准后，具体组织实施、监督和评价。

(2)负责全院各级各类人员预防、控制医院感染知识与技能的培训、考核。

(3)负责进行医院感染发病情况的监测，定期对医院环境卫生学、消毒、灭菌效果进行监督、监测，及时汇总、分析监测结果，发现问题，制定控制措施，并督导实施。

(4)对医院发生的医院感染流行、暴发进行调查分析，提出控制措施，并组织实施。

(5)参与药事管理委员会关于抗感染药物应用的管理，协助拟定合理用药的规章制度，并参与监督实施。

(6)对购入消毒药械、一次性使用医疗、卫生用品进行审核，对其储存、使用及用后处理进行监督。

(7)开展医院感染的专题研究；有条件的省市级医院、医学院校附属医院可建立实验室或研究室。

(8)及时向主管领导和医院感染管理委员会上报医院感染控制的动态，并向全院通报。

(二)做好医院感染监测

1.做好医院感染病例情况的监测

医院必须对患者开展医院感染监测，以便掌握本院医院感染的发病率，多发部门、多发科室、高危因素、病原体特点及耐药性等，为医院感染控制提供科学依据。医院感染发病情况通常以发病率表示，这是医院感染监测的重要的内容。通过医院感染发病率的监测，可掌握医院整体发病水平，预测医院感染的流行趋势，防止医院感染暴发的出现。

2.消毒灭菌和医源性传播因素的监测

(1)对消毒、灭菌物品定期进行消毒、灭菌效果的监测。

(2)对压力蒸汽灭菌设备和环氧乙烷灭菌设备定期进行工艺、化学和生物监测。

(3)对使用中的消毒剂、灭菌剂定期进行化学和生物监测。

(4)对各种内镜(包括消毒和灭菌的)进行消毒、灭菌效果监测(微生物学检测)。

(5)对血液净化系统定期进行微生物学监测。

(6)对呼吸机、麻醉设备、供氧系统(包括高压氧)、吸引系统、雾化吸入系统等定期进行消毒灭菌效果的监测。

(7)对进入人体无菌组织、器官或接触破损皮肤、黏膜的医疗用品定期进行消毒灭菌情况的微生物学监测。

(8)对紫外线消毒定期进行辐射强度和化学、生物监测。

(9)对输液、输血制品、药品、用品等进行微生物污染监测。

3.医院环境卫生学监测

医院环境卫生学监测的内容主要由空气、物体表面、医护人员的手、餐饮具、食品、污水、污物等。监测的部门主要是手术室、消毒供应室无菌区、治疗室、换药室、产房、母婴病房、新生儿病房、ICU、骨髓移植病房、血液病房、血液净化病房等，以及医院感染流行时，怀疑与医院环境卫生学因素有关的方面所进行的及时监测。

4.抗菌药物使用情况的监测

抗菌药物合理使用问题在我国医院中是个薄弱环节。除了经济和管理方面的问题，广大医生对抗菌药物知识的缺乏、依赖，也是促成滥用抗菌素的直接原因。

5.医院感染病微生物的监测

医院是病原微生物集中地方，且随着现代医学的发展感染微生物也不断地发展变化，为控制群体性医院感染事件的发生必须开展微生物的监测。

6.医务人员努力学习，树立良好的职业道德

医务人员必须认真学习专业知识，树立为患者服务、患者至上的意识。严格按照医院感染控制的要求和规范操作，不得乱开药，依据药敏试验结果使用抗菌素。

（三）环境危险因素的预防

1.外环境要求

(1)医院环境总体布局要合理，地址要卫生，安静，交通便利，远离污染源，传染病院要设居民区边缘地带。功能分区合理，要进行绿化美化，保持空气洁净，新鲜。对外定期进行杀虫灭鼠处理，防止虫媒传染病传播。

(2)疫区应根据需要设置无菌区，清洁区，半防染区，感染区，流程合理，人流，物流由洁到污不得逆向交叉。要有通风设施，或定向通风装置，有条件的可建变压病房，或负压病房，手术室要有空气洁净设施并符合洁净手术室的要求。所有材料符合卫生学要求。

(3)严格按规范要求对医院污水进行消毒处理，排放前达到国家规定的污水排放标准。

(4)做好医院垃圾的无污化处理。

(5)做好餐饮，食物、饮用水的消毒工作防止肠道传染病的传播。

2.医源性感染因素的预防。

(1)严格把好消毒灭菌质量关。

(2)严格按照程序，按要求消毒灭菌各种医疗器械。

(3)对患者的排泄物、分泌物、呕吐物及污染的场所和物品进行随时消毒，定时通风，必要时对空气进行消毒，对转移的病人进行随时终末消毒。

(4)对呼吸机治疗装置、设备、仪器进行消毒。

(5)医护人员手进行随时消毒。

(6)对透析器械和内窥镜等仪器进行彻底清洗消毒。

3.做自我防护工作

由于患者的病种存在不可预知性，就要求医护人员具有普遍预防的意识，按标准预防做好自我防护工作。对呼吸道传播疾病时，增加额外预防。

4.合理利用抗菌素

注意肠道菌群的监测，防止和治疗菌群失调症。根据微生物药敏试验结果用药。切忌滥用抗菌素。

四、群体性医院感染的应急处理

群体性医院感染属于突发公共卫生事件，发生单位应在规定时间24小时内向当地卫生行政部门报告，卫生行政部门根据情况派出专调组赴现场调查处理。由临床医学专家，卫生

监督、疾病控制专家组成调查组调查，接到通知之后，做好以下工作：

(一)收集信息，提出诊断假设

1.出发前的准备工作

(1)调查组成员带好各自的生活品和现场工作的必需用品，包括专业书箱、统计参考资料、手提电脑、照相机、录像机等。

(2)联系医院感染发生地，需要调查组提供什么帮助，包括药品、疫苗、菌苗或者实验室的支持。

2.现场调查工作

到达群体性感染发生地现场后，召开由医院负责人、医院感染科、供应科、护理部及群体性医院感染发生科室等负责人会议，听取有关群体性医院感染的汇报。

(1)确定群体性医院感染事件的存在：查看相关资料；了解群体性感染发病起因、过程、实验室检查、波及范围、临床症状以及与其它病例的关联。

(2)据所掌握的信息资料进行综合分析，作出诊断假设，初步确定群体性医院感染性质，提出相应的控制措施。

1)对医院感染患者作出适当治疗，必要时隔离患者甚至暂停接收新患者。

2)对医院感染及患者的排泄物、分泌物、呕吐物、用过的物品、逗留的场所、地面进行随时消毒，室内空气保持通风对流必要时消毒。

3)医务人员要按规范和程序无菌操作，同时做好自我防护工作，勤洗手，勤消毒，医生要依据药敏试验结果使用抗菌素。

4)对陪护人员和探视人员根据医院感染病例的不同，提出相应的要求。

5)对呼吸道的传染病陪护人员必须做好标准预防的基础上增加呼吸道的额外防护措施。严禁探视患者，若要探视必须做好标准预防的基础上增加呼吸道的防护措施。

6)对肠道传染病及其他感染性的疾病陪护人员做好标准预防，勤洗手，必要时消毒。若探视患者者不要接触患者的分泌物、排泄物、呕吐物及其污染地方。若不甚接触要及时清洗消毒。

7)对介入性治疗的静脉内插管、内置导尿管、气管内插管和医疗手术器械及呼吸机、透析器进行彻底的消毒灭菌，各种治疗水及药液和消毒容器进行彻底消毒灭菌。

8)对高危人群实施保护措施：主要有预防服药，应急接种菌苗或疫苗，实施被动免疫注射抗体，尽量不接触患者或接触时进行有效防护。

(二)验证诊断假设

1.开展流行病学调查

(1)查看首发病例并对其进行体格检查，复核实验室的数据，同时采集首发病例的血、分泌物、排泄物、呕吐物及其所用的药物、容器等污染地方的样本。

(2)核实病例：确定诊断标准，使用现场调查表格，对首发患者及其他病例和密切接触者的发病时间、地点、人群及感染性的因素进行详细流行病学调查，必要时采样。并按时间、空间和人群分布描述资料。①时间分布：流行曲线(用直方图表示)，是否同源暴露，潜伏期、暴露因子、持续时间等。②空间分布：标点地图，提供有关传播方式的线索或特定的危险因素。③人群分布：年龄、性别、既往疾病史、医疗操作、用药状况等提供查找危险人群、特异暴露因素的依据。

2.群体性医院感染危险因素的调查

(1)对相应的危险因素进行调查分析，可疑时采集样本。

(2)介入性治疗、静脉内插管、内置导尿管、气管内插管、血液透析器、呼吸机等。

(3)各种医疗器械的消毒、灭菌。

(4)各种治疗水及药液、医疗操作和消毒容器等及日常护理、医务人员、陪护人员的手。

(5)不合理的用药——抗菌素。

(6)患者自身的因素环境的污染，不适当的防护。

(7)群体性医院感染环境传播因素的调查：了解病区环境中传播实现条件及其过程，对病区食物、污水的供应、病区的卫生以及空气的检测，以寻找细菌污染的环节或可能的因素。

3.采集样本送实验室检测

(1)病例标本：大便、尿液、浓液、分泌物、血液等。

(2)可疑感染源排菌物样本。

(3)传播媒介物标本：饮水、食物、食具、各种诊疗器械、药液、输液及注射器械、与患者接触的各种生活用物、手(患者、医护人员)和消毒容器。

4.根据流行病学调查资料、临床症状，进行统计分析依据微生物检验结果判定此次群体性医院感染是否符合诊断假设。

5.根据验证诊断假设的结论提出改正和完善此次群体性医院感染的控制措施。

(三)总结并出具书面报告

召开当地卫生行政官员及群体性医院感染发生地的有关负责人会议，由调查组汇报此次群体性医院感染的调查情况。并将调查方法、内容、数据、实验室的检测结果经过科学、规范和统计学处理后进行综合分析，确定本次群体性医院感染性质，提出类似事件有效预防控制措施或建议及执法监督的有关情况汇报，并出具书面调查报告上交卫生行政部门。

第十节　医院感染控制的相关法律法规

一、医院感染相关的法律法规

自 2004 年 12 月 1 日起修订施行的《传染病防治法》第二十一条规定“医疗机构必须严格执行国务院卫生行政部门规定的管理制度、操作规范，防止传染病的医源性感染和医院感染。医疗机构应当确定专门的部门或者人员，承担传染病疫情报告、本单位的传染病预防、控制以及责任区域内的传染病预防工作；承担医疗活动中与医院感染有关的危险因素监测、安全防护、消毒、隔离和医疗废物处置工作。疾病预防控制机构应当指定专门人员负责对医疗机构内传染病预防工作进行指导、考核，开展流行病学调查。”在法律的层面，明确了医疗机构和疾病预防控制机构在医院感染中各自的主体责任。

以条例与规章对医院感染控制工作进行细化要求，旨在从管理层面进一步明确医院在预防和控制医院感染方面的责任、义务以及应当遵循的原则，强调卫生行政部门的监管职责，以维护人民群众的就医安全和医务人员的职业安全，相关条例与法规如下：

(1)《传染病防治法》及其实施细则。

(2)《突发公共卫生事件应急条例》。

(3)《医疗机构管理条例》及其实施细则。

(4)《血液制品管理条例》。

(5)《生物安全管理条例》。

(6)《艾滋病防治条例》。

(7)《医疗废物管理条例》。

(8)《医院感染管理办法》。

(9)《传染病预检分诊管理办法》。

(10)《抗菌药物临床应用管理办法》。

(11)《医疗机构医疗废物管理办法》。

(12)《消毒管理办法》。

(13)《抗菌药物临床应用指导原则》。

(14)《医院感染暴发报告及处置管理规范》。

(15)其他医院感染管理与传染病管理相关法律法规。

二、逐步完善的标准规范体系

现阶段，我国医院感染控制标准的制定、宣传贯彻和实施按照《卫生标准管理办法》的要求执行，已发布的标准对医院感染管理工作起到了促进作用，例如：多重耐药菌(MDRO)引起的感染具有复杂性、难治性等特点，已成为延长患者住院时间、增加医疗费用和导致病人死亡的重要原因，为加强 MDRO 医院感染预防与控制，降低发生医院感染的风险，2011 年 1 月卫生部办公厅印发《多重耐药菌感染预防和控制技术指南(试行)》，明确指出消毒隔离措施是预防与控制 MDRO 最有效的措施；面对人感染 H7N9 禽流感，国家卫生和计划生育委员会为指导医疗机构做好人感染 H7N9 禽流感医院感染预防与控制工作，降低发生人感染 H7N9 禽流感医院感染的风险，规范医务人员行为，印发《人感染 H7N9 禽流感医院感染预防与控制技术指南(2013 年版)》；以加强医院感染预防与控制工作为主导，坚持“科学防控、规范管理、突出重点、强化落实”的原则，健全医院感染防控体系，完善相关技术标准，落实各项防控措施，提高专业技术能力，提升医院感染防控水平，最大限度降低医院感染发生率，提高医疗质量和保障医疗安全，2012 年，卫生部印发《预防与控制医院感染行动计划(2012—2015 年)》。

参考文献

[1]全国人民代表大会常务委员会.中华人民共和国传染病防治法[Z].2013-06-29
[2]国家卫生计生委. 预防接种工作规范[Z].2016-12-6
[3]孙殿军. 论中国地方病控制之前景[J]. 中国地方病学杂志，2009，28(1)：3
[4]王国强. 中国疾病预防控制 60 年[M]. 北京：中国人口出版社，2015：307-308.
[5]张明园. 精神卫生政策与实践[M]. 北京：人民卫生出版社，2012.
[6]郝伟，于欣. 精神病学[M]. 北京：人民卫生出版社，2014.
[7]刘哲宁. 精神卫生服务[M]. 北京：人民卫生出版社，2015.
[8]王陇德. 突发公共卫生事件应急管理：理论与实践[M]. 北京：人民卫生出版社，2008.
[9]段小贝，陈少贤. 公共卫生应急处置与案例评析[M]. 北京：人民卫生出版社，2009.
[10]彭文伟. 传染病学[M]. 6 版. 北京：人民卫生出版社，2006.
[11]杨绍基. 传染病学[M]. 6 版.北京：人民卫生出版社，2005.
[12]贾文祥. 医学微生物学[M]. 北京：人民卫生出版社，2001.
[13]翁心华，张婴元. 传染病学[M]. 3 版. 上海：复旦大学出版社，2003.
[14]李群，冯继红. 传染病学[M]. 北京：人民卫生出版社，2007.
[15]刘应麟. 传染病学[M]. 3 版. 北京：人民卫生出版社，2005.
[16]吕探云. 健康评估[M]. 北京：人民卫生出版社，2001.
[17]郭积勇. 新发传染病的预防与控制[M]. 北京：中国协和医科大学出版社，2002.
[18]刘钢. A 族链球菌感染引起的急性咽扁桃体炎和猩红热[J]. 临床儿科杂志，2006，6；7-448.
[19]李石中国内科年鉴[M]. 上海：第二军医大学出版社，2001.
[20]杨正时，房海全. 人及动物病原细菌学[M]. 石家庄：河北科学技术出版社，2002.
[21]李仲莱中国 1901—O2000 年人间鼠疫动态规律[J]中国地方病原杂志，2002，21(1)：292.
[22]徐婷婷，沈叙庄，杨永弘. 炭疽病的诊治和预防[J]中华儿科杂志，2003，41(1)，73-74.
[23]徐颖华，张庶民. 百日咳的研究现状[J]. 中华流行病学杂志，2006，8：731-733.
[24]杨绍基，任红. 传染病学[M]. 7 版. 北京：人民卫生出版社，2008.
[25]龙秋华. 传染病学[M]. 北京：人民卫生出版社，2003.
[26]谢晨. 传染病学[M]. 3 版. 北京：人民卫生出版社，2005.
[27]罗端德. 传染病学[M]. 6 版. 北京：人民卫生出版社，2005.
[28]张树林. 传染病学[M]. 6 版北京：人民卫生出版社，2005.
[29]陈耀声. 传染病学[M]. 西安：第四军医大学出版社，2005.
[30]李梦东. 实用传染病学[M]. 2 版. 北京：人民卫生出版社，1998.